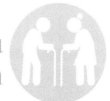

Changjian Laonianbing Jiating Kangfu
Caozuo Zhinan

常见老年病家庭康复操作指南

主　编　严忠浩　王志龙
编　者　杨　巧　张界红　郭士远
　　　　沈前敏　黄群成　黄红余
　　　　何喜平　严　峻　刘舒菲

湖南科学技术出版社

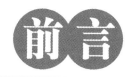

我国早在 1999 年已进入老龄化社会，国家统计局发布 2016 年最新数据显示，我国 60 周岁及以上人口已超过 2.3 亿，占总人口比例的 16.7%；65 周岁及以上人口超过 1.5 亿，占总人口的 10.8%。人的年龄越老，患病就越多。有资料报道，我国老年人人均患有 6.1 种疾病。现代康复医疗的实践证明，病人接受康复治疗与否，会对其健康和生活质量带来完全不一样的结果，尤其是老年人。康复医疗有利于老年病人延缓老化，有利于身体功能恢复，有利于生活质量的提高。

20 世纪 80 年代，我从临床医学工作转入专业老年康复医学工作。在工作实践中深深体会到，就我国具体国情而言，要解决为数巨多的老年病人的康复医疗问题，不可能只依赖于专业的医疗康复机构，在经济、技术等众多方面，都存在着许多困难。绝大多数老年病人仍然需要在社区组织指导下，在家庭中进行康复医疗。在社区、家庭现有的条件下，依靠老人自己或者家属来进行康复。

为此，1989 年在民政部及上海市民政局的支持下，我和上海市老年康复中心的同仁们编著出版了《老年病人家庭康复问答》一书（上海交通大学出版社，1989 年）。1990 年，在中共中央爱国卫生运动委员会及国家原卫生部的大力支持下，编著出版了《老年病人的家庭康复》一书（人民卫生出版社，1990 年）。1999 年，在国家劳动和社会保障部的支持下，又编著出版了《常见老年病的家庭康复》（中国劳动社会保障出版社，1999 年）。三书为全国老年病人开展家庭康复起到了一定的推动作用。

老龄问题是跨系统、跨部门、跨学科的综合性问题，减少老年人口中失能和功能障碍的发生率，有效提高老年人的生活质量，不仅仅是医疗卫生部门的事情。老年人的家庭康复工作，其实是一个巨大的系统工程，涉及方方面面。

可喜的是，近 20 年来，我国老龄事业和老年康复医学事业得到大力发展，尤其是很多地方的社区医疗康复工作得到飞跃发展。目前，我国正在探索医养结合的养老模式，把康复医疗技术与家庭养老结合起来，正是建立这一模式不可缺少的一个重要部分。以上海为例，政府规定每个新建居民小区，都必须配备老年人康复活动室、老年人康复器械（如上肢牵引器、扭腰器、健身柱、蹬腿器等），并组织社区医务人员对家庭中老年病人进行医疗、康复、保健的面对面服务。在工作实践中，我们再次感受到，老年人及其家庭现在最迫切需要的是适合老年病人家庭康复中可实际操作的康复医学知识。

为了配合广大老年病人的家庭康复，给老年人及家属具体、实用、可操作的康复医疗指导，我们结合自己实践工作中的经验和体会，参考了众多国内外资料，编写了这本《常见老年病家庭康复操作指南》一书。作者中增加了多位有社区医疗康复工作实践经验的年轻全科医师和老年社区服务工作者。限于我们的水平，书中缺点与不足之处在所难免，恳请广大读者批评指正。

本书编写中，得到上海莳花斋养老服务有限公司的大力支持，谨表感谢。

主编联系邮箱：A56493587@163.com，谢谢！

严忠浩

于上海

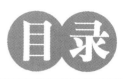

目录

CONTENTS

第一章

老年病的康复医疗

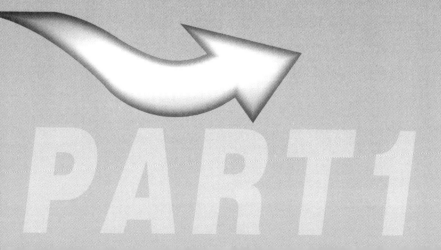

目前，我国正"跑步"进入老龄化社会，全国老年人口已经超过 2.3 亿。由于老年人的生理老化、体衰、多病（尤其是老年慢性疾病）、疾病恢复期长，病后遗留的功能障碍也较多。随着年龄增长，失能（生活不能自理）或半失能（部分生活不能自理）的老年人大幅度增加，他们的生活质量也大幅度下降，并给家庭和社会带来沉重的压力。因此也可以说，老龄化并不可怕，老年人的增多本身也不是什么危机，而病残引起多功能障碍的老年人和失能、半失能的老年人的剧烈增加，才是真正的家庭困境和重大的社会问题。

国内外的大量实践经验告诉我们，老年人的健康长寿，生活质量的有效提高，可以应用现代的家庭康复医疗、自我保健的措施和社会共同努力来实现。

1　老年人患病的特点

由于老年人机体组织结构的老化、器官功能的退化、身体抵抗力的减弱、活动能力的下降以及协同功能的减退，会出现多种功能障碍，所谓"年老、体弱、多病"。

老年人患病具有以下特点：

1. 老年人常多病共存　老年人各脏器组织先后衰老，身体患病时常为多个系统疾病同时存在，如心脑血管系统、呼吸系统、骨骼肌肉系统和代谢方面疾病等，症状表现比较复杂，呈多样化。既有一病多症，也有一症多病，如动脉粥样硬化，引起脑卒中、冠心病、高血压等，而且在同一脏器内可同时有几种病变，如以心脏为例，可同时有冠状动脉硬化、心脏肥大、肺源性心脏病、心包炎、心律失常等。有资料表明，在住院的老年病人中，有 4 种重要脏器疾病共存者占 50％以上。多种疾病同时存在一位老年人身上，症状必定会表现得复杂多变。老年人患病症状常常很多，有时难以用一种疾病来解释。

2. 老年病和老年退行性变化关系密切　随着年龄增长，老年人的器官、组织老化加速，表现为萎缩、变性、坏死等老年退行性变化，造成老年人器官功能减退，老年病症状久治难愈，而这些仅仅依靠药物、手术等治疗手段，效果往往不明显，更需要用康复医疗手段进行较长时间的适应性、代偿性、矫正性康复治疗。

3. 很多老年病常起病缓慢、病程长，呈慢性化。老年人患病之初症状可能不明显，不易与老年人一般生理性衰老相鉴别，要经过一段时间，才明显表现出来，并且诱发因素也很多，老年病人的病程呈长期、慢性、反复状态。

4. 老年人患病有时症状表现常不典型、不明显　由于老年人心理功能衰退，有时不能清楚地讲出自己的病情和不适，表达含糊。老年人机体功能衰退，对症状的敏感性反应也减低，对于疼痛及疾病的反应不敏感，如本应有高热症状的疾病在老人身上却表现为低热或者不发热；又如急性心肌梗死，老年病人往往没有胸痛，仅表现为气急、胸闷，因此容易被忽略。多数老年人同时患有多种疾病，往往症状表现不典型，一种疾病的症状可能被另一种疾病的症状所掩盖。

5. 老年人患病容易发生并发症和伴有水和电解质代谢紊乱、多器官功能衰竭，如心、肺、肾等，使病情危重。所谓并发症是指当患某种病时，在该病的基础上并发其他疾病，有时因为并发症的严重而威胁生命。由于老年人的免疫功能降低，对外界微生物及其他刺激的防御能力减弱，所以特别容易引起并发症，老年病人患病时最容易合并肺炎。

6. 由于老年人肝肾功能减退，用药不当或过多，容易发生不良反应。据报道，70～79岁老年住院病人中，用药后有不良反应者占21％以上，而20～29岁年轻人却<3％。

7. 老年病容易引起病残　老年人一旦患病后，常因生理衰老、慢性疾病及退行性疾病共存，多种病变，病情复杂、病势往往较重、病程慢性化，也容易发生病残或后遗症，往往需要及时采取康复医疗措施。如脑卒中引起偏瘫；增生性关节炎引起关节疼痛、活动障碍等。有人统计，65岁以上老年病人中有不同程度功能障碍和活动受限者占40％～50％，而85岁以上者则高达80％。

8. 老年病人发病时，容易出现意识障碍等。由于老年病人脑血管粥样硬化，脑供血不足，当老年人患感染、发热、脱水等时，特别是急性病时容易发生嗜睡、谵妄、神志不清、昏迷等意识障碍和精神异常，这是由于脑缺氧所致。病后有的老年人的智力也会受到一定影响。

2 何谓"老年病"

顾名思义，老年人易患的疾病称为"老年病"，不过这些疾病的发生发展可追溯到中年、青年，甚至儿童期。通常老年病包括以下3类。

第一类是老年人特有的疾病。

老年人特有的疾病是具有老年人特征和只有在老年期患的疾病，包括正常老年人衰老过程和功能障碍而引起的原发性疾病，比较典型的如老年性痴呆、老年性精神病、老年性耳聋等。如脑动脉硬化症可以是老年期的脑功能障碍，也可以是在脑动脉硬化基础上发生的脑卒中，这属于继发于老化后的疾病。与衰老、退化、变性有关的这类老年人特有疾病的发病率，将随人口的老龄化而不断增加。

第二类是老年人常见的疾病，即老年人易患的疾病。

这类疾病与老年人的病理性变化及机体免疫功能下降、长期劳损及年轻时所患疾病有关。如恶性肿瘤、痛风、糖尿病、帕金森病、老年性变形性骨关节病、老年性慢性支气管炎、肺气肿、肺源性心脏病、老年性白内障、老年性骨质疏松症、老年性皮肤瘙痒症、老年性肺炎、高脂血症、颈椎病、前列腺增生等。再如，心血管方面老年人常见的疾病有高血压、冠心病、心律失常等；消化系统常见病有溃疡病、慢性萎缩性胃炎、肝硬化等。因白内障、青光眼、老年退行性视网膜黄斑变性往往成为老年期失明的主要原因。骨质疏松所致的骨关节病变也是在老年期常见的疾病。这些老年人的常见病都从病理、老化、环境等各方面表现出老年人患病的特点。

第三类是老年人和青年人都可以发生的疾病。

不过在老年人中的发病率与临床症状及表现和青年人的不同，具有它的特点。如同样是肺炎，从儿童到青年以至老年都可以发生，但老年人具有症状不典型，病情较严重的特点；又如溃疡病在青年时期常见，但老年人患的溃疡病多是青年时的延续，而到了老年期容易产生并发症或发生癌变。

"老年病"至今尚无确切的定义，因为大多数的"老年病"只是在老年人群中较多见，患病率和死亡率较高而已。而且不少疾病是在青年、中年时即开始发病，而到老年时才影响健康，危及生命。但由于老年人患病无论在发病原因、机制、生理、病理、遗传、免疫机制等方面都有其特殊之处，并且目前很多"老年病"的发病年龄有年轻化的趋势，因此老年病学的研究，在现代医学中仍道远而任重。

3 老年病人卧床静养的不良后果

由于老年人口逐年增多，老年人久病卧床问题日益受到人们的重视。所谓"久病卧床"，一般是指历时数月以上，日本规定 6 个月卧床为"久病卧床"。一般老年人久病卧床，有康复希望的就少了。

有的老年人一旦生病后，就喜欢长期卧床静养，认为卧床静养比起床活动好。其实，这种陈旧的看法是错误的，不论男女老少，在疾病的急性期安静卧位休息，是有利于疾病恢复的。但是长期卧床，却会对身体造成不利的影响，甚至可能导致严重的疾病和后果。

国内尚无老年人久病卧床的统计资料，在日本卧床不起的老年人有 42.2 万，约占 60 岁以上人口的 3%。日本长期卧床老年人中，脑卒中占 22.1%，高血压为 18.1%，风湿性神经痛为 15.1%，眼疾占 5.0%，衰老引起失能为 26.2%。

长期卧床可以引起以下不良后果：

1. 最显著的改变是体力的下降。国外学者曾报道，健康人严格卧床 3 周后，体力活动能力要减少 25%，起码需要 3 周的体力锻炼后，才能恢复到卧床前的水平，何况老人长期卧床，体力活动能力更是大幅度下降。

2. 长期卧床的老年人，开始起床活动时，往往会发生明显的心动过速和直立性低血压。这对老年病人来说，会引起昏厥、心力衰竭等危险后果。其原因除神经调节功能不全外，临床资料还表明，卧床 7~10 天后，循环血液量可减少 700~800 毫升。由于血浆容量的减少，血液黏稠度增加，老年人更容易发生血栓性栓塞等严重并发症。

3. 长期卧床使肺不易扩张，导致老年人的通气功能降低，易发生坠积性肺炎。

4. 长期卧床可能导致废用性肌萎缩，肌力减退。卧床 1 周后，肌肉的收缩能力可减弱 10%~15%，时间更长后，还可能发生骨质疏松、泌尿道结石，甚至关节挛缩等。

5. 长期卧床后，食欲减退，食量减少，肠蠕动减弱，可以引起排便困难和长期便秘。

6. 老年病人长期卧床，容易发生褥疮。

7. 长期卧床的老年病人，由于对所患疾病的惊恐不安，往往会感到前途渺茫、抑郁寡欢，出现心理障碍，甚至发展到性格改变等。

长期卧床这些不良后果，可以互为因果，形成恶性循环，往往会使老年人导致不幸结局。因此，一般的老年病人不宜长期卧床，应该尽早地起床活动或在床上活动，进行家庭康复。

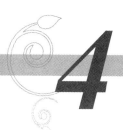

4 老年病的康复医疗

康复，原有"复原""健康重建"等意思。康复医学是指应用以物理方法为主的医学手段达到预防、恢复或代偿病人的功能障碍为目的的医学分支学科。康复医学与预防医学、临床医学、保健医学一起，被认为是现代医学的四大支柱。

老年康复医学是康复医学中的一个组成部分。老年病的康复医疗是指运用医学科学技术，医治因疾病或者损伤而造成的身体上、精神上的功能障碍，使老年人尽可能地恢复正常或者接近正常，减少老年人失能或半失能的发生。

现代康复医学起始于20世纪第一次世界大战之后，原以残疾人为主要服务对象。近年来，人口"老龄化"问题越来越受到人们的关注，目前全世界已有57个国家进入"老龄化"，我国老年人口已超过2.3亿。由于老年人体衰，多病，恢复期长，病后遗留的功能障碍也较多。资料表明，在60～70岁的老年人中，生活难以自理和不能自理的（失能或半失能）占13%～15%；70～80岁的老年人中，占30%～35%；80岁以上老年人中，占40%～45%。千万位病残老年人给家庭和社会带来了沉重负担。

老年病康复医疗的目的，就是想方设法防止或减少老年人病残和功能障碍的发生，使老年人早日恢复日常生活自理，并使老年人"老有所医、老有所乐、老有所为"，提高生命和生活的质量，继续为社会作出贡献。

老年病的康复医疗有 3 个方面的内容：

1. 预防性康复医疗　即通过老年病人日常生活的健康管理，来增强老年人的体质。

2. 一般性康复医疗　即针对老年病人在患病时，即开始采取康复医疗措施，目的是减轻病情，缩短病程，减少后遗症，防止或减轻可能发生的功能障碍。

3. 治疗性康复医疗　在老年病人功能障碍形成后，有针对性地进行康复医疗锻炼，以恢复或发挥其残留功能与代偿功能，使老年人在尽可能的范围内保留生活的自理能力，尽可能地参与社会生活。

以上 3 个方面在老年康复医疗中是相辅相成的。如做好老年病人的日常生活健康管理，做好自我保健，使老年人体质增强，具有积极的预防意义。针对引起老年人病残的原发疾病，如引起脑卒中的脑动脉硬化和高血压进行积极康复治疗，自然是不容忽视的。有目的地进行老年人的功能锻炼，对老年病人日常生活能力的维持，将起着决定性作用。

事实证明，老年病人进行康复医疗与否，其结果大不一样。据上海复旦大学附属中山医院报道，101 例经过康复医疗的脑卒中偏瘫病人，90％能恢复步行，24％上下肢活动功能基本恢复，而对照组却只有 61％能恢复步行，仅 5％能基本恢复上下肢活动。国外资料也曾报道，经过康复医疗的脑卒中病人，84％可恢复一定程度的生活自理能力。

其实，老年病人的康复医疗对我们来说并非一件新鲜事，我国素有尊老敬老的优良传统，传统中医学里就有很多老年病康复医疗的内容。早在 2000 多年前的春秋战国时期，已有专看老年病的医生，如《史记·扁鹊》中记载"过雒阳，闻周人爱老人，即为耳目痹医"。南北朝时期，已广泛地应用按摩、五禽戏、八段锦等康复疗法治疗老年病。唐代王焘在《外台秘要》中，就提倡用散步疗法治疗老年糖尿病。元代邹铉于《寿亲养老新书》中，采用自我按摩方法，防治老年人常见的夜尿多、腰痛等症。实践证明，中医学在老年病康复医疗中，具有独特的功效。

5 老年病康复医疗尽早好

老年病的康复医疗必须在患病后尽早开始。早期康复医疗，比传统的多卧床休息，疗效要好得多，后遗症要少得多，并对老年人有良好心理影响，更是过去传统临床治疗所无法比拟的。在当前患病后早期进行康复医疗，已成为一项临床医疗的新原则。

大量康复医疗的实践说明，康复医疗成功与否，往往取决于开始时间的早晚和康复方法的正确性。及早进行康复医疗，老年人的病残后遗症要少得多，并对老年人有良好的心理影响。早期患有慢性病而有功能障碍的老年人，更应尽早开始康复治疗，因年龄越大，身体功能的潜力越差，康复的效果也差。

国内外的康复医学专家们都主张康复训练应当尽早开始。即使在急性期，当生命险兆基本消失，病情稳定，就可以开始着手康复医疗。例如，脑梗死病人的肢体被动康复活动，可在发病后 1 周开始，轻症病人发病第 2 天就可以开始。主动功能训练在发病后 2 周就可以开始；脑出血病人病情稳定时，就可做动作轻柔的被动活动，发病 3～4 周后可进行主动功能训练。日本康复医学专家曾报道：两组 60 岁以上的脑卒中偏瘫病人，其中早期康复治疗的一组人，有 37％能在室外步行，而非早期康复治疗的，仅有 10％能在室外步行。早期康复组平均住院天数也要比非早期康复组少 48％。

心肌梗死的老年病人在急性期，只要病情稳定无并发症，发病后 2 天就可以进行被动和主动的肢体康复活动，第 2、第 3 周可下床坐椅子了。

早期康复医疗，首先使老年病人可以获得良好的功能恢复效果，如脑卒中偏瘫病人的偏瘫肢体活动功能恢复从 1～7 周开始。脑卒中病人在发病后的 14 周，就很少再有神经学方面恢复和改善的希望；脑卒中失语症病人，在脑卒中后 6 个月内大脑的语言中枢恢复较快，以后就慢了。因此，老年病人进行及早康复医疗是十分重要的。

早期康复医疗可以缩短病程，缩短住院期，减少住院费用，降低死亡率和病残率，使病人尽早痊愈康复。如在美国由于推行早期康复医疗，65 岁左右的无并发症的心肌梗死病人，住院时间已缩短至 2 周，以后就出院进行家庭康复。

过去康复医疗的训练治疗主要安排在急性期过后，但最近国外的康复医学专家们要求病人在尚未出现后遗症之前，就采取相应康复措施，可使病人不致于形成或发生重症后遗症，这就是最新的"预防性康复医疗"主张。早期康复医学治疗要与其他临床医学治疗同步进行，以提高整体治疗效果。

老年病学专家还发现，不少老年病人不仅由于疾病而"一次致残"，并且还由于缺乏康复医疗的知识，形成"二次致残"，加重了残疾程度。例如，脑卒中病人由于长期卧床引起褥疮、肺炎、尿路感染、肢体位置放置不当，而形成"二次致残"。

有句名言"健康，失去了才感到它的珍贵"。这对尽早康复医疗能拯救许多老年人的健康和身体功能，同样具有深刻意义。

6 老年病康复医疗与临床医疗的区别

老年病的康复医疗和老年病的临床医疗，虽然有千丝万缕的联系，但两者的目标、目的、方法都有所区别。

康复医学所强调的是与人日常生活活动有关的综合性个体功能和社会生活功能，而临床医学强调的是细胞或器官的功能，如心功能、肺功能、肝功能、肾功能等。

老年病康复医疗的主要目标不是老年病，而是老年病所致的各种功能障碍，如偏瘫、失语、耳聋等；老年病康复医疗的不是治病救命，而是采取一切综合措施，尽可能使病残的老人消除或减轻功能障碍，使老人能够生活自理，提高生活质量。

从康复医学的角度来看，康复医疗的基本方法是康复训练，训练本身就意味着治疗，并且康复医疗的效果，也只有通过训练，才可以真正获得。由此不难看出，康复医疗与临床医疗所采用的方法也不尽相同，康复医疗主要应用医疗体育、作业疗法、物理疗法等方法，侧重发挥老人的主观能动性，主动参与，来恢复功能，增强体质，是属于依靠老人本身的自我治疗。而临床医疗则偏重于药物、手术等方法。不仅如此，老年病康复医疗的着重点，不仅面向单纯的疾病，而且面向老人的日常生活，提高生活质量，并争取老人能发挥余热，做力所能及的事情，回归社会。

美国慢性病委员会的一份报告中曾谈道："过去，脑血管病病人在一般临床医院内一待急性危象过去后，不给予任何功能训练治疗就出院了。病人出院后若不进行康复治疗，往往可能会十分迅速地恶化到生活不能自理、失语、久病卧床不起，并伴有大小便失禁、关节挛缩与褥疮。只有进行及时的适当的康复医疗，病人中的许多人可以再学会讲话和走路，调节他们身体的功能，并可相当正常和有效地自理生活。"这几句话，充分地说明了临床医疗和康复医疗的区别。

为此，美国康复医学专家腊斯克教授曾指出："康复医学是病床与生活结合的桥梁，对病残的人们，通过康复矫治与训练，可以最大限度地发挥其健康生存能力，以使他们获得与健康人相同的生活权利。"

当然，老年病康复医疗与传统型的康复医疗也有区别。传统的康复医疗是以伤残病者为对象，经过康复医疗尽可能地减轻伤残病者的身心功能上的障碍以及社会功能上的障碍，恢复健康重返社会。而老年病康复医疗是以老年病人为对象，利用康复医疗，设法延缓老人老化的进程，最大限度地发挥老人体内"残存的功能"，支援老人生活自立，从而提高老人养老生活的质量。

7 老年人康复医疗的特殊性

一般老年人康复医疗的具体方法是：

1. 功能测定（评估）　只有通过功能测定才能了解老人的功能障碍所在、程度、身体健康状态，从而制定出相应的康复计划与措施，有目的地进行康复训练和治疗。

2. 康复医疗　康复医疗措施除临床治疗、护理、营养治疗外，诸如物理治疗、运动疗法、作业疗法、语言疗法、康复工程均适用于老年人，特别是康复心理治疗与精神疗法，显得更为重要。

老年人康复医疗从基本概念上讲，与针对一般成年人的康复医学并无特殊，但由于老年病人具体情况较一般康复对象复杂，遂使老年康复医疗有一定的特殊性，综合如下：

（1）制定老年人康复计划前的评估，需要系统、全面，既要掌握重点，又要注意动态变化及其内在联系，尤其是心脑血管与呼吸系统功能状态对老年人康复医疗来说是不可忽视的。

（2）精神和社会家庭因素对老年人健康、疾病及康复影响较大，所以康复医疗中更应重视心理康复与社会及家庭因素的协调。老年人最怕寂寞，患病或外伤后，功能障碍妨碍其与人交往和参加社会活动。如果终日独居斗室、无所事事，孤独向隅，抑郁之感必然产生，这样衰老就会更快，康复医疗的效果也差，故要特别引起注意。

（3）老年人经常受一些退行性病症困扰，如腰背疼痛、关节痛、行动不便、头昏、乏力、易疲劳等，而这些退行性病症，只能治"标"，不能除"根"的道理，有的老年人又不易理解，常到处求医，效果又不明显，心理负担较重，对此需耐心解释并给予适当对症医疗。

（4）老年人生活常有其特殊性，如有的喜独居；有的喜欢家人相伴；有的无子女照顾；有的经济条件好；有的经济条件差等，各人情况差异较大。在康复医疗中，应视具体情况而制定康复计划。

（5）老年人康复目标重点应是解决老年人独立生活能力，减少依赖他人，在条件许可的情况下，可以让老年人争取参加一些社交活动、文体活动，使老年人精神生活更加丰富。

（6）老年人的康复医疗不但要尽早开始，还要循序渐进、持之以恒，要坚持不懈，才能保持康复医疗的成果。家属要多帮助、多鼓励老年人，积极、耐心配合老年人康复治疗，也会起到重要作用。

8 家庭康复对老年人来说是"必须的"

宏观来看，我国的"老年人口高龄化"和"不健康老龄化"趋势，在持续扩展，照料老年人压力持续加大。在我国2.3亿多老人中，完全丧失生活自理能力和部分丧失生活自理能力的有3750万人，占老年人口的18.7%；患老年慢性疾病的有 1 亿多人，占老年人口的 50％以上。老年病人多病残，随着年龄的增长，病残和功能障碍的比例在增高。年龄越老，疾病越多，据资料统计，每位老年人平均患有 6.1 种疾病。

就以上海为例，每年约有 7.5 万老年人患脑卒中，其中 3.1 万人有偏瘫、失语等后遗症，也就是说，有 3.1 万个家庭需要照顾这些脑卒中后遗症的老年人，除了给老人本身带来病残的痛苦外，给家庭、社会也带来了很大的压力。

现代社会中，老年病人的康复医疗，必须适应社会和经济现实。老年病人的家庭康复，近年来在国外已有不少经验。在欧美等经济发达国家，虽然医疗条件、物质条件都比较好，专业康复医疗机构也很多，但在家庭中接受康复医疗的老年病人却占相当比例，他们把家庭康复作为医院康复在家庭中的延续。在英国，65 岁以上老年人接受家庭康复治疗指导的占 42％，从事家庭康复指导的专业护士有近 2 万人。在日本，因病卧床 6 个月以上的老人有 42.2 万，占 60 岁以上人口的 3％。日本护士有半数参加家庭康复护理工作。

我国的老年病康复医学事业起步时间不长，就以国内医疗条件较好的上海市来说，20 世纪 80 年代专业老年康复中心只有一个，到目前为止，也只有 4 所老年病人康复医院，远远满足不了社会的需要，满足不了广大老年病人康复的需要。因此，全国各街道、社区、乡镇开设老年人家庭康复病房，已成为目前解决老年病康复医疗难这个燃眉之急的良策了。老年人的家庭养老和家庭康复相结合，是老年人自我保健，延缓老化，与老年人自我康复有机结合的科学方法，也是适合我国国情的最佳方法。

在中国第一大城市上海，政府提倡"9073"的养老模式，即 90％的老年人在家庭养老；7％在社区养老；3％在机构养老，大多数老年人在居家养老的同时，注重自我保健，进行家庭康复，是符合我国国情的大势所趋。

老年病人家庭康复的好处有：

1. 家庭中的康复生活一般与老年人病前生活习惯较为接近，是老年人最熟悉、最能体会到安全感的地方。家属与老年人之间的感情也较为融洽，照顾也周到，老年人也容易安心康复，可减少老年人对医院、对疾病的恐惧感，减少老年人的心理负担，对老年病人康复的疗效，往往会产生较好的影响。

2. 有的老年病是慢性的、长期的，如脑卒中后遗症不可能在短期内治愈，老年病人也不可能长期在医院住院。因此，对许多老年病人来说，家庭康复是势在必行的了。

3. 老年人在家里康复，可以避免医院病房的交叉感染。

4. 一般医院的病房拥挤狭窄，很多中小型医院没有专业康复科、康复病房，不利于老年人的康复医疗。

5. 饮食调理是康复医疗的重要部分。对老年人来说，家庭的饮食要比医院的称心可口得多。

6. 我国有敬老爱老的优良传统，这就为老年人在家庭中的康复治疗，创立了良好的环境和条件。

但是，事实上目前家庭康复工作尚未全面开展，老年病人在家，往往只养老不康复，得不到有效的康复训练，不少老年人因此逐渐丧失了生活自理的能力。究其原因虽是多方面的，但很重要的一点，是对老年病人及其家属缺乏具体的家庭康复医学知识的指导，有的社区医务人员、护理人员本身也缺乏康复医学的专业知识。我们这本书也正是为了这两个目的而编写的。

需要接受家庭康复医疗的老年人

近年来，随着康复医学的发展，需要接受家庭康复医疗的老年人有以下 3 种情况：

1. 有明确病残的老年人，如脑卒中后偏瘫、急性心肌梗死、骨折等。因为这些老年人不可能长期住院，一旦病情稳定后，老年人就可能会回家。要恢复生活自理能力，只有在家庭中进行积极的康复医疗，才是唯一有效的途径。

2. 虽无明确病残，但有慢性病的老年人，如慢性支气管炎、高血压、糖尿病、帕金森病等，慢性病的病程长，影响老年人生活活动能力却是在加速进行，若不进行积极有效的康复治疗，老年人可能会逐渐丧失生活自理能力。

3. 虽未明确患病，但年迈体衰的老年人。他们虽无明显症状，但由于生理功能的衰退，生活活动能力的下降，长期卧床不起，运动不足，"不进则退"，可引起废用综合征，也会使老年人失去生活自理能力。

一般而言，老年人病残后，要恢复到病残前的活动能力并不容易，远不能同青壮年相比。这是因为老年人一般患有多种疾病，体力衰弱，一旦患病往往病情严重，病程较长，恢复较慢。如果不进行康复医疗，不但前病不能恢复，而且还容易继发其他并发症。

因此，老年人接受家庭康复医疗，对增强老年人体质，具有积极的预防意义，并对病残老人恢复日常生活自理能力，起到决定性的作用。

10 "老年病全面康复"的新理念

随着现代康复医学的发展，对老年病康复医疗的认识也在不断深化，近年，很多先进国家的康复医学专家，提出了"老年病全面康复"（即康复治疗的层次）的新概念。根据老年人病情轻重不同、病残程度不同，康复的内容和任务也从浅层次到深层次，逐步深化，从个人到家庭和周围社会环境，逐步扩大，使老年病人得到全面的康复。

第一个层次：控制原发疾病和功能障碍。例如，对脑血管意外病人，首先是早期稳定病情，尽量不使功能障碍继续发展。当然，对老年病人，要稳定和控制原发疾病是不容易的，往往因为有几个原发病，除脑卒中外，也许还有糖尿病、冠心病，对这些原有的疾病问题要认真处理，注意观察。

第二个层次：预防继发性的合并症和功能障碍。老年病人容易继发忧郁症、褥疮、肺炎、关节肌肉挛缩、静脉血栓形成等。这些合并症大多是由于长期卧床缺乏运动，没有经常转变体位以及缺乏精神安慰所致，应针对原因，由医护人员及家人积极采取措施加以预防。

第三个层次：恢复已丧失的功能活动能力。这是康复医疗上的重点，要积极进行各种功能性锻炼和运动疗法，辅以作业疗法、物理治疗、言语治疗、心理疗法等，有些老年人还要配置、使用辅助器具，如手杖、轮椅、助步器、助听器等，促进功能的改善和恢复。

第四个层次：训练老年人适应外界环境。这是在改善和恢复功能的基础上，以重返社会为目标，并进一步做身体和心理上的适应性训练，或者学习新的技能（如书法、摄影、歌咏、棋艺等），使其能适应外界环境的要求（包括家庭环境和社会环境）。例如，居家生活、社交生活和参加社区活动。

第五个层次：改变环境条件适应于老年人。对病人周围的环境做调整性的改变，使之适应于老年人的功能状况，以利于重返社会。这些老年病人都有这样或那样的永久性的功能缺陷或残疾，不可能有进一步的改善，而这些缺陷使他们无法在通常的条件下适应环境，因此，只能对周围环境作出改变，例如社区交通及公共场所的无障碍通行，居室的出入门户要扩宽，使轮椅能通过等。

第六个层次：促使家庭适应于老年病人。鼓励和教会老年人的家属参与和支持老年人全面康复，特别是对老年人的功能障碍和特殊的困难和需求要予以理解，例如老年人言语不清，讲得慢，家属就要耐心倾听，慢慢讲话；老年人行动不便，容易摔倒，家属就要注意扶持保护；老年人心理情绪有改变，脾气不好，家属要体谅，耐心开导。

总之，老年人的全面康复要靠家庭的充分理解，相互适应，给予热情帮助和支持。

通过老年病人的全面康复，把老年人居家养老、延缓老化、自我保健和家庭康复有机结合起来，促使老年人更多参与社会活动，不断提高老年人的生活质量。

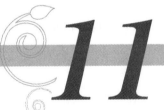

11　家属可提供的帮助

老年病人的家属对老年人的家庭康复能提供什么帮助呢？

1. 精神心理安慰　老年人患病后，尤其是一些需要长时期康复的疾病，如脑卒中、心肌梗死等，老年人往往有抑郁寡欢、悲观厌世的情绪，因此老年人的家属要从不同角度，做好安慰老年人的工作，使老年人在思想上稳定下来，树立战胜疾病的信心，这是应当做好的第一件大事。

2. 尽力给老年人创造一个舒适、安全的家庭康复环境，如室温、湿度、通风、采光、灯光、卫生间改造等。

3. 对于脑卒中、帕金森病、骨折后行动不方便的老年人，可以帮助调换低层住房。对于电灯开关、电插座、厕所、浴池、厨房等，可稍加改建，以适应老年人的日常生活。如去除门槛，墙边安装助手杆，清除家中过道上的杂物等。购买或自行制作一些老年人家庭康复中的用具，如轮椅、拐杖、便器椅子、把手、扶手等（图1-1～图1-13）。

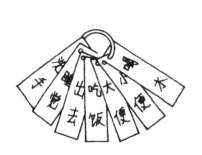

图1-1　说话牌

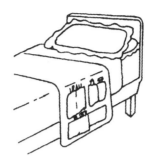

图1-2　床罩百宝袋

图1-3　提手餐具

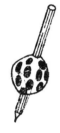

图1-4　加大铅笔

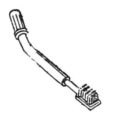

图1-5　加长牙刷

图1-6　加大钥匙

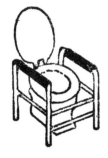

图1-7　有扶手便桶

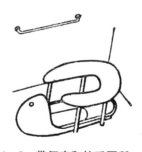

图1-8　带便座和扶手厕所

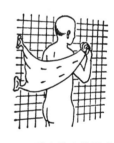

图1-9　装在墙上的浴巾

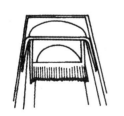

图1-10　浴盆内的座椅架

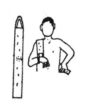

图1-11　浴室毛巾

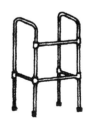

图1-12　助步器

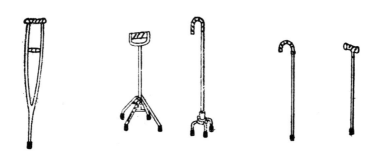

图 1 - 13　各类手杖

老年人家属在生活上，也要给予老年人方便，如给男性老年人购买电动剃须刀，衣服用尼龙搭袢、鞋子用松紧带式代替束带式鞋等。

4. 鼓励老年人坚持活动、坚持锻炼。家属应给予支持和帮助。

5. 联系医疗单位，或社区医疗卫生机构，定时去复查诊治，或请社区医生，定时来家庭巡诊。与社区医务人员共同制定家庭康复计划和目标。

6. 家属要耐心、热情地对待老年人。老年人由于耳聋、记忆力差、理解能力减退，因此耐心极为重要，使老年人感到安全和放心。老年人的关节僵硬，肌肉萎缩，皮下脂肪少，进行生活护理时更要有耐心，翻身或其他接触老年人的动作都要轻柔。

7. 平时要善于观察了解老年人，老年人的病情有时会突然恶化，所以平时应经常对老年人进行仔细观察，要注意体温、脉搏、呼吸、血压等生命指征的变化，及早发现新的情况。不仅要环绕原来疾病的症状，还要了解老年人的精神状态、营养状况、卫生习惯、睡眠、活动起居等情况。

12

老年病人家庭康复中需要注意的问题

老年病人在家庭康复中，自己及家属应注意下列问题：

1. 要有积极的态度、坚定的信心　不少老年人及家属对待老年人功能缺陷或残疾，如手脚不灵活，行动不便，觉得人老了就是这个样子，也不认为或者不知道应该及时地进行康复治疗，或者不相信经过康复治疗，老年人功能会有所改善，认为治不治都一个样。这样老年人的功能就会越来越差，一日不如一日，一年不如一年。

目前，还有很多老年人和家属对正确的、及时的康复医疗认知度不高。当然也有一些老年人和家属具有康复医疗的意识，对老年病的治疗和康复，采取积极的态度，不过总的来说，这样的老年人及家属仅占少数。

因此，要推进老年病的家庭康复治疗，首先要加强老年人及其家属的自我保健意识和康复意识，普及老年病防治和康复的医学知识。

为此，要明确的观点如下。

首先，老年病是可以预防和治疗的。根据个人条件和努力，做到"老而无病"不是绝对不可能，"老而少病""老无大病"更是我们在现实生活中常可见到的事实，但先决条件是老年人自己要认真对待，积极防治老年病。

其次，老年病造成的很多功能障碍是可以通过家庭康复治疗而得到减轻的，功能是可以得到改善的。尽管与青壮年相比，老年人功能的康复存在着许多不利的条件和困难，但这些困难是可以克服的。如果老年人不进行康复治疗就会发生永久性致残的后果。国内外大量康复医疗实践告诉我们，经过康复治疗，功能都可得到不同程度的恢复，优于老年人做康复医疗之前，这对老年人生活质量的提高大有帮助。

因此，老年病人和他们的家属都应增强对家庭康复治疗的信心，积极参与家庭康复。尤其是老年病人的家属，要多鼓励和支持老年人进行家庭康复治疗，为他们参与康复提供各种方便的条件。

2. 设定家庭康复目标　不同阶层、不同经济文化背景的老年人对家庭功能康复的目标需求和期望值有所不同。一般老年人的康复目标，最基本的要求就是生活上能自理或者基本自理，也就是说穿衣、吃饭、洗漱、清洁、大小便可以自理，不需要或基本不需要别人的帮助，能适应家庭环境。老年人在家庭中能与家人有正常的沟通，能得到家庭和别人的关心、帮助和支持。老年人在心理上处于平衡状态，对生活不感到悲观失望。能对社区、本地或者全国的新闻时事表示关心，通过看电视或听收音机了解或与他人谈论国家大事，如身心功能许可，参与一些力所能及的社区活动。

3. 尽早开始，持之以恒　在"老年病康复医疗尽早好"一节中，已经介绍了老年人尽早进行康复医疗的好处。另外，从年龄角度来说，长期患有慢性病而有功能障碍的老年人，应尽早开始康复治疗，因年龄越大，身体功能的潜力越差，康复的收获也较小。相反，在"早老期"（70岁以前）就开始康复治疗，这时身体的适应情况还不算很差，进行康复治疗效果会较好，治疗后功能改善的巩固情况也较好。

需要特别强调指出的是，老年病的康复医疗一定要持之以恒。不论肢体功能的恢复，还是精神障碍的治疗或者是慢性病的康复医疗，都不是一朝一夕就能奏效的，尤其功能障碍的最终改善与恢复需要老人自己成千上万次反复多次的重复训练。老年康复医疗就是需要强调激励老人的主观能动性，家庭康复必须要长期坚持，持之以恒。"三天打鱼，两天晒网"肯定是效果很差的，并且"不用则退""不用则废"，已经恢复的部分功能，若不坚持康复，也会再次退化，再要恢复恐怕就十分困难了。

13 老年人家庭康复和社区康复

近年来，世界卫生组织（WHO）提倡在社区指导下的家庭康复。在国外，又称"社区康复"，所谓社区康复，就是指以社区（城市街道或农村乡镇）为基地，提供的康复服务、医疗服务、生活服务，老年病人不出社区就可得到康复医疗。在社区里就地建设康复的系统工程，可以与初级卫生保健和基层社会保障制度密切结合起来。

据世界卫生组织的估计，在建设有社区康复系统的社区，所有残疾人群中，70%的人能从社区康复中受益，得到功能改善，而30%的病人则需要转诊到上一级医疗机构进一步康复检查和治疗。社区康复是普及康复医疗，使更多残疾人（包括老年人）得益的很好形式。

事实证明，大多数老年病人的康复治疗并不需要高难度的康复医学技术，只要社区医务人员能提供康复指导，在老人家属的帮助下，在家庭中进行大部分的康复治疗，如生活自理训练、运动及步行训练、语言训练、家务训练等。

我国广东省广州市金花街道进行社区康复的经验表明，对105个老年病人（包括脑卒中偏瘫、关节炎等）提供社区康复服务的指导，在家庭中进行康复训练，其结果功能显著改善的占 13.3%，有一定改善的占 77.1%。

　　我国的老年人家庭康复医疗起步不久，目前只有部分大城市的部分地区取得社区康复的经验，但我国社区康复系统的全面建立将是今后努力的重点方向。

第二章

老年人家庭康复的功能评估

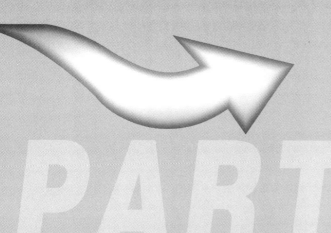

PART 2

康复医学的首要目标是恢复患者的身体功能。老年人因疾病、外伤或退行性变化导致身体全面或局部障碍（包括精神、心理的），产生障碍的原因、部位、损害程度，以及个人体质、家庭、社会、经济条件均不相同，所以对家庭康复的要求亦不相同。家庭康复医疗的措施要因人而异，采取不同的康复训练方法。

在康复训练前一定要进行一次功能评定（评估），其目的是通过评估掌握老年病人身心状态，明确障碍所在、障碍性质、范围、程度、残存能力大小，康复的有利因素与妨碍恢复的因素、代偿潜力等，以便能较正确地估计其预后，设定远期、近期康复预期目标，选择康复措施，为制定康复治疗程序、训练方法、运动剂量提供客观根据。评估就是为了对上述若干必要情况进行收集和分析资料的过程，是家庭康复中必不可少的程序之一。

在专业康复医院中，老年人的各种功能评估项目有很多，这里只介绍适用于老年病人家庭康复的常用项目。

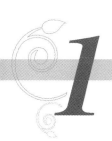

基本日常生活能力评估

老年人随着身体的衰老，肢体活动的不灵便，器官功能的减退，迟早会出现日常生活自理能力的下降，需要依靠家庭或社会的照顾。对残疾或功能障碍的老人来说，日常生活能力也从一个侧面反映了老年人的衰老和疾病情况。

目前，日常生活能力评定最常用的是 Barthel 指数评定法和功能独立性评定两种方法。

1. Barthel 指数评定法 评定内容共 10 项，每项根据是否需要帮助或需要帮助的程度分为 0 分、5 分、10 分、15 分 4 个等级，总分 100 分（表 2-1）。

表 2-1 　　　　　　　　　　　　Barthel 指数评定量表

项　　目	内　　容	评分标准
大便	失禁	0
	偶尔失禁或需要器具帮助	5

项　目	内　容	评分标准
	能控制；如果需要，能使用灌肠剂或栓剂	10
小便	失禁	0
	偶尔失禁或需要器具帮助	5
	能控制；如果需要，能使用集尿器	10
修饰	需要帮助	0
	独立洗脸、梳头、刷牙、剃须	5
洗澡	依赖	0
	自理	5
如厕	依赖别人	0
	需要部分帮助；在穿脱衣裤和使用卫生纸时需要帮助	5
	独立用厕或便盆，穿脱衣裤，冲洗或清洗便盆	10
吃饭	依赖别人	0
	需要部分帮助（如切割、搅拌食物）	5
	能使用任何需要的餐具，在适当的时间内独立进食	10
穿衣	依赖	0
	需帮助，但在适当的时间内至少完成一半的内容	5
	自理	10
转移	完全依赖别人，不能坐	0
	能坐，但需要大量帮助（2 人）才能转移	5
	需要少量帮助（1 人）或指导	10
	独立从床到轮椅，再从轮椅到床，包括从床上坐起、刹住轮椅、抬起	15
行走	不能动	0
	在轮椅上独立行动，能行走 45 米	5
	需 1 人帮助行走（体力或语言督导）45 米	10
	能在水平路面上行走 45 米，可以使用辅助装置（不包括带轮的助行）	15
上下楼梯	不能	0
	需要帮助和监督	5
	独立，可以使用辅助装置	10

评定得分越高，表示生活自理能力越好，需要的辅助的量越小。>60 分，表示有轻度功能障碍，日常生活基本自理，需要部分帮助；60～40 分为中等程度功能障碍，需要大量帮助方能完成日常生活活动；40～20 分，大部分日常生活活动不能完成；<20 分，生活完全需要帮助。

2. 功能独立性评定（FIM）　该方法不仅评定了躯体功能，而且还评定了语言功能、认知功能和社会功能，目前已经在很多国家应用。FIM 评定内容共

18项，其中躯体功能13项、语音功能2项、社会功能1项、认知功能2项，采取7分制评（表2-2、表2-3）。

表2-2　　　　　　　　　　　　　　功能独立性评定内容

项　　目	评分标准						
	1分	2分	3分	4分	5分	6分	7分
进食							
修饰							
沐浴							
穿脱上衣							
穿脱下衣							
上厕所							
排尿管理							
排便管理							
床、椅子、轮椅间的转移							
如厕							
入浴盆或淋浴室							
步行/轮椅							
上下楼梯							
上述运动性日常生活活动总分：							
理解							
表达							
社会交流							
解决问题							
记忆							
上述认知性日常生活活动总分：							
FIM总分：							

表2-3　　　　　　　　　　　功能独立性评定分项的评分标准

评定标准	辅助者	伸手帮忙情况	完成情况	辅助量
7分：完全独立	不要	不要	不需要考虑时间、辅助器具及安全问题	0
6分：辅助器具下独立	不要	不要	时间长、需辅助器具、需考虑安全问题	0
5分：监护下独立	必要	不要	监护、提示、督促	0
4分：少量辅助	必要	必要	主观努力完成75%	25%以下
3分：中等量辅助	必要	必要	主观努力完成50%～75%	25%～50%
2分：最大辅助	必要	必要	主观努力完成25%～50%	50%～75%
1分：全辅助	必要	必要	主观努力完成25%以下	75%以上

经上述评定后，计算出得分。FIM 评分最低为 18 分，最高为 126 分，根据评分情况，可进行分级：126 分为完全独立；108～125 分为基本独立；90～107 分为极轻微依赖或有条件的独立；72～89 分为轻度依赖；54～71 分为中度依赖；36～53 分为重度依赖；19～35 分为极重度依赖；18 分为完全依赖。前 2 级可列为独立；最后 3 级可列为完全依赖；中间 3 级可列为有条件的依赖。

2 精神状况的评估

了解老年人有无精神状态异常，评估老年人的行为状态，从而为老年人考虑康复措施和服务要求。

1. 了解心理状态　主要是弄清病人对自己所患的疾病、外伤的态度；对健康是否有忧虑；对遗留的功能障碍的认识；有无克服障碍的信心；对康复医疗的认识与信任如何。

2. 了解精神状态　精神状况的判定，还要包括智力情况，如记忆力、认数能力、计算能力、定向力、理解力与领悟力等，最后判定其精神状态。

简易精神状态检查（MMSE）是由美国 Folstein 等在 1975 年制定的，该方法简单易行，在国外被广泛应用。该量表评定内容包括定向力、记忆力、注意力、计算能力、语言等（表 2 - 4）。

表 2 - 4　　　　　　　　　　简易精神状态检查表

内容	评分	
今年是公元哪年？	1	0
现在是什么季节？	1	0
现在是几月份？	1	0
今天是几号？	1	0
今天是星期几？	1	0
咱们现在是在哪个城市？	1	0
咱们现在是在哪个区？	1	0
咱们现在是在什么路（胡同、小区）？	1	0
或咱们现在是在哪个医院？		

内容	评分
这里是几层楼？	1　0
我告诉你三种东西，在我说完之后请重复一遍， 这三种东西是什么？树、钟、汽车（各1分，共3分）	3　2　1　0
100－7＝？（连续5次，各1分，共5分）	5　4　3　2　1　0
现在请你说出刚才我让你记住的那三种东西（各1分，共3分）	3　2　1　0
（出示手机）这个东西叫什么？	1　0
（出示铅笔）这个东西叫什么？	1　0
请你跟着我说："大家齐心协力拉紧绳"	1　0
我给你一张纸，请按我说的去做，现在开始："用右手拿着这张纸，用两 只手将它对折起来，放在你的左腿上"（每项1分，共3分）	3　2　1　0
请你念一念这句话，并且按我说的去做："闭上你的眼睛"	1　0
请你给我写一个完整的句子	1　0
（出示图案：两个部分重叠的圆圈）请你照着这个样子把它画下来	1　0

注：总分为30分；评定为痴呆的标准依文化程度而不同，文盲≤17分；小学程度≤20分；初中
　　及以上程度≤24分。

3 社会生活能力评估

一个人的社会生活能力是由其智力、心理、精神和情绪状态所决定的。在老年康复中，对老年人进行社会生活能力的评价，可以了解老人的智能和心理状态，在家庭和社会的处境，是否有孤独感、遗弃感、性格异常等，从而可以采取相应康复措施。

老年病人社会生活能力评价方法，可参考表2-5。评分方法：经常为10分；偶然为5分；无为为0分。

表 2-5　　　　　　　　老年社会生活能力评价问卷

项　　目	经常 10分	偶然 5分	无为 0分
1. 与家人有接触、谈话			
2. 外出访友或与朋友一起闲谈、下棋、文娱活动			

续表

项　目	经常 10分	偶然 5分	无为 0分
3. 接待亲友来访			
4. 外出参加社团、社区活动			
5. 外出购物或到图书馆、文化站、俱乐部、活动室活动（个人）			
6. 对国家大事、国际新闻、地方动态感兴趣（看电视新闻、听广播、看报）			

注：总计60分，得分越高说明社会生活能力越好。

老年人心理健康自评量表

请老年人自己仔细地阅读以下90项内容，或请家属仔细慢慢读给老年人听，然后根据最近1周以内对下述情况影响老年人的实际感觉，在每个问题后标明该项的程度和得分（可请家属代为记录、计算）。其中"没有"选1，"很轻"选2，"中等"选3，"偏重"选4，"严重"选5。

自评量表由总分法和因子分法两部分组成（表2-6）。

表2-6　　　　　　　老年人心理健康自评量表

总　分　法	
内　容	得　分
1. 头痛	1—2—3—4—5
2. 神经过敏，总自觉心中不踏实	1—2—3—4—5
3. 头脑中总觉得有不必要的想法或字句在盘旋	1—2—3—4—5
4. 头昏或昏倒	1—2—3—4—5
5. 对异性的兴趣减退	1—2—3—4—5
6. 对旁人责备求全	1—2—3—4—5
7. 感到别人能控制你的思想	1—2—3—4—5
8. 责怪别人制造麻烦	1—2—3—4—5
9. 忘记性大	1—2—3—4—5
10. 担心自己的衣饰整齐及仪态的端正	1—2—3—4—5
11. 容易烦恼和激动	1—2—3—4—5

总 分 法

内 容	得 分
12. 胸痛	1—2—3—4—5
13. 害怕空旷的场所或街道	1—2—3—4—5
14. 感到自己的精力下降，活动减慢	1—2—3—4—5
15. 想结束自己的生命	1—2—3—4—5
16. 听到别人听不到的声音	1—2—3—4—5
17. 发抖	1—2—3—4—5
18. 感到大多数人都不可信任	1—2—3—4—5
19. 胃口不好	1—2—3—4—5
20. 容易哭泣	1—2—3—4—5
21. 同异性相处时感到害羞不自在	1—2—3—4—5
22. 感到受骗、中了别人圈套或有人想控制你	1—2—3—4—5
23. 无缘无故地突然感到害怕	1—2—3—4—5
24. 自己不能控制地大发脾气	1—2—3—4—5
25. 怕单独出门	1—2—3—4—5
26. 经常责怪自己	1—2—3—4—5
27. 腰痛	1—2—3—4—5
28. 感到难以完成所做的事情	1—2—3—4—5
29. 感到孤独	1—2—3—4—5
30. 感到苦闷	1—2—3—4—5
31. 过分担忧	1—2—3—4—5
32. 对事物不感兴趣	1—2—3—4—5
33. 感到害怕	1—2—3—4—5
34. 你的感情容易受到伤害	1—2—3—4—5
35. 旁人能知道你的私下想法	1—2—3—4—5
36. 感到别人不理解你、不同情你	1—2—3—4—5
37. 感到人们对你不友好，不喜欢你	1—2—3—4—5
38. 做事必须做得很慢，以保证做得正确	1—2—3—4—5
39. 心跳得很厉害	1—2—3—4—5
40. 恶心或胃部不舒服	1—2—3—4—5
41. 感到比不上他人	1—2—3—4—5
42. 肌肉酸痛	1—2—3—4—5
43. 感到有人在监视你、谈论你	1—2—3—4—5
44. 难以入睡	1—2—3—4—5
45. 做事必须反复检查	1—2—3—4—5
46. 难以做出决定	1—2—3—4—5
47. 怕乘电车、公共汽车、地铁、火车或飞机	1—2—3—4—5
48. 呼吸有困难	1—2—3—4—5

总 分 法

内　　容	得　　分
49. 一阵阵发冷或发热	1—2—3—4—5
50. 因为感到害怕而避开某些东西、场合或活动	1—2—3—4—5
51. 脑子变空了	1—2—3—4—5
52. 身体发麻或刺痛	1—2—3—4—5
53. 喉咙有梗塞感	1—2—3—4—5
54. 感到前途没有希望	1—2—3—4—5
55. 不能集中注意力	1—2—3—4—5
56. 感到身体的某一部分软弱无力	1—2—3—4—5
57. 感到紧张或容易紧张	1—2—3—4—5
58. 感到手或脚发重	1—2—3—4—5
59. 想到死亡的事	1—2—3—4—5
60. 吃得太多	1—2—3—4—5
61. 当别人看着你或谈论你时感到不自在	1—2—3—4—5
62. 有一些不属于你自己的想法	1—2—3—4—5
63. 有想打人或伤害他人的冲动	1—2—3—4—5
64. 醒得太早	1—2—3—4—5
65. 必须反复洗手、点数目或触摸某些东西	1—2—3—4—5
66. 睡得不稳、不深	1—2—3—4—5
67. 有想摔坏或破坏东西的冲动	1—2—3—4—5
68. 有一些别人没有的想法或念头	1—2—3—4—5
69. 感到对别人神经过敏	1—2—3—4—5
70. 在商店或电影院等人多的地方感到不自在	1—2—3—4—5
71. 感到做任何事情都很困难	1—2—3—4—5
72. 一阵阵恐惧或惊恐	1—2—3—4—5
73. 感到在公共场合吃东西很不舒服	1—2—3—4—5
74. 经常与人争论	1—2—3—4—5
75. 单独一个人时神经很紧张	1—2—3—4—5
76. 感到别人对你的成绩没有作出恰当的评价	1—2—3—4—5
77. 即使和别人在一起也感到孤单	1—2—3—4—5
78. 感到坐立不安心神不定	1—2—3—4—5
79. 感到自己没有价值	1—2—3—4—5
80. 感到熟悉的东西变得陌生或不像是真的	1—2—3—4—5
81. 经常大叫或摔东西	1—2—3—4—5
82. 害怕会在公共场合昏倒	1—2—3—4—5
83. 感到别人想占你的便宜	1—2—3—4—5
84. 为一些有关性的想法而很苦恼	1—2—3—4—5
85. 你认为应该因为自己的过错而受到惩罚	1—2—3—4—5

总　分　法	
内　　容	得　　分
86. 感到要很快把事情做完	1－2－3－4－5
87. 感到自己的身体有严重问题	1－2－3－4－5
88. 从未感到和其他人很亲近	1－2－3－4－5
89. 感到自己有罪	1－2－3－4－5
90. 感到自己的脑子有毛病	1－2－3－4－5

记分：

总分：即 90 个项目所得分数之和。总分达到 160 分以上，则可能存在一定的心理问题，建议到正规医院精神科等专业机构进行专业评定。

因子分法

90 项中包括 9 个因子，每一个因子反映出个体的某方面症状痛苦情况。因子分＝组成了某一因子的各项目总分/组成某一因子的项目数，9 个因子含义所包含项目为：

（1）躯体化：包括 1、4、12、27、40、42、48、49、52、53、56、58 共 12 项。该因子主要反映身体不适感，包括心血管、胃肠道、呼吸和其他系统的主诉不适，头痛、背痛、肌肉酸痛以及焦虑的其他躯体表现。

（2）强迫症状：包括 3、9、10、28、38、45、46、51、55、65 共 10 项，主要指那些明知没有必要，但又无法摆脱的无意义的思想、冲动和行为，还有一些比较一般的认知障碍的行为征象也在这一因子中反映。

（3）人际关系敏感：包括 6、21、34、36、37、41、61、69、73 共 9 项。主要指某些个人不自在与自卑感，特别是与其他人相比较时更加突出，在人际交往中的自卑感、心神不安、明显不自在，以及人际交流中的自我意识、消极的期待亦是这方面症状的典型原因。

（4）抑郁：包括 5、14、15、20、22、26、29、30、31、32、54、71、79 共 13 项。苦闷的情感与心境为代表性症状，还以生活兴趣的减退、动力缺乏、活力丧失等为特征，还反映失望、悲观以及与抑郁相联系的认知和躯体方面的感受，另外还包括有关死亡的思想和自杀观念。

（5）焦虑：包括 2、17、23、33、39、57、72、78、88、86 共 10 项，一般指烦躁、坐立不安、神经过敏、紧张以及由此产生的躯体征象，如震颤等。测定游离不定的焦虑及惊恐发作是本因子的主要内容，还包括一项解体感受的项目。

（6）敌对：包括 11、24、63、67、74、81 共 6 项。主要从 3 个方面来反映敌对的表现：思想、感情及行为，其项目包括厌烦的感觉、摔东西、争论直到不可控制的脾气爆发等各方面。

（7）恐怖：包括 13、25、47、57、70、75、82 共 7 项，恐惧的对象包括出门旅行、空旷场地、人群或公共场所和交通工具，此外还有反映社交恐怖的一些项目。

（8）偏执：包括 8、18、43、68、76、83 共 6 项。本因子是围绕偏执性思维的基本特征而制订，主要指投射性思维、敌对或猜疑的关系观念、妄想或夸大和被动体验等。

（9）精神病性：包括 7、16、35、62、77、84、85、87、88、90 共 10 项。反映各式各样的急性症状和行为，限定不严的精神病性过程的指征。此外，也可以反映精神病性行为的继发性征兆和分裂性生活方式的指征。

此外还有 19、44、59、60、64、66、89 共 7 个项目未归入任何因子，反映睡眠及饮食情况，分析时也将这 7 项作为附加项目或其他，作为第 10 个因子来处理，以便使各因子分之和等于总分。

各因子的因子分的计算方法是：各因子所有项目的分数之和除以因子项目数。例如，强迫症状因子各项目的分数之和假设为 30，共 10 个项目，所以因子分为 3。在 1～5 评分制中，粗略简单的判断方法是看因子分是否超过 3 分，若超过 3 分，即表明该因子的症状已达到中等以上的严重程度。如有超过 3 分的因子，同样建议到专业医疗机构进行检查。

摘自：崔丽娟，《老年心理学》，开明出版社，2012 年。

5 肌力损害的评估（肌力测定）

对肌力损害作出评价是良好的病残诊断所必不可少的，在康复医疗中具有重大意义。最简单的方法是对患者肌肉施加不同的压力，并且按照患者克服该阻力的能力对肌肉进行分级。

具体方法是：将病人置于一个适宜位置，嘱病人活动患肢，达到最大的活动范围，测其肌肉或对抗地心引力和不同阻力的能力，然后按所指定的肌肉或肌组活动能力去分等级，用感觉和视力，检查该肌肉的活动能力。肌力可分以下 6 级。

0 级：肌肉完全无收缩（完全瘫痪）。

1级：肌肉稍微有收缩。可以看到或摸到该肌肉收缩，但不能使关节活动（接近完全瘫痪）。

2级：肌力差。肌肉收缩可以使关节活动，顺着地心引力运动，但不能抗引力（重度瘫痪）。

3级：肌力尚可。仅有抗引力收缩，但如同时加上阻力，则不能运动该肢体或关节（轻度瘫痪）。

4级：肌力良好。有抗引力或抗阻力的收缩（接近正常）。

5级：肌力正常。有抗强阻力的收缩（正常）。

以上简单的手法，只是用来测定肌肉的瘫痪程度，而且只能表现肌力大小，却不能表明肌肉收缩的耐力。此评估仅供在老人家庭康复过程中参考。

6 关节活动范围的测定

老年人骨关节疾病后，由于同时合并的周围软组织损伤，疼痛、制动、长期的卧床及后期的疤痕挛缩等，均可引起关节活动范围缩小。周围神经损伤引起关节活动度减小，中枢神经损伤软瘫期会有活动度增大，痉挛期则导致关节活动度明显减小。

常用的关节活动范围测定的方法有通用量角器检查法。用于关节活动范围检查的量角器，一般是由一把半圆量角器或全圆量角器一条固定臂及一条移动臂构成，使用时首先使老人身体处于检查要求的适宜体位，使待测关节按待测反向运动到最大幅度，把量角器圆规的中心点准确地放置到代表关节旋转中心的骨性标志点上并加以固定，把固定臂按要求对同一端肢体上的骨性标志或沿一端肢体的纵轴放置，或处于垂直或水平的标准位置，再把移动臂对另一端肢体上的骨性标志或与该端肢体纵轴平行放置，然后读出关节所处角度，如图2-1、图2-2。一般可用于距小腿关节（踝关节）、膝关节、髋关节、肩关节、肘关节、腕关节、指关节的测定。

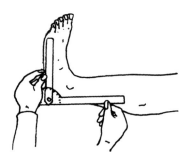 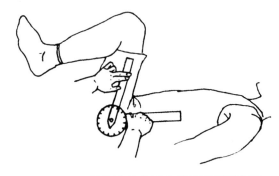

图 2 - 1　距小腿关节背屈活动度测量　图 2 - 2　屈位髋关节屈曲活动度测定方法

7 平衡与步行功能的评估

在家人的协助下，老年人可在家庭的环境内进行平衡功能和步行功能的简单评估。具体方法如下：

平衡功能

以下 3 种平衡试验适用于一般老年人（不包括下肢瘫痪、骨折的老年人）。评分得分，分为 0 分、1 分、2 分、3 分 4 种，评分越低，表示平衡障碍越严重。

1. 坐位平衡试验

（1）静态坐位平衡试验：老年人端坐在一椅上（两足踏地），或坐在床边，两手放在大腿上。计算能维持算正坐位时间。完全不能维持记 0 分，仅能维持在 20 秒以下者 1 分，20 秒至 1 分 30 秒记 2 分；正常反应维持平衡（不需双手辅助）记 3 分。

（2）对抗推力平衡试验：老年人按如上所述姿势坐稳，然后由检查者从其身体左侧用轻力将其上身向右侧推，观察其上身能否作出平衡反应维持正坐位。然后又从其右侧用轻力将其上身向左侧推，观察其上身能否作出平衡反应维持正坐位。完全不能维持平衡者记 0 分；几乎要倾倒，经用双手支撑协助维持平衡者记 1 分；用于扶助后较易且迅速恢复平衡记 2 分；正常反应维持平衡（不需双手助）记 3 分。

2. 立位平衡试验

（1）两足平行站立试验：两腿分开站立同肩宽，两手放在身旁，上身保持正直，闭眼。0分不能完成；能稳定站立5秒记1分；10秒记2分；20秒记3分。

（2）两足前后站立试验：两脚一前一后站立（如步行状），两脚板贴地，两手贴身旁，面向前方，闭眼。0分不能完成；能稳定站立5秒记1分；10秒记2分；20秒记3分。

3. 综合平衡试验　又称起立行走试验，病人面向墙；离墙3米坐于椅上，嘱其从坐位站起来，稳定20秒，然后向墙走去，到墙边转身走回去坐于椅上。评分等级为：不能从坐位站起来，稳定20秒为0分；走到墙边，不能转身记1分；转身后能返回椅边，不能在20秒内再转身坐下记2分；再转身坐于椅上记3分。

经以上测试后，如老年人平衡能力差，就存在着发生跌倒的危险因素，有必要进行平衡功能训练。

步行功能

据报道，60岁以上老人步行式样和步态与年轻时比有显著改变，它的特征是：

1. 每一步之间的距离缩短，如80岁老人，其一步的距离较年轻人要缩小20%，平时不出门的老人差别更大。

2. 步行速度缓慢。

3. 步行时支撑脚站地的时间较长。

4. 支撑脚离地反蹬时脚底与地面所成角度变小。

5. 摆动脚的膝关节弯曲角度变小。

6. 步行时，上肢肘部所成角度（由手腕挥动所成）很小。

有跌倒记录的老人，其步态更突出地表现为：步行速度较慢，每步距离较短，上肢摆动不灵活，与下肢的活动不协调，维持平衡能力较差。

老年人及其家属要按以上标准，自我评估步态，检查有无危险因素存在，如有则要提高警惕，并尽量矫正或加强看护。

关于步行能力障碍程度的自我检查，还可以根据表2-7所列的11级标准对照进行评估。

表 2-7　　　　　　　　　　步行障碍程度的分级

●无法独立步行（0～3级）

0级：无论使用任何扶助或支持手段，也完全无法步行。

1级：在极有力的扶持下，能在室内短距离步行，但无法在户外步行。

2级：在中等程度的扶持下，能在室内步行，但需极有力的扶持，才能在户外步行。

3级：几乎不需要任何协助，就可在室内步行，但户外步行仍需协助。

●有时可独立步行（4～6级）

4级：从一房间步行至另一房间，不需协助，但步行太慢时，则需要辅助器具。

5级：从一房间步行至另一房间没有困难，有时候在户外不需要支撑物也能步行。

6级：短距离步行没有困难，户外步行一般可独自进行，但无法作长距离步行。

●经常可独立步行（7～10级）

7级：步行明显异常。速度很慢，且有拖拉步态，姿势明显障碍，有时突发急步。

8级：步态不正常，步行缓慢，姿势稍有异常，有轻微突发急步现象，步行转换方向有困难。

9级：步态及步速只有轻微异常，姿势无异常，步行转方向仍有困难。

10级：正确步行。

第三章

老年病人家庭康复的目标

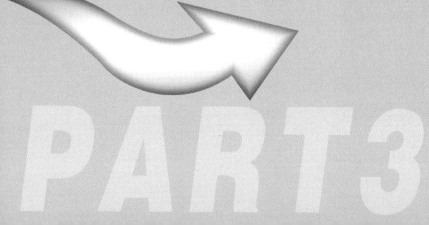

PART3

在对老年病人当前身体功能、精神和情绪方面状况进行评估后，就可以确定老年人近期和长远的家庭康复目标，最后应选定为达到目标所需要采取的家庭康复措施。

实际上很多老年人患有多种疾病，功能障碍也不止 1 种，在需要康复的老年病人中，大约 35％的人有 4 种以上的复合型功能障碍。所以在制定康复程序前，对老年人功能障碍情况一定要有全面了解。然后，要了解老年病人的哪种功能障碍可以得到康复；哪种功能障碍虽然不能得到全部康复，但可能有一定程度改善。对可能影响康复的因素也要充分了解，如年龄、家庭、经济状况、营养、性格，疾病种类和程度等。

1 近期目标

所谓近期即发病后住院至出院期间，康复应和急症抢救同步开始。时间因病种而不同，如脑卒中 1～2 个月，急性心肌梗死 1～2 个月等。康复近期目标应是设法保持残存功能和恢复丧失功能，争取生活自理。有的老年病人出院后，近期康复还可在家中继续进行。

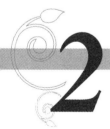

2 远期目标

老年病人远期康复（家庭康复）一般指在急性期后，恢复期的一段较长时间，目标是维持康复疗效，争取生活自理，并回归社会。老年病人远期康复的最大难点是康复疗效的退步问题。据报道，70 岁以上老年病人康复出院后 3～5 年，大都有不同程度的功能退步，原因和高龄及老年人不能坚持康复医疗有关。

老年病人家庭康复远期目标，属维持性康复医疗，应在病人出院前，在医生指导下做出具体安排。主要是增强日常生活活动的能力、增强体力活动的体疗和减少病痛的治疗。当然，某些疾病的病情可能随病程而日益加重，如类风湿关节炎、肿瘤等，维持生活活动应是其康复目标。但应在老年人病情变化后，不断修正康复目标和康复措施，以减少老年人痛苦，维持老年病人身体上、心理上和周围环境上的安适为主要目标。

3 实事求是的期望值

任何一位老年病人，通过康复治疗都可以获得功能的改善和恢复，但功能恢复的范围和程度各不相同，它取决于每位老年病人病残程度、病变的性质、本人积极性、家属的支持力，以及康复指导水平等因素。老年病人的康复潜力，比青壮年病人要小得多，他们对康复期望值也较低，对康复的需求也简单得多。这是老年病人的实际情况，应以此为根据实事求是地设计老年病人的康复目标，不要期望过高，脱离实际。一般应以老年人日常生活自理，提高生活质量为主要康复目标。

第四章

制定老年人家庭康复计划

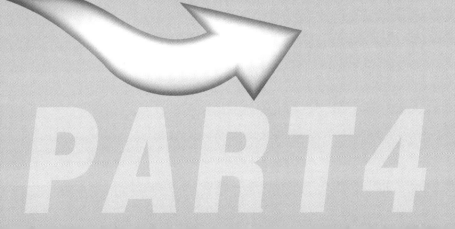

PART4

老年病人康复医疗的主要目的是保存或恢复老年人的日常独立生活能力。从康复医学的角度来看，训练本身就意味着治疗，而且康复治疗效果，只有通过训练，才能真正获得。老年人的日常生活能力，决不能从吃药、打针，或者从手术中获得。一般来说，老年人康复医疗效果往往取决于康复医疗方法的正确性与开始时间的早晚。在进行家庭康复医疗之前，首先要在社区家庭病床巡回医生的指导下，由老年人及家属一起制定家庭康复计划，这是十分必要的。

制定老年病人家庭康复计划，首先要根据老年人年龄、性别、家庭条件、身心基础情况、老年人慢性病的稳定情况、功能障碍情况等制定一个家庭康复的初步计划，内容有老年人家庭康复的时间安排、康复方法和项目选择等（包括康复锻炼的动作、重复次数或时间、间隙时间等）。

制定计划原则

制定老年病人家庭康复计划时，应遵照以下原则：

1. 老年病人的功能评定是制定计划的基础。确定老年人的功能活动水平，就明确了老年人需要康复的目标水平。

2. 家庭康复计划因每位老年病人的实际情况不同而不同。

3. 家庭康复计划内容要周密结合老年人家庭实际情况来制定，要切实、可行。

4. 计划要围绕家庭康复目标进行，并要进行阶段性修订。

2 制定计划的注意事项

1. 制定家庭康复计划时，不仅要针对疾病，还要根据每位老年病人的具体情况，对老年人的身体与心理状况作出判断，如疾病的情况、肢体功能、行动能力、自我料理（如穿衣、进餐、梳洗、刷牙等）；老年人对所患疾病的态度；康复医疗的自我信心等，以做到老年人及家属心中有底。当然，老年病人的心理、身体状况会不断发生变化，所制定的计划也不是一成不变的，应作随时调整。

2. 计划中老年人家庭康复训练可以先安排被动运动，再安排主动运动；先做简单动作，后做复杂协调动作；先小运动量，后逐渐加大；先做健侧（功能好的一侧）活动，后做患侧活动；先做较短时间训练，后逐渐延长训练时间。

3. 康复计划的进展，要根据老年病人进行家庭康复训练后，病情、症状、体力和肌力的改善情况，再逐步加大康复训练量，要循序渐进，不能操之过急。要随时根据老年人出现的情况变化，调整康复训练计划的进展。

4. 康复的项目和方法的安排，可视老年人及家庭具体情况而定，所做的康复训练都要个体化。关键是训练的内容要使老年人都能确实做到，逐渐增添新的康复训练内容。

5. 计划中基本活动动作的训练，如关节活动、坐位、坐位平衡、移动动作等，是老年人日常生活自理的先决条件。基本活动的训练程序，相当于老年人的第二次"学习"，可以从卧床→坐起→站立→行走→爬坡→上下楼梯……进行。

6. 对老年人进行日常生活活动训练的程序，可逐步开展，需要先解决的动作，可先训练；也可按照老年人的能力，先易后难地解决，并可以把某一个生活活动的动作，分解成几个简单动作，先后进行训练，然后再连接起来。

7. 老年人的康复训练，家属要做好详细的记录。内容包括日期、训练项目、每天做几次、每一次所需时间、训练情况、功能改变情况、老年人有何不适或自我感觉等。

3 计划中老年人身心功能问题的对策

在制定老年人家庭康复计划时，可能会遇到老年人身心功能的具体问题，建议在计划时采纳以下对策，使老年人家庭康复能顺利实施：

1. 老年人肌力较差　一般65岁老年人的肌力只相当于在青年全盛时期最大肌力的60％，即丧失了40％的最大肌力。因此建议计划时：①老年人在运动疗法的项目中，不做或少做力量性练习，如果需要做，所负重量也应是很小的。②老年人进行一般的肢体运动时，中间要多休息，间断性进行。

2. 老年人心肺功能及脑血液循环差　30岁以后，肺活量以每年24.4毫升的幅度逐年下降，运动时最大耗氧量（这是心、肺、血液循环功能的综合指标）每年以1％的幅度逐年下降。老年人脑血流量要比中年人少17％～36％，脑摄氧量少9％。因此建议：计划中的康复运动训练时，要采用较小的运动强度和幅度，避免老年人过度疲劳或头昏。

3. 老年人运动时，可能会出现血压反应偏高，尤其在做运动量较大训练时（如快步走），血压出现急剧增高的反应。因此建议：计划时必须要尽量避免老年人做较剧烈运动、速度快的运动和身体位置急剧转变的运动，老年人安全第一。

4. 老年人记忆力、注意力和学习效率都会出现明显下降。因此在计划时要考虑到：①老年人康复训练是重新再学习的"技能"训练，要从简从易，避免复杂化，家属要耐心指导。②老年人训练要循序渐进，从少到多，从简到繁，从易到难。③新康复项目学会，并经适应巩固一个阶段后，再进一步训练另一个新的康复项目。有条件的老年人家庭可采取形象教学，甚至用电脑辅助训练，便于反复练习。

5. 当老年人表现情绪不振，对康复治疗缺乏兴趣，信心不足时，甚至会出现抑郁状态（据统计，老年病人中，28％～50％的老年人会有精神抑郁症状）。因此建议在计划中：①对老年病人要加强进行心理治疗，医护人员及亲友对老年人要多鼓励，最好有康复病友现身说法。②采用有趣味性、激励性的康复练习。③通过多次对功能的康复进行复查评估，可显示出老年人功能的进步，增强老年人康复信心。

第五章

老年病家庭康复的方法

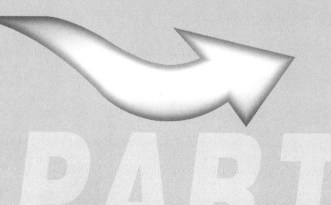

PART5

老年病人家庭康复的方法，基本上与康复医疗机构原理相似，在家庭中可以就地取材、简便一点，应视每一位老年病人的具体情况和生活小区环境、家庭条件而定，只要做到实在、简便、易行、轻松和安全就行。根据我们工作中的体会，在老年病人家庭康复中，不论应用什么方法，老年人的家属千万不要忽视心理康复对老年病人康复的重要作用。

适合老年病人家庭康复的方法主要有：

1. 物理疗法　常用的方法有按摩、推拿、冷敷、热敷、穴位磁疗、水疗等。

2. 运动疗法　有主动、被动、助力的全身或者局部运动、医疗体操和简易的器械锻炼等，如体操、气功、太极拳、散步、保健球、保健圈、保健哑铃等。

也可以把针灸、拔罐、推拿、按摩、气功、太极拳等归为中医疗法。

3. 作业疗法　对老年病人来说，可分为两个部分，第一部分是日常生活动作的锻炼，如衣、食、住、行的基本技巧训练；第二部分是家务劳动动作锻炼，如养花、养鱼、编织、买菜、洗菜、做饭等。通过以上作业疗法训练，使老人能适应个人生活、家庭生活、社会生活的需要。

4. 语言矫治　对失语、口吃、听觉障碍的人进行训练，尽可能恢复老人听力、说话能力。

5. 心理康复　包括对老年人进行心理测定、心理疏导和心理治疗。以往老年病人的家庭心理康复的重要性及实施性常被忽视。

6. 康复器械应用训练　有些老年病所致残疾，要依靠人工的康复器械来补偿老人的某些功能不足，或靠某些用具来弥补其生活能力和感官的缺陷，如助听器、矫形器、拐杖、轮椅、特殊用具等，这些康复器械有的是市售的（目前大部分家庭康复器材，网上就有选择、订购），有的需要自己加工、改进或制作。

7. 饮食调理　针对老年人的身体情况，拟定营养合理的膳食。

8. 临床康复　通过定期门诊，随访或社区医生巡视家庭病床，应用药物和护理手段，对老年人进行必要的临床处理，以减轻症状，预防合并症发生和促进功能恢复。

9. 文娱治疗　根据老年人的不同爱好，安排各种适宜老年人的文娱活动，来帮助老年人康复。如看文艺节目、电视、听音乐、玩棋类、麻将、扑克、跳舞，以及钓鱼、养花、养鸟、旅游等。

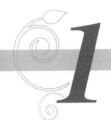

适宜老年人家庭康复的物理疗法

物理疗法在老年人康复医疗中是一种常用的方法，往往可起到药物所不及的作用，并且又无不良反应。随着电、光、超声学等科技的发展，物理疗法也取得了很大进展。限于家庭的条件，以下介绍几种能在家庭中开展的常用方法：

热　敷

具有消炎、止痛作用。热敷温度不宜过高，防止老年人皮肤烫伤。一些不明原因的急腹症、面部和牙部的急性炎症、急性扭伤伴出血以及脏器内出血，不适宜于热敷。

适宜老年人家庭康复用的热敷方法有：

1. 热水袋热敷　水温通常为 50 ℃～60 ℃，袋里装水 1/3～1/2，检查无漏水后，用布包裹，放置在老年人的患处，每次 20～30 分钟，每天 3～4 次。

2. 热湿敷法　先在须热敷的局部皮肤上涂些油（凡士林、食用油），盖上一层薄布，将小毛巾或旧布折成块，放在热水中浸湿拧干敷在患处，上面再加盖干毛巾，以保持热度。温度以病人能耐受不觉得烫为原则，约 3～5 分钟更换 1 次，继续敷 20～30 分钟，也可在敷部上面放热水袋以保持温度。

3. 沙热敷　将细小均匀的沙粒，洗净晒干，沙粒炒热加温至 50 ℃～58 ℃后，装入布袋置于治疗部位，每次治疗 30～60 分钟，每天 1 次，20～30 次为 1 个疗程。

家庭水疗法

水疗是一种最古老的理疗疗法。几千年来，中医学在水疗方面积累了许多经验。水是一种具有良好的导热性能的介质，传热较快、热容量大，其导热的方式有传导及对流两种。某些水疗法除温度（冷及湿热）刺激外，尚有较明显的机械刺激作用（如淋浴、漩涡浴、喷流、气泡浴等）及化学刺激作用（如药物浴、矿泉浴等）。

水的温热作用于人体，可达到镇痛、缓解肌肉痉挛，吸收炎性产物的目的；寒冷亦可有镇痛、使局部血管收缩作用；强冷可使神经末梢麻木，用于出血及创伤性疼痛。

由于水疗法设备简单，可在家庭中进行，如盆浴、淋浴、坐浴、药物浴等。水疗的水温宜在 32 ℃～45 ℃（根据具体治疗目的和患者体质而定），时间一般为 15～20 分钟。体质虚弱及严重心力衰竭者，不宜用热水浴，以免增加心脏负担；高龄者不宜水浴时间过长；老年人在空腹、饱餐后，不宜进行水浴治疗。老年人水浴治疗后，应擦干皮肤和注意保温。家属最好在浴室内装有"报急铃"，以备不测。

以下的水疗法，具有松弛肌肉、加强血液循环、提高代谢率作用，适合老年人家庭康复应用。

1. 盐水浸浴 在盆浴里进行，浴水含食盐浓度为 1％～1.5％，水温 38 ℃～40 ℃，每次 15 分钟，每天或隔天 1 次。对各种关节炎、多发性神经炎有效。

2. 苏打浴 在浴水中加入 50～100 克苏打粉，水温 37 ℃～38 ℃，适用于老年皮肤病。

3. 手足浴 用水桶，水温在 40 ℃左右，手或者足在桶内浸浴 5～10 分钟，可治疗支气管哮喘、脑血管痉挛、失眠症、鼻炎等。

4. 坐浴 盆内水温 38 ℃～40 ℃，每次坐浴 20～30 分钟，另加 0.0125％高锰酸钾（水呈淡红色），可用于痔、前列腺疾病。

有条件的老年人，可由家属陪同在居住小区的泳池中，利用水提供的浮力对肢体减重来做肢体康复运动训练；或者可借助于充气物的浮力辅助支撑，在水中浮起，并进行各种水中康复运动。例如：

1. 辅助运动 利用水的浮力，可以有效的减轻身体的质量，当躯干沿浮力的方向做缓慢运动时，浮力对运动起到辅助作用。这给病人以良好的心理状态，并使病人得到锻炼。

2. 支托运动 当肢体浮起在水面做水平运动时，受到向上的浮力支托，抵消了肢体的重力，因而沿水平方向的运动，就比较容易、轻松。

老年人在家庭浴池中进行肢体康复运动训练时，应有家属在旁，比较安全。

悬挂和牵引

悬挂和牵引是老年病人在家庭中常用的两种康复医疗方法，所用器械较简单，康复效果又较好。

1. 悬挂 悬挂是指身体的某一部分或全身，用三角巾或吊带支持。根据不同的要求，悬空于不同的高度。三角巾是用一般的布制成三角形状的制品，大小可根据不同需要而定。悬挂适用于瘫痪或无力肌群的功能恢复。由于悬挂时，肢体质量被完全支持，且毫无摩擦阻力，因此可进行为该悬吊所以允许的各种自由活动。如脑卒中偏瘫、心肌梗死的老年人，若患有肩-手综合征、肩关节疼痛，可以用三角巾把手臂悬挂起来，不但可以减轻肩部疼痛，还有利于手部的功能康复活动。具体方法见图 5-1。

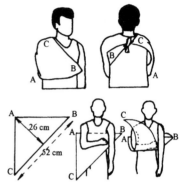

图 5-1 吊带的应用

2. 牵引 家庭康复治疗中，应用自制或市售牵引带和装置（图 5-2），对老年人某个部位进行牵引，常用于治疗老年人颈椎病的颈椎牵引，治疗腰椎间盘突出症的腰椎牵引，以及改善和增进老年人四肢关节功能活动的功能牵引。在家庭康复中，老年病常用的是颈椎牵引和功能牵引。

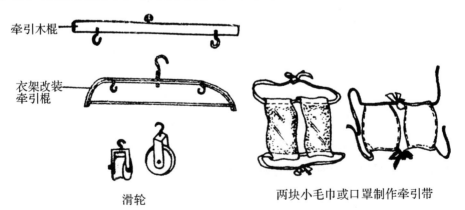

牵引木棍

衣架改装
牵引棍

滑轮

两块小毛巾或口罩制作牵引带

图 5-2 牵行用具

（1）颈椎牵引：通过牵引，每一颈椎椎间孔，可增宽 2.5～5 毫米，椎间隙增宽，症状就可缓解。通过安装在门框、窗框、床架上 1～2 个木质或铁质滑轮，悬挂砖头、沙袋、铁块等重物进行牵引（图 5-3、图 5-4）。

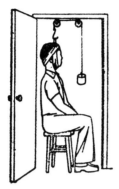

图 5-3　坐式颈椎牵行

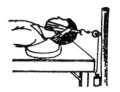

图 5-4　卧式颈椎牵引

牵引时，吊带必须安置于病人下颌和后枕部，以使牵引力着力于下颌和颈部，并经调整使后枕部牵引力大于下颌部。牵引力可在坐位、卧位下进行，采取间断（每次 20 分钟），或脉冲式（牵引数分钟，休息数分钟，反复进行）牵引。质量可从 2～3 千克开始，逐渐增至 10 千克。每天 1～2 次。卧位牵引时，质量可较坐位时略小些，坐位牵引时颈部肌肉必须放松，否则影响牵引效果。牵引时，头取前倾 20°～30°，能提高治疗效果。若力量过重或着力不当，就会引起下颌关节疼痛。

（2）功能牵引：根据老年人各关节功能受限情况，通过固定近段肢体和关节，利用挂重或滑转加重，牵引挛缩的组织，会使粘连松解。牵引质量应根据具体情况和部位而定。一般以能克服组织的黏滞阻力，但不超过组织的弹性限度为宜，即每次牵引中老年人不产生疼痛为宜。挂重常从 0.5 千克开始，隔天或每周增加牵引重量 1 次。牵引时，老年人肌力要放松，防止产生对抗的影响。

（3）老年人牵行治疗的注意事项：①高龄老年人不宜进行强力、长时间牵引。②牵引带放置要正确，如有不适应及时停止牵引。③老年人治疗完毕，宜缓缓起立，以防老年人突然晕倒。

2

运动疗法在老年人家庭康复中的应用

运动疗法是康复治疗中很重要的一部分（近年有的康复专家把康复的运动疗法和物理疗法统称为物理疗法），是利用医疗性体育锻炼、全身或局部性运动锻炼来防治疾病、促进康复的方法。它通过医疗性的运动训练，既可促进肌力、关节运动度、步行等运动功能的恢复，又可改善老年人心、肺功能，增强体质，还可以调节和改善老年人的精神状态。

适合老年病人家庭康复的运动疗法不少，主要包括以下几种。

中国传统运动疗法，如太极拳，能放松身心、活动四肢，适宜一般老年病人；八段锦刚劲有力，适宜增强肌力，锻炼关节的老年人，还有气功等。

医疗运动，如散步、游泳、打乒乓球等，能增强体质，增加心肺功能耐力，适宜体质情况较好的老年人。再如，按生物力学原理又把老年病人的医疗运动，可分为主动医疗运动、被动医疗运动和助力医疗运动，后两种是借助他人（外力）或老年人自己用健康一侧肢体来协助康复运动训练。

医疗体操，有徒手体操和使用各种器械的体操，如关节操、抗力体操、呼吸体操、步态训练、平衡动作训练、放松体操、医疗性游戏（投篮、拍球等）。其运动性质、操练部位和运动量可视各老年病人特点而定。

康复运动疗法与体育运动锻炼的区别

老年病人的康复运动疗法是根据各位老年人疾病特点和功能障碍状况，选用合适的康复运动疗法项目，尽可能使老年人的功能得以最大限度的恢复。康复运动疗法针对的是病残引起的功能障碍。运动疗法可以缩短康复期，使老年人尽早恢复生活自理能力，提高老年人生活质量。而保健性质的体育运动锻炼，是指通过各种运动锻炼，推迟人体各器官的老化与衰退，更好的保持它们的功能，保持身体健康，提高抗病能力。体育运动锻炼针对的是提高、增强体质，二者虽有很多类似相同之处，但康复运动疗法并不完全等同于体育运动锻炼。

老年人运动疗法的意义

一个人的实际年龄与他的生理年龄不一定相符合。因为生理的老化，虽说是人的共性，但由于各种先天的、后天的因素影响结果，每个人发展速度颇不一致。至于病理的老化，差别就更大。一个人实际年龄已达70岁的老年人，但他的身体状况和生命力还可以保持五六十岁的水平。要做到这点，主要要从运动着手。"生命在于运动"这句法国思想家伏尔泰的名言，一语道破了生命的奥秘，运动是健康之本。运动能调动人体的积极因素，增强对外界环境变化的适应能力，从而提高了整个身体的工作能力与抗病能力，即使得了疾病，恢复起来也容易些，康复得快。

康复运动疗法至少给老年病人会带来以下好处：

1. 增强抗病能力，提高身体免疫功能，达到不生病或少生病的目的。有病残的老年人也能最大程度康复其功能。中医学认为，体育锻炼可以达到疏通经络、调和气血、安定精神、平衡脏腑、推迟老化、康复功能、延年益寿的目的。

2. 康复运动疗法能提高呼吸功能，提高老年人的肺活量，增加吸氧量。

3. 运动疗法可改善心脑血管功能，使全身的血液循环和微循环得到改善。

4. 运动疗法可促进脂肪代谢，防止肥胖，降低老年人的血液黏度，减少血栓形成的危险。

5. 运动疗法可以延迟骨骼的萎缩老化，提高关节的弹性和灵活性，预防骨质疏松。

6. 运动疗法可提高肠胃消化功能，促进胃肠蠕动及消化液分泌，增进食欲，预防便秘。

7. 运动疗法可推迟老年人的大脑老化，提高神经功能，还可以促进骨髓的造血功能。

8. 运动疗法可改善老年人的平衡能力，减少跌倒的危险，并能增进身心健康，使老年人心情舒畅，提高生活质量。

运动疗法与其他康复治疗方法相比较，更适宜老年病人的家庭康复。因为运动疗法是老年人的自我治疗，由老年人自我锻炼，主动参加治疗，可以调动老年人的主观能动性，以提高老年人对各种活动功能的调节和控制能力。

　　老年人的运动疗法既是局部治疗，也是全身治疗。肌肉活动的锻炼，虽对局部器官起到锻炼作用，对全身脏器也能产生积极影响，从而加快疾病的康复，加速功能和生活自理能力的恢复。运动疗法不但可以增强全身的体力和抗病能力，还可以达到预防疾病的效果。例如，运动疗法能提高老年人的代谢能力。65 岁的老年人有氧代谢的能力，只为 25 岁年轻人的 75％，而由于老年人的患病和少动，可使这种能力的减退加速。运动疗法能提高吸氧能力 10％～20％，有利于老年人机体的新陈代谢过程，对心脑血管系统、呼吸系统、神经系统、骨关节功能、老年人精神因素都有良好的影响。

重视 70 岁以上老年人家庭康复的运动锻炼

　　当今，70 岁的老人已不稀奇，我国人均寿命已超过 75 岁，70 岁以上的老年人是我国增长最快的人群，70 岁以上的老年人已在人群中占有重要地位。

　　以往对老年人运动锻炼的研究，大多是注意 70 岁以下的老年人，但这些老年人相对地说，在老年人群中是比较健康的。目前，随着人口老龄化，应该更多关心 70 岁以上老年人的健康问题，尤其是康复运动问题，这是"健康老龄化"的关键之一。

　　美国密歇根大学研究人员在美国大众健康协会的会议上报道，对 70 岁以上的老年人进行观察，每周只要 2 次，每次 40 分钟强调弯曲与伸展肢体和躯体的运动训练，3 个月内老年人自己即可有健康明显增进的感觉。他们对 100 名 75～96 岁老年人进行研究。这些老年人多单独居住，常患有关节炎、心脏病和糖尿病等慢性病，经过 3 个月，每周 2 次的轻度有氧运动后，平均血压明显降低，弯曲、平衡和慢速移动体位的能力都显著改善，减少了跌倒等意外事件发生的危险性。每位老年人都感到关节炎疼痛减轻，心情变好。所以，我国 70 岁以上老年人不妨可以试一试。

　　适宜我国 70 岁以上老年人健身、康复运动的方法也很多，尤其是具有中国特色的太极拳及各种中国式慢动作的舞剑、有动作的保健气功、新近出现的城市、社区大妈的广场舞、广场操等都适合。可以肯定地说，每天或每周至少 2 次的这类运动对 70 岁以上的老年人健康和功能康复是会带来明显好处的。

老年人康复运动疗法的原则

老年人运动疗法的目的是康复功能、健身益寿。由于老年人老化加速，机体功能的全面衰退，在进行运动疗法时应注意以下原则：

1. 要"量力而行"　这是老年人运动疗法的首要原则，老年人的运动锻炼务必要实事求是，不能勉强，绝不要做超越自己体力负荷的运动项目，在运动过程中也应适可而止，更不必与别的老年人攀比。

老年人都存在着体力逐步减退，动作的协调性差，心血管功能减退，肺活量减少，肌肉萎缩，骨关节老化等问题，这些变化都限制了老年人的运动能力。"量力而行"成为老年人运动训练的座右铭，任何超过老年人生理范围的运动量，任何过重的体力负担都会引起老年人身体的各种不适反应，尤其是原来患有高血压、心脏病、脑动脉硬化等慢性病的老年人更应小心，否则容易发生意外损伤。操之过急，会适得其反。

2. 要"循序渐进"　运动量要从小逐渐增加，以老年人不感到疲劳为度。

3. 要"持之以恒"　这关系到老年人运动疗法是否收效或收益大小的关键问题，如果不能坚持康复运动，则往往不能取得和巩固康复功能的效果。当然，老年人在生病时或不舒服时，临时不做康复运动锻炼也是可以的，但绝不要因此而放弃运动。

从康复功能，预防疾病和增进健康的角度看，最好每天运动训练，至少每周不少于2~4次，每次20~40分钟为宜，上午8点后或傍晚时都可以。如果停止运动训练时间超过2个月以上，以后再运动训练的效果等于要从零开始。

老年病康复运动疗法的宜与忌

1. 老年病康复运动疗法的适应证　根据国内外康复医学的资料，一般认为以下各类老年性疾病，应用运动疗法可取得较为满意的效果，或有较大的实用意义。

高血压（临界期，Ⅰ、Ⅱ期）、冠心病（稳定型心绞痛，心肌梗死后恢复期）、动脉粥样硬化、肢端动脉痉挛病、慢性支气管炎、肺气肿、支气管哮喘、肺结核（吸收好转期）、胸膜炎、慢性胃炎、消化性溃疡、慢性便秘、内脏下垂、糖尿病、肥胖病、高脂血症、脑卒中偏瘫、面神经炎、神经症、四肢骨折后、脊柱骨折后、各种原因的腰腿痛、劳损性腰痛、颈椎病、肩周炎、类风湿关节炎等。

2. 老年病康复运动的禁忌证　下列情况为运动疗法的禁忌证：老年人疾病的急性期、发热、全身衰竭、脏器功能丧失的代偿期、肿瘤有明显转移倾向时，以及运动过程中可能会发生严重合并症的，如动脉瘤、血管神经干附近有金属异物等。

被动运动、助力运动和主动运动

康复运动疗法对老年病人来说是十分重要的，不论是卧床老年人，还是可以起床的老年人，除了非固定不可的关节疾病以外，都应尽量使全身各个关节肌肉得以活动。

按生物力学原理划分，康复运动疗法又可分为 3 种，即被动运动、助力运动、主动运动，可以根据老年病人的具体情况而定。

1. 被动运动　被动运动是全靠外力帮助来完成的关节运动。家庭康复中，多由家属或老年人自己用健康的一侧肢体来协助锻炼（图 5-5）。可以是一个关节锻炼，也可以多个关节锻炼。一般适用于各种原因引起的老年病人肢体关节功能障碍，如偏瘫。被动运动能起到放松痉挛肌肉的作用，也有预防肌肉萎缩、恢复或维持关节活动功能、结合意识运动，促进主动动作出现等作用。

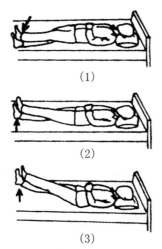

(1)

(2)

(3)

图 5-5　借助健侧髋关节协助患侧运动

家属或看护人员给老年病人做被动运动，并不是做左、右、前、后、上、下随意地牵拉和摇动，而是有一定的方法、程序的。否则，反而会引起老年人的疼痛和关节损伤。

家属或看护人员给老年人做被动运动时，应注意以下几点：

（1）要确立被动运动的程序是肢体的远端到近端，还是近端到远端。若目的在于改善血液循环，可从远端做至近端；用于治疗神经瘫痪的，可从近端做至远端。这里所指的肢体远端、近端，是指距身躯的远、近而言。

（2）老年人做被动运动时，肢体要充分放松，置于舒适和自然的体位。活动的关节部位要得到充分支撑，近端关节要有固定或依托。

（3）家属的一只扶持的手，应愈接近老年人需做被动运动的关节愈好，活动中可稍加牵引。在活动的最后应对关节稍加挤压。

常用的各关节被动运动方法如图 5-6～图 5-11 所示。

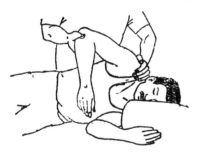

图 5-6　肩部被动运动手法

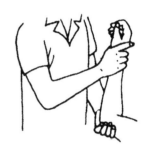

图 5-7　肘关节的被动运动

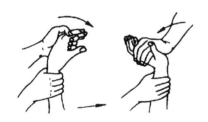

图 5-8　腕关节的被动运动

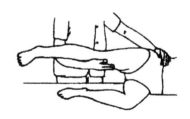

图 5-9　髋关节的被动运动

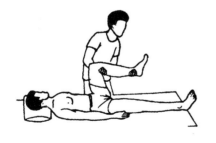

图 5-10　髋关节和膝关节的被动运动

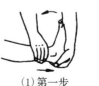

（1）第一步　　（2）第二步

图 5-11　距小腿关节的被动运动

（4）家属在做被动运动时，动作应慢而柔和，有节律性，避免冲击性强行活动。做被动运动时，应尽量不引起老年人明显的疼痛。当关节有显著粘连时，避免强行运动。

（5）被动运动时，宜逐步增大被动活动的幅度和范围。

（6）被动运动必须每天至少进行2次以上，并持之以恒，才能收到较好效果。

（7）家属在做被动运动时，老年病人应进行相应的"假想"运动，如做髋关节被动运动时，老年人努力用意念想像自己在做髋关节屈曲与伸展运动，以促使神经冲动的产生和传递，有助于运动器官的康复。

（8）偏瘫老年人除患侧肢体做被动运动外，健侧的上、下肢也宜自己主动做相同的动作，这样可以通过健侧神经冲动的扩散，影响患侧的肌肉群，有利于康复。截瘫老年人除做下肢训练外，健康上肢和躯干的运动锻炼，同样有带动下肢肌力恢复的康复作用。

2．助力运动　助力运动是老年人患肢还没有足够的力量来完成主动活动时，可由家属或本人健康一侧的肢体，或者利用康复器械提供力量来帮助老年人运动。一般适用于老年人病残后，无力的肌肉和不全麻痹肌肉的功能练习，以及体力虚弱的老年人。

助力运动应以老年人自己主动用力为主，外界助力为辅。助力应与主动用力配合一致，并应避免外界助力代替老年人主动用力。为了能使老年人尽快的恢复关节活动和肌力，助力常只用于康复运动的开始和结束部分，中间部分由老年人主动收缩来完成。在运动中应注意，防止不必要的关节和肌力群参与。同时，每次运动后都应给予老年人适当时间的休息。随着老年人肌肉力量的不断恢复，应该逐步减少助力的作用。

3．主动运动　主动运动锻炼，在老年人康复运动的锻炼中应用较为广泛。多用于恢复体力，增加肌力和关节活动范围，改善神经肌肉的协调性、速度与耐力，以及增强内脏功能等方面，如治疗脑卒中后偏瘫、帕金森病、骨关节外伤、骨关节退行性变化，冠心病、老年慢性支气管炎、糖尿病等。

以下介绍适宜于老年病人在家庭中进行主动运动锻炼的常用方法如下。

（1）增强肌力的运动锻炼：方法是老年人克服外力给予的阻力，来完成练习动作，对恢复和加强肌力极为有利。一般可采用负重方式进行，如用沙袋、塑料哑铃、扩胸器、皮筋等。练习时，可采用渐进型练习的方式。

具体方法是先测定某一肌肉群动作，能完成重复 10 遍的最大负荷量，取此量为练习基数，第一组练习取此量 1/2，重复 10 遍；第二组取此量的 3/4，重复 10 遍；第三组用全量，重复 10 遍，每天 1 次。每一组练习之间可休息 2～5 分钟。运动负荷量每周复查 1 次，把重复 10 遍的最大负荷量，作为下周锻炼的基数。

（2）放松练习：主要适用于高血压，血栓闭塞性脉管炎和支气管哮喘等老年病人，也可用于各种康复运动锻炼后做的放松动作，以消除肌肉疲劳。

常用的方法如下。①对比法：如用力握拳，放松；用力展腕，放松；用力展腕或伸肘，放松；用力外展肩，放松；整个上肢一起用力，再放松。下肢和躯干的放松动作也是如此。老年人在做放松动作的同时，能配合呼吸更好，即用力时吸气，放松时呼气。但有中度高血压或肺气肿的老年人不宜用此方法。②交替法：因为人体大部分骨骼肌肉都是有拮抗作用的，即一部分肌肉收缩，另一部分的肌肉必定会舒张。交替法就是根据拮抗作用的原理，利用主缩肌肉的紧张收缩，而使另一部分肌肉松弛。③暗示法：老年人思想集中于身体某一部位。如果要使某一肢体放松，先要想到它"很重"，并重复数次，直至该部位显示松弛。此时老年人如欲抬起该肢体，但也无法移动它了，并有似乎在漂浮一样的感觉。④摆动肢体法：上肢或下肢做前后放松摆动，直至肢端有点麻木感为止。这种摆动特别适用于减轻帕金森病人的强制性震颤。一般多用于肩、髋、膝关节。

（3）呼吸练习：老年人于放松体位，常采用半卧位。也可配合暗示法一起练习，即在胸腹部位轻轻加压，呼气、吸气时对抗此压力。

（4）协调练习：多适用于患脑卒中、帕金森病的老年人，练习包括上、下肢运动的协调，四肢和躯干、左右两侧肢体的对称或不对称协调。协调练习应逐步由简单到复杂，有单个肢体到多个肢体的联合运动。上肢和手主要是练习精确性、反应速度，以及动作的节奏性，下肢的协调动作主要是练习正确的步态。

（5）平衡功能的练习：常用于患有脑卒中、小脑疾病、脑动脉硬化等疾病的老年人。平衡练习常通过身体的支持面，可由大到小；身体的重心由低逐渐到高；由开着眼练习到闭着眼练习，最好有家属监护。

（6）内脏功能的有氧训练：适宜于冠心病、肺源性心脏病等老年人，最常用的方法是步行。老年人康复步行锻炼要在平地或在具有适当斜度（不超过 30°）的坡道上定量步行，通过循序渐进来增加步行的距离、速度和登高坡度，如走 400～800 米平路，3～4 分钟先走 200 米，休息 3 分钟后再走；步行两段 1000 米平路，用 18 分钟走前 1000 米，休息 3～5 分钟后再走后 1000 米；2000 米平路，其中 5°～10°坡度的路约 100 米，用 25 分钟走前 1000 米，休息 8～10 分钟，再走后 1000 米。

另外，为了保证老年人主动运动锻炼时的安全与效果，老年病人可以根据各自的病残情况不同，在进行主动运动时选择不同的姿势，其实卧床老年病人也可以在床上进行康复运动锻炼。

（7）运动姿势：老年病人康复运动锻炼的姿势，一般有以下几种。①卧位：仰卧时两臂置于体侧，两腿伸直，此时人体重心最低，基底最大。多用于卧床老年病人的锻炼。卧位另有侧卧和俯卧位。侧卧时一般将下方的上下肢稍弯曲以增加稳定性，在此体位有利于发展上方的上下肢和胸廓的活动。俯卧位时应将头转向一侧，或在额部垫枕，以避免影响鼻呼吸。老年人俯卧位的时间不宜过长，以免影响呼吸，此体位对康复锻炼腰部肌肉最为有利。②坐位：身体正直坐于凳子或椅子上，两臂置于体侧，两腿相并，髋、膝、踝均成直角，此时老年人的重心也较低。多用于体力渐有恢复，两下肢尚无力或体弱的老年病人。此体位有利于老年人做四肢运动的练习，特别是上肢的练习。另有前倾坐位和放松坐位（全部肌肉放松，背靠椅背或沙发），多用于慢性支气管炎的老年人哮喘发作时，做放松腹式呼吸练习或做放松练习时的体位。③跪位：通常需四肢着地位，膝部屈曲 90°，基底仅仅是两膝，重心较高，重力线落于大腿的前侧，因此不易保持长期平衡，有利于脊柱和上肢运动。多用于老年人的爬行锻炼法。④站立位：直立体位，两足尖微分开，基底较小，重心较高，但重力线落于脚掌部，且两下肢肌力较强，较易保持平衡，最便于老年人进行其它的全身运动。⑤步行位：两足交替着地，稳步移行，两上肢和躯干也可以同时做其他的康复运动锻炼。

卧床老年人借助"节力带"的运动

节力带能帮助卧床老年人在床上活动和移动体位。它不但为家属节省了劳力，还是老年人自己活动和主动运动和助力运动锻炼的工具。应用节力带的老年人，本身的上臂要具有一定的肌力才行。节力带可用 2 厘米宽的帆布带或粗布绳代替，在床架的二端各系一根节力带，配合应用。

节力带的使用方法如下：

1. 协助坐起　半卧位或平卧位的老年人欲坐起时，家属可在靠足端的床架上系一条节力带。家属将手插入老年人腰背下，老年人双手拉住系在床尾的节力带一起用力，就可坐起了。

2. 协助下床　老年人一手拉住床尾节力带，一手搁在家属的肩上，家属将老年人两下肢移至床沿，再扶着下地。

3. 帮助放置便盆　老年人两手拉着系在床头的节力带，两下肢屈曲，两足踩在床上用力，家属一手放臀下，另一手将便盆插入。

4. 帮助老年人向床头移动　半卧位的老年人常易往下滑，如要向床头移动，老年人两手拉着床头节力带，两下肢屈曲，此时重心移至臀部，家属一手托腰，一手放在老年人的两条大腿下，与老年人一起向床头方用力，即可使老年人移向床头。

老年人手功能的康复运动疗法

手的活动功能是人们在日常生活中不可缺少的，穿衣、盥洗、进餐、大小便等都离不开手的运动。但是患脑卒中偏瘫、手部骨折、帕金森病、类风湿关节炎等老年病人，手的活动功能都有严重影响，因此积极开展手功能的康复运动锻炼是至关重要的。

老年病人手功能的康复运动锻炼应以主动运动为主，被动锻炼为辅。被动锻炼也可由老年人自己用健康一侧的手来完成，这样能更好地学握力量大小，并随时可做。

适宜老年病人手功能家庭康复锻炼的常用方法如下：

1. 徒手锻炼　进行主动握拳、伸指（图5-12）和以中指为中心的各指外展与内收（图5-13），以及拇指的对掌活动（图5-14）。在指间关节的活动锻炼中，可用健侧手的拇指按在患侧手指的背侧，健侧的第2、第3指放在患指掌侧固定近端指节，以便使该指节的远端关节能更有效地进行主动锻炼，也可用健侧手握患侧手指进行被动屈曲锻炼（图5-15）。

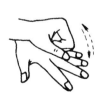

图 5-12　握拳、伸指

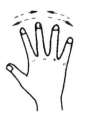

图 5-13　外内收

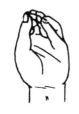

图 5-14 对掌

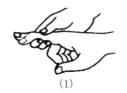

(1)

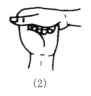

(2)

图 5-15 健侧手帮助患侧手指活动

2. 捏皮球或捏带刺突橡皮圈练习　此练习可增强手指屈曲、抓握、对掌及拇指内收力量（图 5-16）。每一动作进行 20 次为一组，每组重复 2～3 次，每组中间休息 1 分钟。动作应缓慢、用力进行，每一动作历时 3～4 秒。如肌力微弱或关节活动度小，不能有效地抓握时，可以用健侧手协助，也可用带刺突橡皮圈（网上及康复器材商店有订购多种式样的手功能康复运动辅助器材）、海绵块代替皮球等。

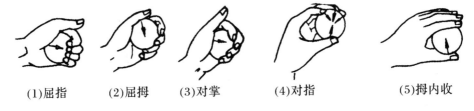

(1)屈指　　(2)屈拇　　(3)对掌　　(4)对指　　(5)拇内收

图 5-16 捏皮球练习

3. 挑拨橡皮筋网练习　可锻炼拇指的伸展和外展，及其他手指的伸展力量。用木制方框，每边长约 22 厘米。框内等距离固定橡皮筋竖横各 8～10 条。练习操作方法见图 5-17。动作要领同捏皮球相同。

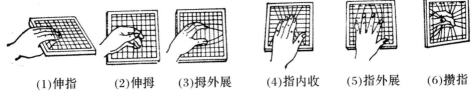

(1)伸指　　(2)伸拇　　(3)拇外展　　(4)指内收　　(5)指外展　　(6)攒指

图 5-17 挑拨橡皮筋练习

4. 拇指关节按压练习　正常手的功能活动中，拇指关节活动要起到首等重要的作用，因此老年病人在进行手功能活动中，必须重视拇指功能的锻炼。方法可按图 5-18 进行。拇指关节的按压练习，每一姿势按压 5～10 分钟，宜 1 天多次反复进行，不要间断。老年人可以自己进行锻炼，如在练习前先做热疗，热敷，能获得更好效果。

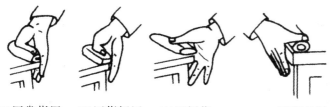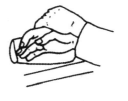

(1)压掌指屈　　(2)压指间屈　　(3)压拇指　　　(4)压拇外展　　　(5)压拇对掌

图 5-18　拇指各关节按压练习

5. 转球练习　用乒乓球、橡皮球、健身球、大核桃等，锻炼手指的屈、伸、外展、内收和协调运动（图 5-19）。有困难的老年人可用健手帮助锻炼。

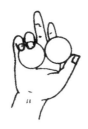

图 5-19　转球练习

6. 夹持薄木板练习　可以锻炼骨间肌和手指各关节的活动功能。准备一长方形木板，6～7 厘米长、4～5 厘米宽、1 厘米厚，也可根据手的大小适当调整。锻炼时把木板握于手掌内，横握用以进行掌指关节及近侧指间关节的锻炼，直握用以进行近侧和远侧指间关节的锻炼。（图 5-20）

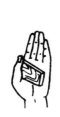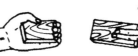

图 5-20　夹持薄木板练习

手的功能开始逐渐恢复后，可以结合日常生活动作进行各种手部实用功能的锻炼，如持握各种大小、不同形状的物体，练习自行盥洗，使用汤匙及筷子进餐、穿脱衣服及鞋袜、玩纸牌、玩麻将牌，练习写字、画图、编织毛衣。一般患手的肌力和关节活动度只要恢复到健侧手的 40%～50% 时，各种实用功能即可获得比较满意的恢复，老年人就可以日常生活基本自理了。

老年人坐、立、走平衡的康复运动训练

维持身体的坐、立、走平衡，是人体一切运动所不可缺少的条件。如果老年人因病而使平衡遭到破坏时，如脑卒中后偏瘫、帕金森病，唯有通过康复训练，人生第二次再"学习"，才可使老年人重新获得身体平衡。

1. 坐位平衡训练　坐位平衡是体位平衡的先决条件。老年人在坐位平衡训练开始时，可先用靠背架或用折叠的棉被支持，然后屈膝就坐或在床边两腿垂下而坐，以后再去掉靠背架，并尽量叫老年人自己完成。若老年人不能独立完成时，家属可在床上系一节力带，以备老年人自行拉带坐起，或者可在床边自制栏杆，老年人可拉杆坐起。待老年人坐起后，再由家属扶持，或坐在床边，脚下用小凳垫起。（图5-21）

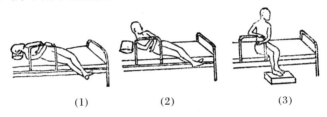

(1)　　　　　(2)　　　　　(3)

图5-21　坐位平衡练习

2. 立位平衡训练　如果老年人不能自行起立，那么大部分的生活自理活动都不可能做到。起立训练开始时，家属要注意扶持，经过一个阶段练习，再逐步减少辅助，但还要注意安全，防止老年人摔倒、骨折或关节脱位等事故发生。

立位平衡训练按一定步骤进行，不能操之过急。以脑卒中后偏瘫老年人为例，首先由健侧下肢支持体重，患侧下肢与健侧分开约3厘米，然后向患侧肢体转换支持体重，待较稳定后，再将两足分开，轮流负重。家属可在地面上划一直线或脚印，扶持老年人按此方法练习行走。转换方向时，使患侧下肢抬起，以健侧脚跟为轴，向外旋转，或以足尖为轴，向内旋转，然后健患两侧并齐。

老年人瘫痪的下肢恢复不良、体力不佳或小脑功能障碍时，可使老年人无论坐位还是立位，都表现有倾斜现象，这些老年人站立或行走时，宜使用手杖。立位平衡训练初期，老年人也可借助手杖训练。

3. 行走动作训练　行走动作的练习是引导脑卒中后偏瘫、股骨骨折、帕金森病等老年人，重新学会生活自理的关键，也是老年人迫切的愿望，行走训练要争取早日开始。

有的老年病人开始时，往往还需要依赖工具的帮助，如手杖、拐杖、步行器等，必要时还需靠家属的扶持。训练时，可先由家属扶持行走，为了安全可于老年人腰间缠好布带子，家属一手扶持，一手拉着带子。这样就不致于限制老人应用双手，而且便于扶持。

在老年人独立行走练习时，家属须注意老人行走步态，步态关系到老年人全身协调和平衡，要在训练开始时就纠正不正确的步态。

初期练习时，老年人常有恐惧心理，唯恐移动时疼痛、跌倒等。因此，家属一方面要积极鼓励老年人，另一方面要使老年人练习逐步深入，切不可心急。

在行走练习中，家属必须注意以下几点：

（1）行走练习时，应在老年人的肌肉、关节无疼痛情况下进行训练。

（2）要注意了解老年人步行移动困难和步态，然后有针对性地纠正。例如偏瘫老年人提脚时，多出现足下垂和膝关节强直，因此走步时是画圈步态，此时应让老年人着重反复练习距小腿关节背伸和曲膝动作，并练习增强下肢肌力动作。

（3）老年人宜在扶杆旁或床架旁练习较好。因为可以用健手握住扶杆或床架，利用它进行多项练习，如体重负荷保持立位的耐久力、上肢训练、立位平衡、起立训练、基本步行姿势的训练等。

（4）上下楼梯、走坡道、跨门槛、上下汽车等平衡动作，也是老年人日常生活中的一项常见内容。如果老年人能独立完成这些活动，将大大地扩大了老年人的活动范围，丰富了老年人的日常生活。

上下楼梯的训练具体方法如下：

（1）扶栏上楼训练时，如为偏瘫老年人，可将健手伸向前方，用健足踏上一级，然后患肢跨上与健肢并齐。扶栏下楼时，先将健手伸向前方，握住栏杆，用患足先下降一级，然后健足与患足相并。（图5－22）

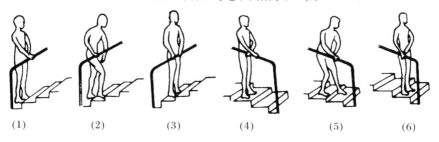

（1）　　　　（2）　　　　（3）　　　　（4）　　　　（5）　　　　（6）

图5－22　上下楼梯的训练

（2）如为扶杖上楼，先将手杖立在上一级上，用健肢跨上，然后患肢与健肢并齐，下楼时，先将手杖置于下一层后依次进行。

体弱老年病人的康复健身操

老年人的健身方法有很多，我们在这里介绍一种适宜于体弱老年病人做的康复健身操，凡是可以起床的老年病人，几乎都可以天天在家里进行锻炼。动作如下：

1. 转动眼睛，尽量向四周环视，左、右、上、下方向各6次。

2. 身体坐直，双手交叉放在头枕部，用力压迫脑勺，头部则用力后仰，30秒钟。

3. 身体坐直，两手在椅子靠背后面紧紧握牢，1分钟。

4. 胳膊屈时竖直放在桌子上，把头的下巴放在手掌心上进行深呼吸，20次。

5. 沿桌子边站起来，尽力转动上半身10次。有可能的话，最好老人能使背部对着桌子，然后双手向后用力抬起桌子一端，5～10次。

6. 站立在门框中，双手用力推门框20次。

7. 坐在桌旁，双手分别用力紧握放在桌子上的一件东西1分钟。

8. 坐在椅子上，尽力屈膝抬起双脚，然后尽量将脚伸直，再放下，10次。

9. 爬楼梯，大约以每2～3秒钟登一级的速度为宜，每次锻炼2分钟。初练时，应有家属保护。

高龄老年病人的床上康复运动操

高龄老年病人中，体弱、行动不便者占多数，他们的生活活动范围大多以"床"为中心。为了使老年人全身大部分肌肉得到活动，防止长期卧床引起的种种不良后果，床上康复运动操，不失为高龄老年病人家庭康复的一种运动锻炼好方法。

床上康复保健操共有10节，具体动作如下。

第1节：足趾屈伸。预备姿势，老年人仰卧，两腿伸直，足趾向上，足跟着床。然后，足趾用力弯屈，足背绷直，足弓内收，五趾并拢，再足趾松开、伸展，两脚交替进行。每个足各做20次。（图5-23）

第2节：足踝绕环。姿势同上。老年人足跟固定，踝部放松，以距小腿关节为轴，先顺时针方向转动，

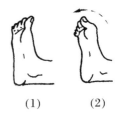

（1）　　　（2）

图5-23　足趾屈伸

再逆时针方向转动、两脚交替进行。每足各做 20 次。
（图 5－24）

第 3 节：俯卧打腿。预备姿势：老年人俯卧，身体伸直，头部侧倒，两臂放于体侧。小腿先弯曲，尽量靠近大腿后部，然后再伸展还原，两腿交替进行，各做 10 次。（图 5－25）

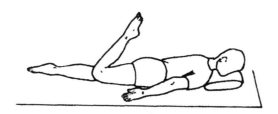

图 5－25　俯卧打腿

第 4 节：大腿旋转。预备姿势：身体侧卧，一臂放于胸前，另一臂放于头下，侧卧一腿自然弯曲平放，另一腿上举伸直。以髋关节为轴，小腿带动大腿作绕环，先顺时针方向绕环，再逆时针方向绕环，两腿交替进行。然后，另换一侧，每腿各做 5 次。（图 5－26）

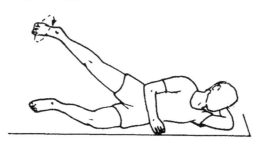

图 5－26　大腿旋转

第 5 节：仰卧屈膝。预备姿势：老年人仰卧，两腿屈膝举腿，两臂放于身体两侧。腹部用力收起，小腿靠大腿，大腿靠胸部，两腿交替屈与伸（如同踏自行车动作）。同时，两臂用力下压，以帮助屈膝举腿。每腿各做 5 次。（图 5－27）

第 6 节：屈膝侧倒腿。预备姿势：老年人仰卧，两腿并拢屈膝，两臂放于体侧，头、胸部保持不动，两腿尽量侧倒，带动腰部扭动，左右交

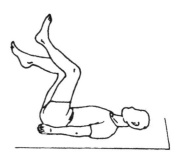

图 5－27　仰卧屈膝

替进行，各侧 5 次。（图 5－28）

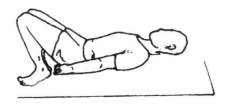

图 5－28　屈膝侧倒腿

第 7 节：髋部外展。姿势同上节。两足不离开床，以膝部来带动两腿，同时向左右两侧外展，幅度越大越好。动作要缓慢，做 5 次。（图 5－29）

第 8 节：顶颈挺胸。预备姿势：老年人仰卧，两腿自然分开，两臂微屈，两手放于腹部，头后部顶枕，颈部后屈，两肘部用力下压，接着背部内收挺胸，同时吸气下落还原时吐气，做 3 次。（图 5－30）

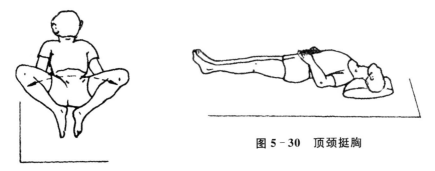

图 5－30　顶颈挺胸

图 5－29　髋部外展

第 9 节：仰卧鲠颈。预备姿势：老年人仰卧，身体伸直，两腿自然左右分开，两臂放于体侧。两臂斜前举，腹部用力内收，颈部用力前屈，上体稍抬起，同时吸气，接着身体成仰卧，还原同时吐气，做 2 次。（图 5－31）

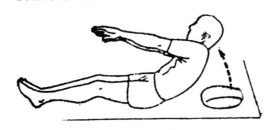

图 5－31　仰卧鲠颈

第 10 节：伸展转体。预备姿势：老年人仰卧，身体伸直，两腿并拢，两臂放于体侧，一臂侧上举，同时身体随之向内侧转体 90°，接着同侧绷足

向下伸，然后还原成仰卧位置。两侧交替进行，各5次。（图5-32）

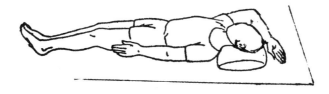

图 5 - 32　伸展转体

卧床休养和疾病恢复期的老年病人，只要在床上可以自行活动，应该尽可能做床上康复运动保健操。老年人在做操时，还应注意：

1. 冬季锻炼时，应穿衣、穿袜，注意保暖。室内宜开空调保温。

2. 卧床以硬板床为宜，锻炼时间最好安排在早晨醒后或睡前半小时，每个动作尽量做到规定次数。

3. 运动量的大小要视老年人的年龄、体质而定，以身体微微发热、出汗，尚有余力，有轻松、舒适感觉的这种运动量最宜。

4. 做操时，最好配合呼吸，这样能加强血液循环，增强肺功能。

5. 初练时，不要用强力，可以选择做其中几节，遵照循序渐进的原则。待体质增强、动作熟练后，可增加节数和重复次数，并增大幅度和速度。

老年人轻松的运动疗法——步行

步行适应年老体衰、重病初愈的病人，也可用作其他康复治疗前的准备活动或治疗后的整理活动，还可作为某些代谢性疾病、心血管疾病和神经系统疾病家庭康复治疗的重要方法之一，如糖尿病、冠心病等。

步行速度视老年人自身情况而定，一般以散步速度为好。全身放松，运动强度较小，时间每次15～30分钟。其目的是促使精神和躯体肌肉的放松和对心脏进行"温和"的锻炼。若快步行走（速度每分钟超过100米时），也可使心率明显增快，对心肺功能有一定影响。倘若在具有一定坡度的坡道上行走，则比平地步行对心肺功能锻炼和代谢能力的影响更大。因此，更应因地、因人、因健康状况制宜，特别强调循序渐进，逐渐增加步行速度、距离和坡度。这类步行又称"坡地行走"。在平地，按每分钟50～100米的速度步行，能量消耗常与速度呈线性关系，即速度愈快能量消耗越多。

常用步行方法可根据老年人的病情和体力，来确定一定的距离、步行坡度、速度、中间休息的次数和时间。例如，200～600米平路，用每2～3分钟 100 米的速度步行，每走 100 米休息 5 分钟。又如，800～1500 米平路，用 15～18 分钟走完，路程中和结束时各休息 5 分钟。随着体力的恢复，可延长距离，加快速度，减少休息和时间来调节。如对距离没有把握时，可用每分钟小步来衡量，一般来说 70～100 步/分钟为慢速；100～120 步/分钟为中速。平均每分钟步幅约为 0.4～0.6 米为宜。一般应从较低速开始，每一阶段为 1 周。心率应在 100～110 次/分。若感到疲劳，出现明显气促时，则应减慢速度。

老年人步行中还可以配合上肢各种活动，或边行走边摩擦腹部或胸部，常可加强步行锻炼的效果。若在步行中同时配合呼吸和意识，则可起到类似气功的治疗效果。

老年人运动疗法项目的选择

运动疗法的项目很多，老年病人可根据不同目的、不同条件、不同兴趣选择不同运动项目。

冠心病、糖尿病、肥胖病的康复，改善心脏及代谢功能的老年人，宜选择练习耐力性的项目，如步行、打乒乓球、骑自行车、游泳等，也可练习原地跑、跳绳、上下楼梯等。

高血压、神经衰弱等的康复，需要放松精神、消除疲劳，宜做放松性练习，

如太极拳、散步、放松体操、气功疗法、保健按摩等。

为了治疗某些疾病，可进行针对性的医疗体操，如对哮喘、肺气肿等疾病的呼吸体操，内脏下垂时的腹肌锻炼操，肢体骨折后的功能锻炼操等。

对老年病人来说，以上各种运动可以有选择性地配合进行，即以一种方法为主，其他为辅。如患冠心病的老年人可以耐力性练习项目为主，以气功、太极拳、保健按摩等配合，这样可以提高康复治疗效果。对患高血压的老年人来说，以放松性练习为主，同样可以进行轻松的散步，或者短距离慢跑、原地跑等。

由于老年病人情况复杂，年龄、体质、病种、病情、家庭环境等都不一样，因此康复运动疗法项目选择，该因人因地制宜。

老年人运动疗法的运动量

老年人在做家庭康复运动疗法时，掌握运动量十分关键。运动量少了达

不到康复目的；多了可能损害老年人健康，甚至有一定危险性。通常老年人的运动量和运动强度、运动频率和时间长短，都应掌握自小而逐渐加大的原则，增加速度不宜过快，以不让身体过度疲劳为度。

掌握运动量应注意以下问题：由于心率最易测定，运动时一般可以用心率作为反映运动强度的生理指标。即在老年人运动时，测 10 秒脉搏数，乘以 6，即为 1 分钟的脉搏数。

这里向老年人介绍一种比较简单的运动量计算方法。先计算出极量心率和亚极量心率。

极量心率＝210－年龄；亚极量心率＝195－年龄。

例如：69 岁的老年人，极量心率为 141 次/分，亚极量心率为 126 次/分，此数为一相对值，国内一般较为通用。在康复医学中，通常取亚极量心率为老年人运动中允许达到的最高心率，亦为老年人较大强度的运动量（最大吸氧量的 80％）。对一般老年人来说，无论其实用性和安全性均较好；对70 岁以上的老年人来说运动中每分钟最高心率以 100 次左右为好。

当然，还要考虑到老年人平时原本的心率，有的老人心率较慢，每分钟仅 60～70 次/分，运动后如超过 100 次/分，则已是太快些了，一般老年人的心率加快以每分钟不超过 10～15 次为宜。

当然，还应根据老年人当时的心肺功能状态来决定运动量。如心肺功能良好，可取其亚极量心率数进行运动。如一般的，则可取亚极量心率数的80％，为运动中允许达到的心率数。如心肺功能不太好，则须经两周时间的过渡，再逐步地过渡到该心率数的 80％。如心肺功能差的老年人，则暂不考虑进行耐力性训练，可以做一般活动，不要求达到一定的运动量。

上述的运动强度，并非在 1～2 天中就要求达到，而是需 1～2 周时间，或者更长时间，逐渐达到该强度，循序渐进。

对老年人肢体功能的康复运动锻炼和矫正体操的运动量，则主要根据老年人肌肉疲劳的程度来定，而不是老年人的心率。对骨关节损伤和疾病的老年人，以每次运动后，不出现疼痛加重和肌肉有微酸胀感为宜。对神经系统疾病所致的瘫痪老年人的功能锻炼，则不应出现肌肉疲劳感。

每一次康复运动训练时，都要有一定的准备活动；运动的结尾，宜有整理放松活动。

那么，老年病人每次运动的持续时间，以多少为宜呢？

一般耐力性运动，可自 15～30 分钟，其中达到适宜心率的时间须在 5～15 分钟。医疗体操的持续时间，视老年人具体情况而定。运动中间可穿插暂时休息，但在计算运动量时，要注意运动密度，扣除休息时间。用运动强度和运动持续时间，共同计算老年人的运动量，运动强度大时，持续时间就短。采用同样的运动量时，体质较好的老年人宜选强度较大、持续时间较短的方案；体质较差者，宜选用小强度，而持续时间较长的方案。

老年病人医疗运动的频度，一般每天或隔天 1 次，视运动量大小而定。运动量大时，间隔时间宜稍长。但超过间隔 3～4 天，运动效果的蓄积作用已消失，康复疗效就会减低。

老年人除测试心率来控制运动强度外，还可根据自己感受进行自我监督。如自我感觉、睡眠、食欲、体重等。老年人在医疗体育运动中出现胸痛、胸闷、气促、脸色苍白、多汗、步态蹒跚、失眠、食欲下降、疲劳不能恢复等，应立即停止运动或者减量运动。

我国汉代名医华佗也主张积极锻炼身体，他曾告诫慢性病人在锻炼过程中，必须掌握合适的运动量，指出"沾沾汗出"，即微微出汗、"轻松""思食"等感觉，就是运动量最适合的标志。

老年人运动疗法的注意事项

许多老年病人，多因卧床静养，往往忽视了合并症的发生。例如，对脑卒中老年人关节不进行康复运动锻炼，很可能会发生足下垂、褥疮、肌肉萎缩、关节半脱位、挛缩强直和其他合并症，从而会引起第二次致残，这样往往就难以恢复了。

不论哪一种运动疗法，必须以安全、适度、全面、自然为原则，老年人及其家属必须注意以下几个问题：

1. 老年病人的家庭康复运动，应在社区家庭病床巡诊医师的指导下，与家属一起制定康复运动程序及计划。在制定前，首先要对老年人所患疾病和目前的健康状况、病情、功能障碍做到心中有数，然后安排训练项目、运动量、所需时间、动作、频度、器械等，并提出康复训练目标和要求。当然，老年病人的心理、身体状况会不断地变化，所制定的程序和计划也不是一成不变的，应随时调整。

2. 老年人自己或家属对老年人的康复运动要做好详细记录。表 5 - 1 是脑卒中后，左侧偏瘫病人的康复训练记录，可供参考。

表 5 - 1　　　　　　　　　　家庭康复训练记录

日　期	项　目	所需时间	动作指导	训练情况记录
2.1	被动运动	10分钟	左侧上下肢各关节运动，每天2～3次，注意预防脱位及损伤	完成3次，上肢肩关节外转时有痛感，肘关节不能完全伸直，手指不能完全屈曲，下肢无特殊不适
2.2	被动运动	10分钟	左侧上下肢各关节运动，每天2～3次，注意预防脱位及损伤	完成3次，情况同上
2.3	被动运动	10分钟	左侧上下肢各关节运动，每天2～3次，注意预防脱位及损伤	完成3次，肩关节活动时疼痛消失，其余情况同上

3. 运动时被动运动的动作要柔和，切忌粗暴。训练中不应给老年人带来损伤、疼痛，更不应使症状加重。

4. 根据老年人康复运动后的体力和肌力改善情况，逐步加大训练量，要循序渐进，不能操之过急。

5. 老年人在运动中以稍出汗、稍有疲倦感为度，不能太劳累、大量出汗。在运动中家属要密切注意老年人症状和体征的改变，以便随时掌握是否继续进行或中止康复运动训练，并及时与社区家庭病床的巡诊医师联系。锻炼后，老年人有疼痛或不适感持续3小时以上，或者下一次活动时发现活动范围或强度减退，说明运动量已过头。

6. 老年人的体力一般较差，运动时易于疲劳，在训练中应注意多次休息。出现其他疾病时，如感冒等，要暂停运动。

7. 一般在老年人接受按摩、推拿、针灸、理疗后，应即刻进行康复运动，效果较好。

8. 在康复运动时，要注意老年人的心率和血压。无条件测血压的，必须测定老年人的心率，心率不应超过110次/分，收缩期血压升高不应超过20毫米汞柱。

9. 老年病人在运动锻炼时，体位应处于最省力、最舒适的位置。

10. 锻炼某一个部位的关节时，老年人可以在家属帮助下把近身躯侧关节固定，以使锻炼的关节获得最大效果。

11. 老年病人反复、短时间锻炼的效果，往往比同一天内长时间操练为好。

12. 在锻炼时，老年人自己要注意，锻炼动作不能自己任意发挥，应按程序计划规定进行为好。

13. 康复运动的内容不但要依每位老年人的具体情况而定，而且重点在于训练老年人的独立生活能力，如起居、饮食、坐卧、行走等。为使老年人获得这些独立生活能力，不是经过一段时间的简短训练就可以长期保持的，而是需要通过反复训练、反复矫正，甚至需要改造老年人的住室或周围环境，才能实现的。

14. 运动时，要分准备、训练、放松 3 个阶段。准备阶段可以先做一些活动来适应训练。放松阶段指当训练结束后，要逐渐安静"冷却"下来，可以做一些活动或按摩，不要突然停止运动。

15. 运动后，切勿立即洗澡。运动时衣着要合身。避免穿过紧过小的衣服，以免影响血液循环和活动。

16. 要有"自知之明"，因人、因地、因时制宜，千万不要操之过急，不要与其他老年人攀比。

17. 患有慢性病的老年人要结伴或家属陪伴外出运动锻炼，随身携带自救卡（包括姓名、住址、电话、疾病名称、急救方法等）和自带急救药品（如麝香保心丸等）。

18. 老年人不要空腹健身，运动前后喝一杯白开水，运动后不能暴饮暴食。

19. 很多老人一直以为"闻鸡起舞"锻炼最好。现代科学证实，清晨（5～7 点）锻炼既不符合人体生物节律的特征，也不是一天中自然环境条件的最佳选择。世界卫生组织推荐的最适宜运动锻炼时间是上午 9～10 点或下午 4 点～晚上 8 点。夏季上午可提前半小时，晚上可延后半小时。清晨或有雾霾的天气不宜进行户外运动。

3

作业疗法在老年人家庭康复中的应用

作业疗法是康复医疗中的一个重要手段。它是应用有目的的、经过选择的作业活动，对有各种功能障碍者和不同程度丧失生活自理的病人，进行康复治疗和训练，使他们恢复、改善和增强生活和学习能力，作为家庭和社会一员过着有意义的生活。日常生活中的各项活动，如洗脸、刷牙、穿衣服、脱衣服、吃饭、如厕、洗澡、外出、手工艺、欣赏音乐、书法、绘画、家务劳动等，总称为"作业活动"。

对老年病人来说，家庭康复的作业疗法主要是日常生活活动的练习，这不但可以帮助老年人恢复身体功能，把剩余能力发挥到最大限度，并可以使老年人对生活有更好的适应能力、增进身心健康、延缓老化、预防活动功能的丧失、提高老年人的生活质量。

老年病人家庭康复中，作业疗法的具体方法很多，主要是通过康复训练，让老年人尽可能地能从事在家庭里的各种活动，如日常生活、一般家务、养花、养鱼、编织、下棋、打牌、书法、写作、学习等。通过参加这些活动，有目的、有选择地帮助病人增加肌力，增强耐力，改善关节活动度，恢复他们的功能，使老年病人能更好地适应个人生活、家庭生活、社会生活。因为老年病人作业疗法的内容都来自日常生活，便于天天在家中练习，其优点是针对性和目的性较强，能提高老年人的兴趣，便于坚持。

在进行老年病人家庭康复的作业疗法前，最好由社区的指导医生和老年人家属，要对老年病人进行残存功能的检查、评价，了解老年人心身各方面的功能状态，以利制定老年人康复作业疗法的计划，进行合适的作业疗法康复训练，以及病后日常生活的咨询与指导。

老年人家庭作业疗法的对象及意义

老年人家庭作业疗法的对象比较广泛，几乎所有的老年病人都可以进行，如脑血管意外、心血管疾病、慢性肺部疾病、关节炎、帕金森病、精神病、糖尿病等等，作业疗法对提高老年病人的生活质量具有很重要意义。

作业疗法在老年人家庭康复中应用范围较广、意义深远，可概括为：

1. 增强或维持老年病人的运动系统功能，增大关节活动范围，改善肌力，增强耐力，改善感觉和运动系统的协调统一，以利于老年人的日常生活活动。

2. 调节和改善老年病人心理功能的活动，包括放松紧张的心理，调节感情的活动，使老年人能正确认识疾病和伤残，适应现实家庭生活环境，消除依赖他人的心理，增强自立信心。

3. 帮助老年病人对指定的作业活动进行训练，尽量使之达到较高水平的生活质量，以使病人以后在生活上尽可能地达到独立或一定程度的独立。

4. 维持和恢复老年病人的健康水平，增强体质，逐步适应家庭中体力活动的生活需要，从而减少病残后给生活带来的困难。

5. 作为预防措施防止老年病人的并发症，鼓励病人战胜疾病的信心。

6. 改善老年病人的精神状态，减轻忧虑、苦闷，培养对文娱生活和从事家务劳动的兴趣。

老年人家庭作业疗法的内容

家庭作业疗法无论在精神上、体力上都能够改善老年人的生活功能，其内容丰富、种类繁多。由于老年人的教育程度及过去的生活习惯和环境不同、兴趣爱好不同，老年人可以根据自己的兴趣、爱好的特点，多样化地选择家庭作业疗法项目参加活动。不过，老年病人及其家属在选择各项活动时，必须遵循一定的原则，即该项目活动必须对老年人安全，并有康复治疗作用，目的性明确。

家庭康复作业疗法的方法有多种多样，一般来可归纳为以下几类：

1. 个人的日常生活活动　这是老年病人作业疗法的主要内容之一。因为老年人基本的日常生活活动，也是老年人最迫切需要解决的康复问题。如洗脸、刷牙、梳洗、洗澡、吃饭、穿衣、脱衣、如厕、上下楼梯以及其他。若老年人开始阶段不能完全独立完成，也要尽可能通过参加这些作业疗法活动，先得到部分的独立，以后逐渐康复到全独立。

部分有条件的老年人可以通过家庭康复作业疗法训练，康复到一般家务事的处理、简单的厨房清理工作，甚至可以在家做菜、烧饭、阅读、书写等，都要考虑到让老年人重新学会独立处理日常生活的能力。

2. 创造性和教育性的活动　各种适合于老年人的艺术性的活动，如戏剧、歌咏；各种老年人感兴趣知识的再学习，如保健、绘画、书法、电脑；手工操作、各种工艺品制作；老年科技工作者、老年工人还可以发挥余热，担任业务技术顾问等。这些在家庭作业疗法中，对老年人的康复也是很有价值的。

首先，它给老年人提供了一个发挥创造和感情发泄的机会，也可增加老年人对自己本身价值和卫生保健知识的教育。在从事这些活动的过程中，使老年人能灵敏肢体功能和大脑功能。其次，更重要的是通过这些康复活动，能使老年人避免精神老化，减慢衰老。

3. 娱乐活动　帮助老年人组织各种娱乐性活动，鼓励老年人参与，不但有助于身体的功能改善，更主要的是可以帮助老年病人消除消极情绪，还能增加老年病人之间的交流。

老年人日常生活的康复作业疗法训练

老年人患病后，尤其是患脑血管病、类风湿疾病、慢性动脉阻塞性疾病等，康复医疗的主要目的，是恢复老年人日常生活的活动能力以及生活自理能力。国外有人研究观察，老年人偏瘫后，虽经康复医疗，日常生活活动能力会一度好转，但5年后，常常会再出现明显退化，甚至卧床不起。因此，老年人要减少功能倒退，预防久病卧床，就要坚持日常生活活动的康复训练，这是大多数老年康复医疗效果的关键所在。

日常生活活动虽然是老年病人身边的一些琐碎小事，如起床、穿衣、脱衣、盥洗、沐浴、饮食、如厕、使用拐杖、乘坐轮椅，但这些活动动作的完整性，对老年人在家庭中不依赖他人，而维持独立生活是不可缺少的，具有重要意义。

病残老年人在患病初期，连起码的生活自理都有困难，在心理上总是认为自己无所作为，感到悲观失望，对生活活动能力的训练缺乏足够信心。因此，应从病残早期起，就鼓励老年病人对一些生活上的小动作开始康复作业疗法的训练，这样当老年人自己能够完成活动时，就会从心理上建立独立生活的信念，从而对康复治疗会充满信心，最后取得康复成功。

家属要为日常生活活动训练有困难的老年人准备一些辅助工具和特制器械、家具和衣服等，如加大钥匙、加大拉线开关、加粗铅笔、长把牙刷、床罩百宝箱、弹簧筷子、带扶手便桶等，这些统称为老年人的"自助器"，这将更有效地发挥老年人残存功能，达到独立完成日常生活活动的目的。

作业疗法训练时注意问题

日常生活活动作业疗法训练的具体过程中，老年人及其家属要注意以下几个问题：

1. 可将日常某些生活动作，分解成几个简单的动作，然后从简单的、断续的动作练习起，互连贯成一个完整的生活动作。

2. 老年人如果肌力不足，或者缺乏动作的协调性时，可先做一些准备训练，如康复运动疗法中的加强手指肌力训练等，然后再做日常生活动作的作业疗法训练。

3. 为老年人制作的自助器，一定要适合老年人的使用习惯和特点。

4. 训练饮食动作时，除用特制的自助器外，开始时可不用食物，仅练习手指动作或模仿进食，经反复练习后再摄取饮食。

5. 有的老年人训练穿、脱衣服动作时，因手的协调性差，无法完成扣纽扣、解衣带等动作，对普通衣服的穿、脱存有困难，还需为他们设计特别服装或自助器。如偏瘫病人穿衣时，要先从患侧开始，脱衣时要先从健侧开始；衣服不用纽扣，可用尼龙搭扣。

老年人家务劳动康复训练的注意事项

老年病人家务劳动能力的训练，在家庭康复中，经常被人们所忽视，认为家务琐事对老年人的康复无足轻重。事实上，日常家务劳动对维持老年人独立生活能力，有着很大的现实意义。通过家务劳动能力的锻炼，还能鼓励老年人的自信心和独创性，使老年人在心理上得到益处。尤其是家庭成员白天都在外上班，以及独居的老年人，更有接受家务劳动训练的必要。

在老年病人进行家务劳动能力训练时，应注意以下几个问题：

1. 要从各方面因素，考虑到老年病人手、足能达到的最大活动范围。对因偏瘫、截瘫、风湿性关节炎等动作受限以及只能在床上活动的老年病人，放置家具、日常用品和安排家务劳动训练时，必须考虑老年人活动的可行性和活动范围。

2. 因为老年人协调能力较差，对知觉和空间认识又不足，高温和有利刃的工具，要禁止使用。另外，对有眩晕、癫痫发作的老年人，在没有家属陪同时，还是以不进行家务劳动训练为好，以防止意外。

3. 有心脏、呼吸系统功能减退的老年病人，要对过分劳累的动作加以限制，并注意家务劳动的活动量，以避免过多体力消耗，而使疾病复发。

4. 老年人的家务劳动训练一般要尽量简易化，注意安全性。

老年人使用手杖、拐杖、助步器的练习

手杖、拐杖、助步器都是支持体重，保持身体平衡，辅助步行活动的工具，可供两腿无力、站立和行走不稳、行走困难的老人及病人使用。老年病人使用前，一定要选择对自己合适的手杖、拐杖、助步器。

使用手杖、拐杖与助步器时，由持用者的腿与这些支持器在地面上的支点组成一个较大的底面积，同时重心也降低了，这样增加了站立和行走的稳定性，也分担了部分支持体重的力量。助步器的稳定性最大，其次是拐杖，再次是手杖。

手杖、拐杖、助步器在老年人家庭康复中，可以起到以下作用：

1. 保持平衡　对无明显运动功能障碍，仅两腿无力的老年人有利于保持平衡，如非中枢性失调的下肢肌力低下或丧失、强直性麻痹下肢前伸不佳、重心移动不能平衡的老年人。手杖、拐杖对高龄脑卒中、多发性脑梗死老年人的平衡障碍并无多大作用。

2. 支持体重　下肢肌力差，不能支撑体重的老年人；因下肢患关节炎、关节痛、因负重而痛的老年人；老年人骨折固定后为防止骨折端错位时，均可使用手杖、拐杖行走。

3. 增强肌力　这大多是用拐杖来进行康复训练的，如用半截拐杖在垫上训练、用拐杖做躯干前挺腰、抗阻力运动等，来训练上肢伸肌，以增强肌力。

（1）手杖：手杖是老年人最常用的支持工具。老年人最适宜用三支点或四支点手杖，此种手杖用铝合金制成，轻巧、稳定、使用方便、安全。选择木制的手杖时，杖杆要质地坚硬，杆头最好用金属箍加固。但不要用金属把杖头整个包起来，以免打滑。杖柄稍宽，以使老年人的手感到舒适。为了防滑和缓和手杖着地时的冲击，杖端要有橡胶帽。一旦橡胶帽破损，要及时更换。

手杖的长度也有讲究，依老年人身高及上肢长度而定。手杖的标准长度是老年人直立，上臂随意斜向身旁，测量从小指侧的手腕横纹到地面的垂直距离。在训练初期，老年人以拐杖为宜，经练习熟练后再用丁字形手杖。

偏瘫老年人大多使用拐杖或手杖。一般是用健侧臂持杖前移，次后移病腿，再用健腿移动。有的老年人这种步态不能实现，则可改为拐杖前移，次后移健腿，再移病腿。

（2）拐杖：老年人用的拐杖也要适当，拐杖的高低要调整合适。拐杖的长短要能调节，拐杖过长，老年人腋部受压，易使臂丛神经受伤；拐杖过短，老年人使用时须弯腰，用力不当，步态不稳。拐杖应比腋窝稍低 3～5 厘米。用拐杖行走时，不能顶压腋窝，应用力撑着把手，以免压迫臂丛神经。用臂部将拐杖夹在身边，以保持稳定。拐杖与腋窝接触的部位，要用橡皮垫、海绵或布带、毛巾缠绕保护，以减少与腋窝的摩擦。拐杖头应安上橡皮套，防止走路滑倒。拐杖与脚的侧面距离以 30 厘米为好，因角度过大，不便于用力。老年人单拐行走时，要放在好腿一侧用力持重。骨折、脱位、骨关节病恢复期，开始练习下地要用双拐，先让老年人扶拐靠床站立立，如无头晕，可练习行走。

老年人进行拐杖行走训练时，先由平地开始，开始时应以距离、速度为重点，然后再训练持久性，一定要注意安全。开始训练时，要由家属在一旁保护。

在使用拐杖时，特别是臂力差、平衡功能差的老年人，一般情况下以用单拐为宜。老年人以健侧持拐，拐杖与患肢同时向前，然后健腿和一臂摆动向前，或者拐杖先移动，然后患肢，再健肢。动作要平稳，注意安全。

（3）助步器：助步器比手杖、拐杖的稳定性要好，但用于室外行走和日常生活中不太方便。

老年人使用轮椅的练习

病残老年人丧失了行走能力或者不完全丧失行走能力之后，除手杖、拐杖外，还可以用轮椅来帮助活动，这样老年人就有可能独立进行某些日常生活活动。

老年人宜尽可能的独立行走，但体力较差、平衡功能不良，或患有不适于较多活动的疾病时，宜乘用轮椅做为较长距离的代步工具。暂时或有永久性瘫痪（偏瘫、截瘫等）、类风湿关节炎、下肢骨折、截肢及术后不能步行的老年人均可使用轮椅。

老年人使用轮椅同样需要经过一番练习。

1. 选用轮椅　老年人在选用轮椅时，首先要考虑以下几个问题：

（1）轮椅及其部件规格，都要适合老年人身材，还要照顾老年人坐在轮椅上是否舒适和便于操作。座位宜用软垫，约 10 厘米厚。

（2）乘坐轮椅上床、上车以及如厕等，是否适用。要有良好的制动器刹车。

（3）便于存放和搬运，搁脚板能拆卸或可移动。折叠式轮椅较轻便。

（4）轮椅外形尺寸，要与家庭住房及过道等互相配套。

2. 使用训练　老年人怎样使用轮椅呢？当老年人从床位上要乘坐轮椅时，先挂上手闸，放下踏脚板，脑卒中偏瘫的老年人要把健侧的踏脚板取下。轮椅可置于老年人健侧，从床向轮椅移动时，轮椅对床下部要斜放。然后，病人先用健手托持患手，做好坐起准备。用健足托持患腿，手握床栏或节力带向健侧翻身。身体前屈向床边移动，然后坐起。再手握床栏或节力带起立。用手握住轮椅对侧扶手以脚为支点变更方向，准备乘坐。

老年人下轮椅时，老年人轮椅向床边移动时，也是从健侧进行，轮椅放置于床头部，挂上手闸，放下患侧的踏脚，体向前方，坐于轮椅前沿，然后立起。手握床栏或节力带，然后以脚为支点变更方向，坐于床边，然后将轮椅推开，向床卧倒。

在进行轮椅练习时，方法可由老年人自己选定，尽量发挥老年人残存的能力，便于掌握。上下轮椅、转动轮椅、如厕、外行、上下坡道、后退、转向都要经过耐心的反复练习，要多练习肢体的柔韧性和力量。家属最好教会老年人自己能拆卸和安装踏脚板及扶手。

偏瘫和截瘫的老年人，或头部和躯体不平衡的老年人，开始练习时，一定要有家属保护，避免发生意外。偏瘫的老年人推动轮椅时，不但要学会使用健手，也可用健足用力来帮助调整方向，增加移动轮椅的力量。方法是：病人坐在座位上，臀部稍向前移，翻起脚踏板，把健侧的脚接触在地面上，先把腿伸直，用足跟或足前掌着地踩实，然后屈曲膝关节，足跟或足趾有力向后蹬，同时手扶手轮向前推动，轮椅即向前进。若向健侧转弯即需健手向后推动手轮而健脚仍向后用力。若向患侧转弯，健侧的脚向前用力蹬，使轮椅倒退，同时推手轮向前产生力矩。若使轮椅向后退时，则脚的动作同上，而手向后推动手轮。

家属在给老年病人推轮椅时，也有一定的讲究，否则会发生意外。在轮椅通过门槛或台阶时，千万不可猛力冲撞，要先嘱老年人身体稍向后仰，依至靠背上，家属用脚向下踏倾斜杠杆，同时双手向下压手柄使轮椅的前脚轮抬起，推动轮椅，先使前脚轮跨过障碍物，再嘱老年人握住扶手，在前脚轮着地时，轻提手柄，使大轮顺利通过障碍。下坡时，家属要用力按压手柄，使轮椅向后倾斜，只用后轮着地，缓慢向前推送，而且家属应一直用手握紧减低速度，直至平坦地面时，才慢慢放平轮椅。下坡时千万不可用手闸控制速度，因轮与闸摩擦不匀，容易造成轮椅跳动或方向偏移。

上下楼乘电梯时，一定要锁紧轮闸，防止滑动。用人力上下楼时，定要由两个以上家属搬动，一人紧握手柄，一人握持轮椅的臂或脚轮上的竖柱，使轮椅向后倾斜，再行搬动。不论上楼或下楼均应使大轮放于高位，即上楼时病人背向楼上，轮椅退上楼去；下楼时病人面向楼下，然后再下楼。

4 中医疗法在老年人家庭康复中的应用

中医学在康复医疗方面，不仅有较为完整、独特的理论，而且还有行之有效、简便行的各种治疗方法，如针灸、气功、按摩、推拿、体育锻炼、食疗、药物、心理治疗等。

中医康复旨在使病人的元气和脏腑功能康复，与现代医学康复疗法相比，既有相同之处，也有显著区别。中医康复治疗是以中医学理论为基础，突出传统康复方法，并有以下特点：

首先，康复医疗与养生相结合，能防、能治、能养。例如，气功既可用于正常人的保健、老年养生，又能有效地于一些老年病人的康复。

其次，外治与内治相结合。老年病、慢性病的康复、调养、保健，单靠药物内治是不够的，应该"内外相扶"。传统中医康复医疗又突出外治方法，如针灸、拔罐、捏脊、按摩、推拿、太极拳等，充分调动人体自然康复能力，但也结合内治法，培补元气，调整脏腑功能，吸取了外治与内治之所长。在内治方面，又首重食疗，然后再药治，食药并举。唐代著名医学家孙思邈就提出"夫为医者，当须先晓病源，知其所犯，以食治之，食疗不愈，然后用药"。食治包括食疗、食补、食养，有针对性地选择日常食品或调制药膳服用，能使老年病人长期服用而不厌恶。因为老年病康复多属慢性虚证，要把已虚之阴阳气血培补起来，非一朝一夕所能套效的，老年人长期服药，难以坚持，食治就能克服这种不足。

第三，中医学的康复方法，对人体没有什么伤害，有病治病，无病健身、养生。大多利用人体生命活动中原本需要物质，如空气、阳光、饮食、水、运动、文娱、冷、热等，充分利用人体与环境在进行物质、能量、信息交换的过程中的一切正常因素而起着康复作用。

中医学的康复价值存在于大自然之中，存在于社会之中，存在于人体自身之中。它的方法，取材于大自然，取材于社会，主要依靠人体自然康复能力，简便而易行，同样也适合于老年病人的家庭康复。

拔罐疗法

拔罐疗法古代称为"角法"，工具是用牛角、羊角制成的。现在是利用各种大口玻璃瓶子、竹罐子，使其内部成负压后，吸住体表皮肤来进行治疗的一种物理疗法（医药商店、网店有现成火罐零售）。操作易学，疗效好，每个家庭中都可以进行。

拔罐利用罐内负压，使局部毛细血管充血甚至破裂，表面瘀血，有通经活络之功效。主治腰背酸痛、慢性扭伤、挫伤、关节痛、肩关节周围炎、神经性疼痛等。有水肿、心脏病、皮肤病及特别消瘦的老年人忌用。

方法是用镊子夹住点燃的乙醇（酒精），伸大罐内旋转 2 圈后，即刻抽出，将罐迅速扣在治疗部位，便可吸住。或者用直径 2～3 厘米的瓶或罐，中心放一小酒精棉球，点燃后将火罐扣在需要治疗的部位上，当火熄灭后罐便吸皮肤，棉球则留在罐内，待起罐后取出。

拔罐对人体无不良反应，但操作不慎时容易引起烫伤，故需注意以下几点：①镊子蘸乙醇时不要过湿过多，点燃在罐内旋转时要迅速。取出的一刹那，燃烧的酒精棉球切不可与罐壁相碰，以免将燃烧乙醇遗留在罐壁边缘或燃液滴在皮肤上而招致烫伤。如遇烫伤，即刻在局部涂上药。②必须选择肌肉丰满、毛发较少的部位进行治疗。③起罐时，将罐向一侧倾斜，用一手指沿皮肤压迫对侧罐口，空气由此进入火罐，自行脱落。④拔罐时间不宜过长，以免发生水疱。如已形成，应注意预防感染。⑤拔罐每次 10～20 分钟，每天 1 次，体虚者可隔天 1 次，5～7 次为一疗程。⑥在前次治疗过的罐痕未消失处，不宜再重复拔罐。⑦为保护皮肤，治疗前皮肤宜涂少量凡士林。取下火罐后。应用热手巾擦敷。

捏脊疗法

在老年人背脊上下，用捏、拿、揉、按等手法，来进行治疗的一种推拿疗法，具有理气血、和脏腑、通经络的作用。主治胃肠功能紊乱、神经衰弱、失眠、体质虚弱等症，适合于家庭康复医疗中应用。

捏脊方法：老年人脱去上衣解松腰带，裸露背脊，伏卧在床上，全身放松两腿平伸。老年人家属或护理人员先用温暖双手在病人背部由上而下轻轻按摩 3 遍，使肌肉松弛。然后，四指半屈，两手握成半拳状，拇指伸直，以示指（食指）第 2、第 3 节紧贴老年人骶尾处，向上推挤起皮肤，大拇指夹住捏起的皮肤。如此两手交替，沿脊柱由下向上，边推边捏，直到两肩上的颈后处，这样重复进行 3 次。家属开始手法要轻，否则老年人会有痛感。以后可逐渐加重手法，家属熟练程度提高，老年人的耐受性也逐渐适应。三五次治疗后，有了疗效，可加背肌、腰肌等按摩手法。

捏背最好在临睡前进行。捏背时要注意保温，切勿着凉。在冬天时，最好在取暖器边进行。手法强度要掌握合适，由轻→重→轻→结束。轻重手法应以老年人能耐受为度。一般每天 1 次，每次 10 分钟，7 次为一疗程。如需要，间隔 1 周再进行第二疗程。

自我康复按摩

老年病人进行自我康复按摩，有增强抗病能力、调节内脏功能、调节血液循环、活动关节、防止肌肉萎缩等作用，并且方法简便易行，不失为老年人家庭康复的一种好方法。在湖南长沙的马王堆古墓中发现的古西汉时代导引图上，就有自我按摩的图像，这表明自我按摩在 2000 年前已经产生，它在古代人民的防治疾病方面起着重要作用。

在康复医疗中，自我按摩起重要作用。按摩的手法，各家不尽相同，但大致可归纳为 5 类：推、揉、擦、拍、摇。用手指或手掌在皮肤上向前推动的，称为推法。用指面或掌面在皮肤上做揉动、滚动，称为揉法。用手指在皮肤上做急速的擦动、搓动，称为擦法。常擦到皮肤发红，但不要擦破皮肤。用指面或指背拍打、用空心拳或拳侧捶击患处者称为拍法。轻巧顺势地摇动关节或抖动，称为摇法。还可在这几种基本手法的基础上引伸出各种按摩手法。

按摩用于康复医疗上的适应证很广。老年疾病包括以下几种。①运动器官疾病：包括颈椎病、肩关节周围炎、骨折后期或软组织外伤后、慢性关节炎等。②内脏器官疾病：包括心血管疾病（高血压、冠心病、脉管炎等），呼吸系统疾病（肺气肿、气管炎、哮喘病等），消化系统疾病（溃疡、胃肠功能紊乱等）和神经系统疾病（神经衰弱、各种瘫痪症等）。

当疾病急性期出现高热、危重、有出血倾向，一般不宜按摩。皮肤病老年人也不宜按摩。

现介绍几种适合老年人在家庭中可以自我康复按摩的方法。老年人可以按自己的具体情况和需要，选择部分项目组合进行。

1. 按耳　有防治耳鸣、耳聋、头晕及调整机体平衡的作用，但有急、慢性耳部炎症的老年人禁忌使用。

方法：先用两手上下轻轻按摩耳轮左右 20 次，再用两手掌按着左右耳朵，两手示指放在中指上，中指放在后头枕骨上，示指滑下弹扣风池穴附近（图5-33）。各 30 次。然后，用左右手示指插入耳孔内，而后拔出，反复 5 次。

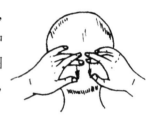

图 5 - 33　弹扣风池穴

2. 搅舌　作用可运动舌头，使口腔黏膜感受性增加，分泌功能增加，促进食欲和消化。

方法：用舌头在牙齿外边上下左右各运转 20 次，能清洗口腔，不要咽下去，吐掉它，再分泌的唾液可以咽下。

3. 叩齿　作用可促使牙齿坚固，并预防牙病发生。

方法：思想集中，轻叩牙齿 20 次。

4. 眼功　有防止眼肌疲劳及增强视力作用。

方法：用左右手大拇指按摩左右侧太阳穴各 20 次，再用左右大拇指背侧互相搓热，轻搓眼皮各 20 次，轻摩眼眉各 20 次，然后用眼球运转，顺转 10 次，逆转 10 次。

5. 捏鼻梁　有调节眼部神经，促进血液循环，预防眼疾作用。

方法：用示指按鼻梁中间处，中指与大拇指捏着眼内侧眼角旁，捏揉 20 次。

6. 点迎香穴　有预防感冒和防治鼻炎作用。

方法：用两手大拇指基部的背侧，互相差热，轻轻地沿着鼻梁两侧各搓20次。而后用两手示指尖端点揉左右侧迎香穴（图5-34）各10次，转10圈。

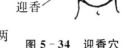

7. 干洗脸　有明目、固齿、少生皱纹、美容的作用。

图5-34　迎香穴

方法：用两手掌互相搓热，然后两手由前额顺着两侧往下搓，搓至下嘴巴时，两手再向上至前额，如此一上一下搓面，共20次。

8. 梳头皮　有防治头痛、头晕，使头脑清醒的作用。

方法：手的手指弯曲呈钩状，用五指指甲从下往上往后梳，两手先梳头顶部，再梳头角部，三梳侧头部，共梳30次，而后双手掌抚摩头皮20次。

9. 颈项功　能防治颈项发硬和颈项酸痛。

方法：左右手交叉，抱着头颈部，头向后抑，鼻吸气；头向前垂，鼻呼气；再用手抚颈、左右来回摩擦10次。然后转动颈项，先往左看，而后再往右看，共做20次。

10. 揉肩　可预防肩关节酸痛。

方法：用左手掌揉右肩20次，再以右手掌揉左肩20次。

11. 抚胸　可扩大肺活量，加强内脏功能活动。

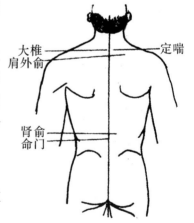

方法：两手搓热后，用右手贴左胸前，上下抚摩50次；再以左手贴右胸前，上下抚摩50次。然后用左手掌或握拳捶打右侧胸部，同时用右手掌或握空心拳拍打左侧胸部，从上方打至下部各3下，左右侧共打100下。

12. 搓肾俞穴　具有暖肾固精作用。

方法：两手搓热后，向背后搓俞及命门穴（图5-35），左右各36次。

13. 搓腰部　有防治腰痛、腰肌劳损的作用。

图5-35　肾俞、命门、定喘穴

方法：两手掌摩擦发热，再用热手一上一下搓腰，两侧各20次。

14. 搓丹田　有防治消化不良及便秘等作用。

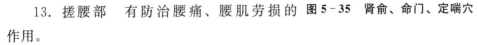

方法：先将两手掌搓热，用右手掌贴腹壁，左手掌压在右手背上，沿着大肠蠕动方向，绕肚脐做圆圈状运动，即由右下腹至右上腹、左上腹、左下腹，再至右下腹，如此共搓 100 次。

15. 兜阴囊　男性老年人可防治遗精、早泄、阳痿等症。

方法：先将两手掌搓热，一手搓丹田，一手兜阴囊，左右手各搓 20 次。

16. 捻委中穴　有防治背酸痛痛作用。

方法：用右手拇指捻左腿膝关节后正中处委中穴，左手捻右腿委中穴各 20 次。（图 5-36）

17. 搓涌泉穴　有防治高血压等病的作用。

方法：用左手搓右足心 100 次，又用右手搓左足心 100 次，最好搓到足心发热、微汗。高血压应向前搓，其他病症可来回搓。

18. 推舟式　有扩大肺活量和调节身体血液循环的作用。

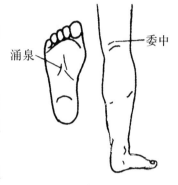

图 5-36　委中、涌泉穴

方法：平坐，两腿并拢伸直，足尖向上，手掌向外，两手向足部做推的姿势，随之上身前俯，这时呼气；推至足即返回来，返回来的时候，手掌面向里，这时吸气。如此往返 20 次。

19. 和带脉　有防治腰痛和治疗腰肌劳损、强腰壮肾的作用。

方法：盘膝而坐，两手相握，上身旋转，自左向右转 10 次，再自右向左转 10 次；伸胸的时候吸气，缩胸时候呼气。

20. 搓腰眼　防治功能性腰痛作用显著，特别是慢性腰肌劳损、急性腰肌扭伤效果较好，对骨质增生，椎间盘突出症、坐骨神经痛，也有一定疗效。

方法：两手对搓发热后，紧按腰眼，用力向下推到尾骨部分，然后再退回到两臂后屈尽处是一次，共用力搓 50～100 次。另外，两手轻握拳，用拳眼或拳背轻轻扣打腰眼处，或用双手握拳手背骨节按摩腰眼处。也可用双手捏腰眼处肌肉，从两臂后屈尽处开始往下捏至骶下端，往返 10 次，捏时两大拇指和示指、中指将腰肌捏起，大拇指从上往下推，下面示指、中指往下搬，让肌肉滚动起来，每天捏 1～2 次，结合应用效果最好。

针灸疗法

针灸疗法是运用针刺和艾条等方法来防治疾病的一种疗法，它是中医学外治法中重要的一部分。针灸疗法适应证广、疗效显著、操作简便、费用低廉，深受群众欢迎。几千年来，为我国传统医疗保健事业作出不可磨灭的贡献。

由于针灸疗法都要以中医学的经络学说为基础进行操作，一般多由医务人员进行，家庭中自己操作可能有一定困难。近年有市售的各种"叩针""滚针""五行针"等针灸工具（医药商店或网上有售），它集点穴、磁疗、针灸、拔罐、敷药等中医学疗法于一体，不用找穴位，把针具按图施行在皮肤有效点上，一次完成，使用简单，安全有效，比较适合老年病人康复治疗中自己使用。

自古以来，针灸疗法有很多保健强身、预防疾病的宝贵实践经验，其中不少已成为后世防病治病的重要方法。针灸疗法中有不少健身防病的好方法，如经常针灸足三里穴，能健脾和胃、益气养血。足三里穴是强壮要穴，故又称"保健穴""长寿穴"。经常灸关元穴，有益气培元之功。经常揉按涌泉穴，可固肾、开窍。

用艾条、温灸器（医药商店、网上都有售）或揉按等方法，长期坚持在特定穴位上刺激，可以缓延老化、防治老年病，有助于康复治疗。这些特定穴位有：

1. 关元　又称丹田，在脐下 3 寸处（以自己中指第二指骨长度为 1 寸），是"元气"集聚之处，灸之可益气、固本、培元。用艾条或温灸器灸 20 分钟，每天 1 次，10 次为一疗程，有祛病延年之效。隔 5～7 天后，再施行下一个疗程，可长期坚持应用。

2. 神阙　即脐中，将盐粒填脐孔，上面拖以艾条灸，每次 20 分钟，有强脾肾、抗衰老作用。

3. 涌泉　在足底正中前 1/3 和中 1/3 交界的凹陷处。有通关、开窍、降血压、安神作用，并可提高免疫功能，预防感冒。每晚灸 20 分钟，或睡前用温水泡脚 15 分钟，坐在床上用双手拇指或用掌心转动，揉按涌泉穴，或仰卧以右足跟揉搓左侧涌泉穴，再换左足跟揉搓侧涌泉穴，每脚揉搓 50～100 次，可长期坚持，日日进行。

4. 足三里　在外膝下 3 寸处，为强壮、保健、防病要穴。古人云："若要安，三里常不干"。通过灸法能温阳，阳气充实则能"化精""养神"使精神饱满；"卫外"的防御功能旺盛，就能抵抗外来外邪侵犯而能防病、保健，有强壮明目作用。方法：用艾条灸 20 分钟，每周 2～3 次，长期坚持，必有成效。

太 极 拳

太极拳是气功疗法中动功的一种。由于它适宜于治病健身，已成为我国老年人康复医疗重要而独特的手段之一，在国外也颇为盛行。

太极拳是由练身、练意、练气三者结合而成的。所谓练身，即全身放松、动作柔和缓慢，根据自己身体情况，动作由易到难，由简到繁。练意即是练拳时，心静神凝，专心一意，使大脑神经得到休息，做到身心俱健。练气，是指练拳时，自然地加深呼吸，特别是腹式深呼吸。

根据观察和锻炼效果来看，太极拳对冠心病、高血压、风湿性心脏病、肺源性心脏病、风湿性关节炎、类风湿关节炎、糖尿病，慢性支气管炎、慢性胃炎、胃下垂、消化性溃疡、慢性肝炎、肿瘤、肺结核、神经症、神经衰弱等慢性病，都能起到一定康复医疗作用。

1. 太极拳对老年病人的康复作用　康复作用主要有以下几点。

（1）对中枢神经系统的作用：太极拳的基本精神，要求思想集中，不存在杂念，动中求静，用意不用力，这些都对大脑活动有良好的训练作用。老年病人常有肌肉松弛，心跳细弱，血流滞缓，呼吸较浅，胃肠功能不良，代谢降低等现象，不利于疾病的康复。进行太极拳练习，可以有效地防止这种现象，促进疾病的康复。

（2）对循环和呼吸系统的作用：由于太极拳的要点，是要求呼吸深长、柔和、自然，且要气沉丹田，这是横膈运动与腹肌运动相结合的有规律的均匀的呼吸运动。这样的呼吸运动可以改善血液循环，使心脏冠状动脉反射性地扩张，氧化与还原作用加强，这样就增加了心肌的营养，为预防心脏各种疾病建立了良好条件。

（3）对消化系统的作用：太极拳经腹式呼吸运动，对消化道起着机械刺激作用，能改善消化道的血液循环，促进消化液分泌和消化吸收功能。

老年人练习太极拳，必须掌握以下 16 字的要领"松静自然，姿势正确，动作协调，气沉丹田"。

松静自然：练拳时，始终要求保持心平气和，掌握"松静"两字。不仅要让大脑皮质和皮质下中枢"松静"下来，面且要让全身肌肉、关节和内脏器官也都放松下来。头宜正直，头部放松、臂部放松，做到松肩、松腰、松胯，以至全身都放松，无不适之感。

姿势正确：练太极拳身体要端正、自然，躯干要正直而不偏，头顶同会阴要始终形成一条垂直线，不可挺胸凸肚，低头弯腰，弓臂或露臂。口唇自然闭合，下颌微向里收，舌抵上腭。

动作协调：练太极拳始终要用意识指导动作，动作要协调、均匀、连贯、绵绵不断。姿势和动作，处处要圆满，不可有凹凸缺陷之处，要以腰部的轴心运动为纲，带动四肢运动。颈部要随目光转动，松动而不僵硬。步法要分清虚实，动步出腿须将重心先坐稳于一腿，然后另一腿才缓慢伸出。如此轮换，以一足支持重心，以便柱不断运转过程中，保持全身平衡。

气沉丹田：呼吸要自然（练习拳套熟练后可以逐渐配合腹式深呼吸）。呼吸用鼻，运用腹式自然呼吸。由于全身放松，小腹部必然感到充实，胸部感宽松，这称为"虚实腹"。通过腹式呼吸，横膈膜的不断起伏运动和腰部的旋转，可促进内脏得到按摩。

2. 练习太极拳　学习太极拳原来难度较大，流派也多，为了便于向群众推广太极拳，国家体育运动委员会先后编了二十四式、四十八式两种简化太极拳。但由于每位老年人的病情、身体情况、年龄等不同，不少老年人就练简化太极拳也深感困难。因此，建议患慢性病老年人可以根据自己的情况，先从太极拳中选择几组单独动作，坚持锻炼，随身体康复好转，再逐步加大动作内容。

这里介绍几组适合老年人学习，由易到难的太极拳练法，可供参考。

（1）第一组：

1）起势：动作为身体自然直立，不可故意挺胸或收腹；两脚分开与肩同宽，两臂自然下垂。两臂慢慢向前平举，两手高与肩平，手心向下。两臂微微下按，同时下蹲。（图5-37）

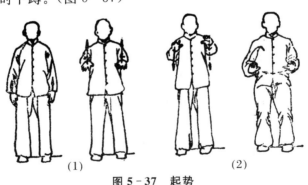

（1）　　　　　　　（2）

图5-37　起势

2）野马分鬃：动作接上式。身体微向右转，重心移于右腿，左腿靠近右腿；同时右手收在胸前平屈，左手向右下划弧放在右手下，成抱球状；眼看右手。左足向左前迈出，左腿弓，右腿蹬，同时两手分别向左上左下分开，指尖上扬，高于眉齐，右手放右胯旁，眼看前方。（图5-38）

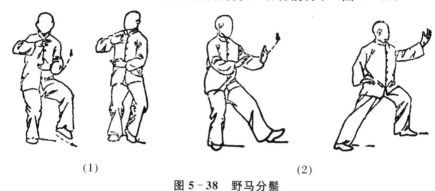

(1)   (2)

图5-38　野马分鬃

3）白鹤亮翅：动作为接上式。上肢微向左转，右手翻掌向左上划弧与左手成抱球状。右脚前跟半部上体后坐，重心移于右腿，左腿稍向前移，脚尖点地；同时两手分别向右上左下分开，右手上提停于头部右侧（手心向里），左手落于左胯前（手心向下）；眼看前方。（图5-39）

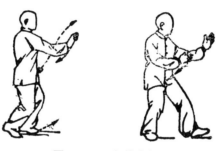

图5-39　白鹤亮翅

（2）第二组：

1）搂膝拗步：动作接上式。右手由体前下落，由下向上划弧（手心向上）；左手由左上向右下划弧放在胸部右侧，同时上体向右转；眼看右手。（图5-40）

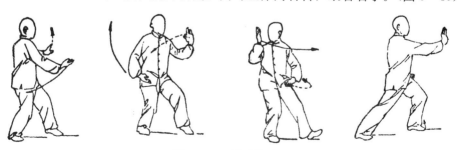

图5-40　搂膝拗步

2）手挥琵琶：动作为右脚进到左脚跟后，左脚提起前上半部变左虚步，脚跟着地，膝部微屈；同时左手由左下向上举，高与鼻尖齐平。臂微屈，右手收回放在左臂肘部内侧；眼看左手示指。（图5-41）

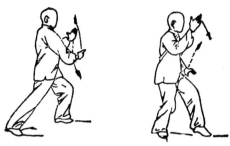

图5-41　手挥琵琶

3）倒卷肱：动作接上式。右手翻掌向上经腹前由下向后上划弧平举，左手翻掌向上，眼看左手；右手屈回由耳侧向前推手（手心向外），左手回收经左肋外侧向后上划弧平举；同时左腿轻轻提起，向左后方退一步成右虚步；眼看右手。（图5-42）

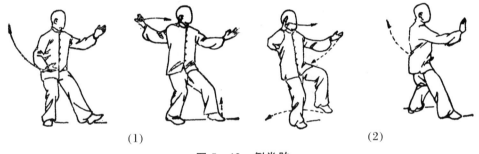

（1）　　　　　　　　　　　　　　　　（2）

图5-42　倒卷肱

（3）第三组：

1）左揽雀尾：动作为立正站好后单练或接上式练。身体右转，左手由左下向右上划弧停至腰部右侧、右手平屈胸前与左手成抱球状；同时右脚尖外撇，左腿收回靠拢右腿，左脚尖点地左脚向左迈出，右脚尖微向里扣，成左弓步；同时左臂由左掤出，平屈成弓形（高与肩平）右手向右向下落于左胯旁，手心向下，眼看左小臂。（图5-43）

2）右揽雀尾：动作接上式。上体后坐右转，重心移于右腿，左脚尖里扣；右手向右平行划弧平举于右侧，然后由右下经腹向左上划弧停于腰部左前侧（手心向上），左手平屈胸前与右手成抱球状；同时重心在于左腿，右腿靠拢左腿，脚尖点地。右脚向右迈出，成右弓步；同时右臂由右掤出，平

屈成弓形，左手下落于左胯旁，手心向下。（图 5－44）

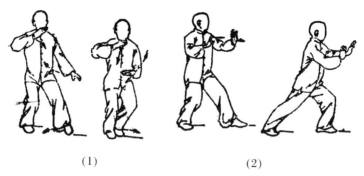

（1） （2）

图 5－43 左揽雀尾

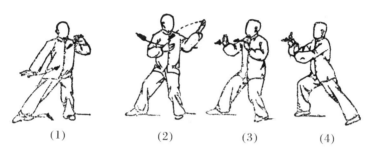

（1） （2） （3） （4）

图 5－44 右揽雀尾

（4）第四组：

1）单鞭：动作接上式或单独练。左腿旁开一步半。上体后坐。重心渐移左腿，右脚尖里扣；同时上体左转，两手左高右低经胸前向左运转。直至左臂平举左侧，右臂平屈左肋前，眼看左手。体重渐移于右腿，左脚靠拢右脚；同时右手向后上方转动，致右侧上方时变钩手，左手向下，经腹前向右划弧停于右肩前，手心向里，眼看左手。上体微向左后转，左脚迈出成左弓步；同时左掌翻转向前推出，手心向外，手指与眼齐平，两臂微屈；眼看左手。（图 5－45）

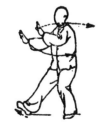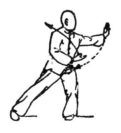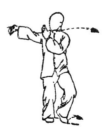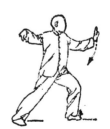

图 5－45 单鞭

2）云手：动作为立正站好后左腿旁开一步，重心移于右腿，身体渐向右转，左脚尖里扣；左手经腹前向右上画弧至右肩前，手心斜向外，眼看左手。体重慢慢左移，左手由面前向左侧运转，手心向里转向左方；右手由右下经腹前向左上划弧至左肩前，手心斜向里，同时右腿靠近左腿成小开立步（两脚距离10～20厘米），眼看右手。第一步成小开立步。右手向右侧运转，左手经腹前向右上划弧至右肩前，手心斜向里；同时右手翻转掌心右，左腿向左横跨一步，眼看左手。（图5-46）

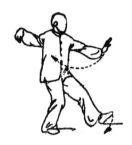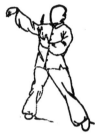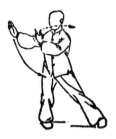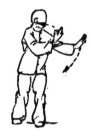

图5-46　云手

（5）第五组：

1）高探马：动作接上式。右脚跟进半步，右钩手变掌，两手心翻转向上，肘部微屈；同时身体微向右转，左脚跟提起成左虚步，眼看左手。右掌经右耳旁向前推出，左手收至左腰前侧，手心向上，眼看右手。（图5-47）

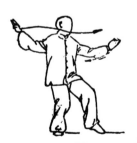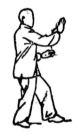

图5-47　高探马

2）右蹬脚：动作接上式。左手手心向上前伸至右手腕上交叉后两臂左右分开，手心斜向下；同时出左脚变成弓步。两手向外再向里划弧合抱于胸前，右手在外，手心均向里，同时右脚跟步靠拢左脚；眼看两手中间。两手分开平举（手心向外）同时右脚跟提起慢慢蹬出；眼看右手。两拳松握，沉肩坠肘，两臂均保持弧形。（图5-48）

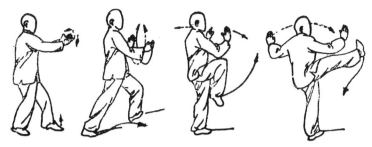

图 5‑48　右蹬脚

3）转身左蹬脚：动作为立正站好，全身放松，松腰、松胯后，右腿全蹲，右脚尖略向外撇；向左转身，同时两拳变掌，由上向左右划弧分开平举，手心向外，眼看左手。重心移于右腿，左脚靠近右脚；同时两手由外向里划弧合抱于胸前，左手在外，手心均向里，眼看两手中间；左脚蹬出与两手同时向左右分开，眼看左手。（图 5‑49）

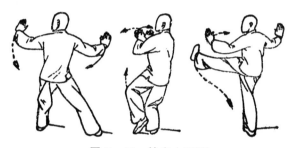

图 5‑49　转身左蹬脚

（6）第六组：

1）左下式独立：动作为立正站好，左脚尖点地，重心在右腿；右掌变钩手，左掌向右划弧，立于右肩窝前，眼看左手，身体慢慢下蹲，左腿横向左侧伸出，成左扑步式；左手向左下经左腿内侧穿出，眼看左手；腰身重心渐渐左移，重心全部移于左

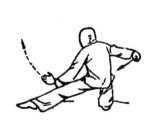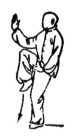

图 5‑50　左下式独立

腿，右腿足跟离地，提膝向前，带动右足向前迈，右手向前抄，至右胯前，左腿站稳渐渐起立，膝微屈。同时右膝向上顶起，高过于脐，右足尖向前，自然下垂；右掌外旋往上顶起，指尖与眉齐，掌心向左，沉时与膝间对齐，相距约一拳。当左掌下按时，右掌指上顶，眼平视前方，独立站稳。（图 5‑50）

2）右下式独立：动作为立正站好，右脚尖点地，重心在左腿；然后向左转身，左脚尖为轴脚跟微向内转。同时左手向后平举变钩手，右掌向左后划弧，立于左肩窝前；眼看右手。（图 5－51）

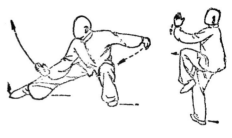

图 5－51　右下式独立

（7）第七组：

1）左穿梭：动作为立正站好出左腿，身体微左转，左脚落地，脚尖外撇，右脚跟距离地长半坐盘式，同时两手在左胸前成抱球状，然后右脚附于左脚旁，脚尖点地，眼看左小臂。而后左脚迈出半步，前腿弓右腿蹬，同时左上肢上抬，高于耳平，右手掌也随之向左胸前穿出，立掌，掌心向外，在左小臂之下，眼看左前方。（图 5－52）

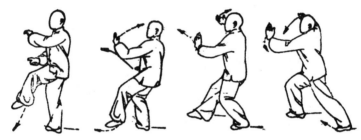

图 5－52　左穿梭

2）右穿梭：动作接上式。右脚向右前方迈出成右弓步，同时右手由面前向上举翻掌停于右额前，手心斜向上；左手经体前推出，手心向前；眼看左手，体重略向后移。右脚尖微向外撇；随即体重再移于右腿，左跟步，虚附于右腿内侧；同时两手在胸部右前成抱球状（右上左下）；眼看右小臂。下与左穿梭同。（图 5－53）

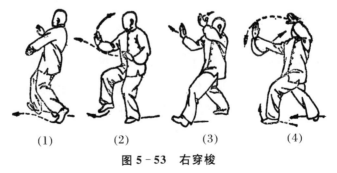

（1）　　　　　（2）　　　　　（3）　　　　　（4）

图 5－53　右穿梭

3）海底针：动作为站好后两腿与肩等宽，身体左转，左脚迈出一步，右腿前跟半步，左腿稍向前移，脚尖点地变左虚步；同时右手经体前抽回上提至右耳旁再斜向前下插出，左手落于左胯旁，眼看前方。（图5-54）

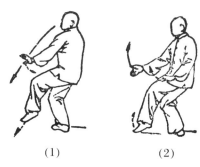

（1）　　　　（2）

图5-54　海底针

4）闪通臂：动作为立正，上体微右转，左腿迈出成左弓步；右手臂由体前上提平屈于头上方，手心斜向外；同时左手经胸前向前平推，手心向前，眼看左手。（图5-55）

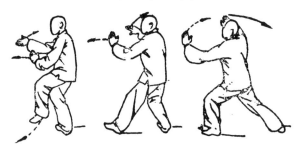

图5-55　闪通臂

5）转身搬拦捶：动作为立正站好后，右腿弯屈，重心右移，左脚尖里扣，身体向后转，然后重心再移于左腿；同时右手随转体向右向下（变拳）经腹前停于左肋旁拳心向下；左掌上举停于头前上方，臂成半圆，掌心斜向上，眼看前方。向右转体，右拳经胸前向前翻转撇出，拳心向上；左手落于左胯旁；同时右脚收回再向前迈出，脚尖外撇，眼看右拳。（图5-56）

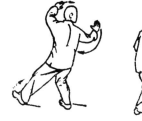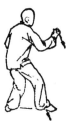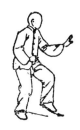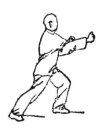

图5-56　转身搬拦捶

6）如封似闭：动作接上式。左手由右腕下伸出，右拳变掌，两手心向上，慢慢回收，同时，身体后坐，左脚尖翘起，重心在于右腿，眼看前方。

两手收回，由胸前翻掌，再向前推出，手心向前，同时左右弓步，眼看两掌间。（图5-57）

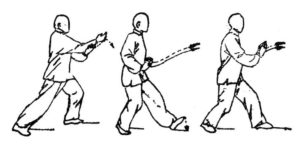

图5-57 如封似闭

7）十字手：动作接上式。重心移于右腿，左脚尖里扣，向右转体，右手随转体动作向右平摆，与左手呈两臂侧平举，肘部下垂；同时，右脚尖随体转微向外撇成右弓步形式，眼看右手。重心慢慢移于左腿，右腿左移成开立步；同时两手向下经腹前向上划弧合抱于胸前，右手在外，手心向里，成十字手型，眼平看前方。（图5-58）

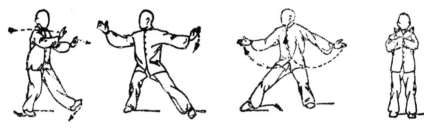

图5-58 十字手

8）收式：动作接上式。两手翻掌，手心向下，分落于两胯外侧，眼看前方。（图5-59）

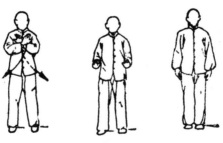

图5-59 收式

3. 练习太极拳的注意事项　太极拳是我国流传较广的传统健身手段，老年人在练习时要注意以下事项：①适用于年老体弱和慢性病老年人练习。

动作柔和、稳定、圆活、缓慢。②动作多样，前后连贯，有助于训练协调性和平衡性。体弱的老年病人也可以选择几节来做，不一定做全套。③太极拳的动作涉及全身主要关节和肌肉群，长期练习可增进老年人关节灵活性，增强韧带的功能。④练太极拳时，老年人要用意不用力，所有动作都以意识和想象作引导，练习时全神贯注，使大脑皮质兴奋和抑制过程保持平衡。⑤练太极拳时，老年人呼吸要深沉稳定、匀细柔长，呼吸和动作配合一致，最好用腹式呼吸活跃腹腔血液循环，促进胃肠蠕动，改善消化功能。⑥太极拳运动量可大可小，是老年人各自情况而定。对某些疾病，还可以根据病人病情特点和治疗要求选用其中某些动作，或突出某些要领，随学随用，随用随变。

据统计观察，太极拳对治疗高血压、动脉粥样硬化、溃疡病、神经衰弱、慢性腰腿痛、肺结核等病症都有较好的疗效。

5 老年病人的家庭心理康复

康复不仅需要加强老年病人残疾或老化的躯体功能，还应重视心理及行为方面的康复。老年人心理变化常影响疾病和病残的结果，心理变化也明显影响老年病人康复医疗的过程及效果，不仅会造成躯体疾病康复的难度，而且还常常降低老年病人的生活质量。老年人的常见疾病，如脑卒中偏瘫、老年慢性支气管炎、帕金森病、心肌梗死、关节炎等，都可能伴有不同程度的心理问题。因此，真正关心老年病人的健康，除了治疗躯体疾病外，还要从老年人心理康复上着手。

老年康复医学中，老年病人常见的心理问题有：否认、抑郁、愤怒、自责、依赖、焦虑、多疑等，老年病人家庭心理康复的难度往往不亚于老年人日常生活功能的康复，心理康复效果完全取决于老年人自己的努力，以及家属和看护人员对老年人谆谆耐心的诱导。

老化、疾病及其心理变化

随着年龄的增长，人体结构与功能以及心理活动都逐渐起变化，出现一系列衰老征，如身体皮肤松弛变皱、脂肪增加、头发变得稀疏、牙齿松动脱落及性功能减退等。此外，老年人的视觉、听觉开始减退，味觉、嗅觉迟钝，在心理方面也表现出了精力不足、记忆力减退、不良消极情绪增多，性格也有所改变。老年人行动欠灵活，反应迟缓，社会交往的范围会缩小，获取了新的信息日趋困难，这样更促进老年人的身心的衰老。

老年人因机体衰老，各种感觉障碍也会增多。如视力、听力缺陷的老年人，出门、购物、乘车都不方便，看书、看电视、听广播也有困难，这些情况都给老年人生活带来许多不便，使老年人心理上容易产生忧郁、烦躁情绪。

有些老年人因病长期卧床生活不能自理，他们总感到自己已成为家里的累赘，前途无望，心情焦虑忧郁，甚至导致消极情绪而轻生。老年人生病后，若迁延不愈，往往会自问："还能活多长时间？"有的老年病人在重病卧床清醒后，睁开眼睛首先要问医生："我的病能好吗？"当疾病使老年人处在生活不能自主的境地，便想到病后不能长期连累他人，从而使老年人拒绝就医治疗，这是一种逆反心理。其实老年人要求生存的希望，继续欢度晚年的愿望还是很强烈的，作为老年人的亲属，一定要十分谨慎地处理老年人难言之苦的心理，增强老年人与疾病斗争的信心，增强日常生活的功能康复的信心。

作为老年人的家属，要善于观察老年病人的心理活动，善于解释和慰藉，对老一代诉求要耐心听取或解答。最好将有关疾病康复医疗的知识告诉老年人，以便老年人很好地配合康复医疗，这也是家庭康复心理治疗十分重要的内容之一，更是提高老年人生活质量的重要内涵。老年人不仅要求有满意的物质赡养，更渴望家庭情感关爱，企盼心灵慰藉，希望得到精神赡养。

心理因素是影响老年健康的主要因素之一。研究表明，老年人中85％的人或多或少存在着不同程度的心理问题，27％的人有明显的焦虑、忧郁等心理困惑或心理障碍；0.34％的人有一定的精神分裂症状；0.75％的人患有阿尔茨海默病。

美国专家的研究表明，因情绪紧张而患病者占门诊病人总数的76％。有30％～40％的老年常见病其发生发展与不良的消极情绪、心理行为因素有关。现代医学研究表明，肿瘤、冠心病、高血压、消化道溃疡、神经症、甲状腺功能亢进症、偏头痛、糖尿病等疾病都与心理因素有关，而其中最主要的影响因素就是消极的情绪状态。许多研究均已证实，紧张、焦虑和恐惧等不良情绪是健康的大敌。同时，心理因素还会诱发或加重常见的老年病，如原发性高血压、糖尿病、胃肠功能紊乱、阿尔茨海默病等，而老年人的疾病状态也可以反过来引起老年人情绪的变化，两者互为因果。

现代医学证明，消极情绪是破坏自身免疫系统的"凶手"，是导致心身疾病的重要诱因。心理平衡对维持健康是十分重要的，一个人心理平衡了，生理就会趋向平衡，就会少得病，即使得病也康复得快。因此说，心理问题已成为影响老年人生活质量的重大问题。

老年病人的心态

疾病给老年人带来许多困苦，这些困苦汇集到心理上，引起种种复杂的心理反应，因人而异，各具特点。

老年病人的心态，大致可分为 5 种类型：

1. 否定性　这部分老年人大多数平时身体强壮，很少患病。当突然有不适，经医生检查确诊有较严重的疾患，需经系统治疗时，他们接受不了这突然降临的事实，干脆以"鸵鸟埋头于沙堆"来否认客观存在的方式，从而取得心理上的平衡，逃避痛苦。也可能他们还存在侥幸心理，坚持认为医生诊断也可能有错，现代仪器也不是百分之百的正确等。否认有病而拒绝治疗，结果是贻误病情。"否认"态度虽然可算作一种极度情绪沮丧的重要自我防御，但同时也干扰了治疗的进行。对这部分老年人，不一定强求他们接受疾病的全部真实情况，为了使他们精神上能轻松些，可把病情讲的不太"严重"，劝导他们配合医生的治疗。

2. 焦虑型　这部分老年人与否定型相反，他们往往过高地估价自己的病情，尽管医生与家属一再向他们证实病情并不像想象的那样严重，但他们也总认为自己已病入膏肓、无药可救而高度紧张。为此老年人们终日焦虑不安，长吁短叹。对他们主要是设法稳定情绪，不断地使他们了解自己病情好转的情况，让他们在心理上解除不必要的精神负担，鼓励他们战胜疾病的信心。

3. 愤怒型　这部分老年人往往病情比较严重，或者病期比较长，疾病已使他们失去了应有的耐心，变得焦躁烦恼，容易激动。他们不能冷静的对待自身疾病和周围一切，把疾病看做为一种不公平的"人祸"。当某个医生或亲友劝慰他说，"这病一下子治不好，得慢慢治"，他们便认为是在哄骗他。因此他们不愿意配合治疗，不遵循医生提出的治病医嘱和康复医疗要求，甚至在家中吵闹，坚决不再上医院治疗。有的是终日怨天怨地，或埋怨医生没本事，或埋怨亲友侍候不周，常为点滴小事暴跳如雷，大动肝火。家属对他们更需要理解和耐心，不要计较他们过火的言行，不要因为他们拒绝治疗而听之任之。要反复耐心地给予解释安慰，但要劝导他们坚持治疗，否则会带来不良的后果。

4. 抑郁型　这部分老年人都很悲观。疾病使他们的情绪变的低落消沉、抑郁沮丧。他们终日默默无言、闷闷不乐，他们消极厌世的情绪在不断的滋长，心想活着不仅自己受苦还牵累别人和家庭，那又何必苟延残喘。严重者可从思想上转为行动上，有的少食、绝食，慢慢的拒绝治疗而等待死亡。有的甚至企图自杀。这些老人精神上的问题压倒了躯体疾病，因此，对他们要从精神上给予关心和安慰。要尽可能地使他们感到欢乐和生活的光明前景，尽力地为他们解决一些生活上的困难，使他们鼓起继续生活的勇气，坚持不懈地与疾病作斗争。

5. 依赖型　许多老年人在病残后，会恢复孩童时代已抛弃的依赖心理。尤其是家庭中对老人过分放任、纵容，更易促进这一心理状态的形成。有的老年人依赖药物治疗，希望只服药，不愿做主动康复治疗。有的老年人日常生活依赖家人服侍，不愿主动参予作业疗法中康复训练。对此类病人应及早做出心理评价，制定严格康复计划，并表示坚决执行的态度，并鼓励老年人要有自信。

由于每个老年人的生活经验、家庭条件、文化教养、个人性格的不同，所以病残后的心态也各不相同。对病人及早进行心理评价，可消除家庭成员对病人的不满情绪，帮助病人认识自己，从而使康复训练顺利进行。

总之，疾病给老年人造成的困难是多方面的，这些困难或多或少会引起老年人不良的心理情绪反应，转而不良情绪又会恶化躯体疾病，以致形成恶性循环。因此，对患病的老年人不能只顾及躯体疾病，还得注意疾病带来其他家庭、社会、经济和心理等问题。根据老年人不同的境遇、不同的思想情绪活动，努力使老人保持情绪稳定、精神愉快，能够安心养病、配合康复治疗，并争取早日康复。

不同类型老年病人的心理康复对策

长期患病的老年人，根据他们患病时间的长短、病情的轻重，可以分为5种类型，各有不同的心理变化。当然，其心理康复的对策也各不相同。

1. 早年型　指老年人在60岁以前（甚至早至幼年期）就患病，一直延至老年期。这些老年人对"病人角色"早已习惯，他们被疾病长期折磨，情绪往往比较消沉、忧郁和沮丧，他们往往把事业上的不成功、生活上的不顺心都归罪于疾病，同时又为由此牵累了家庭而感到烦躁不安。这些老年病人容易产生"何苦苟延残喘"的念头。国内曾有人对住院的内科病人进行心理调查时发现，60岁以上的病人约33％有不同程度的厌世情绪，而中青年病人中仅占4％。

因此，对早年型的老年人一定要在精神上关心和安慰他们，使他们树立起与疾病做斗争的信心，必要时可以考虑给予抗忧郁药（应由专业医生指导用药）。

2. 晚年型　指60岁以后才开始患病的老年人，他们往往不习惯于"病人角色"，他们不承认自己将一直患病，对疾病有一种盲目乐观的看法，相信很快就能根治疾病。一旦某个医生对他说，这病一下子治不好，得慢慢治，他们便会认为该医生无能，而千方百计地更换医生，或服用各种"土方""偏方"。随着时间的推延，当他们渐渐明白自己的确确是一个"病人角色"时，又往往产生烦躁情绪。这些情绪都不利于疾病的治疗。

晚年型老年人的家属，对老年人在患病开始时，就要做耐心的解释工作，最好能配合医生给老年人讲解一点保健卫生方面的医学普及知识，或给老年人阅读一些这方面的科普读物。

3. 轻型　指一些有些轻度症状的患病老年人，如一些患早期慢性支气管炎的老年人，他们的心理活动常和正常老年人差不多。但有的老年人往往不把自己当成病人，情绪乐观、开朗。当然，这种心理状态有有利的一面，即可以调动身体内的积极因素和疾病做斗争；也有不利的一面，即可能忽视必要的检查和治疗，使病情发展。也有一部分老年人，把自己小病视作"大病"，总是忧心忡忡，要求进行各种检查和治疗。

因此轻型老年人对自己的疾病应该有正确的认识，既不要小病大养，又不要熟视无睹，应该及时检查、合适治疗，听从医生指导使疾病早日得以治愈。

4. 重型　指一些患有可能危及生命疾病的老年人，如患心肌梗死、肿瘤的老年人。他们的表现可以各不相同，有的表现为烦躁不安，认为自己的病反正无指望了，不愿意接受治疗，不与医务人员合作，甚至拒绝一切打针、吃药；有的似乎毫不在乎，对严重疾病后果从不考虑；有的则沉默寡言、闷闷不乐，不愿和任何人交谈，严重者还可能采取轻生举动。

为了使这些老年人更好的接受治疗，家属有时需要把真实病情隐瞒起来，不增加病人的精神负担；有的则需要开诚布公的把病情告诉老年人，促使他配合，这要根据不同老年人的心理活动情况来决定。

5. 卧床型　指一些长年累月几乎不能起床的慢性病老年人，如瘫痪、年迈体弱的老年人。他们对自己长期卧床不起焦躁烦恼，而又无可奈何。卧床时间越长，获得外界信息越少，越可能使这些老年人性格发生不良变化，这种变化又往往成为心理活动恶化的先兆，他们所受的身心痛苦较大，开始时还能配合医生和家属积极治疗，但时间久了便怨天怨地，埋怨医生，埋怨家属。有的老年人对身边的人与事还十分敏感，很容易使老年人的心理受到伤害。最后他们由于卧床时间太长，性格反而转为消沉、悲观，心情恶化出现厌世念头。

对于长期卧床的慢性病老年人，家属一定要耐心、热情，生活上、康复治疗上给予良好的照料，全家庭的人员都要多与老年人交谈、接触，多向老年人问候，主动询问老年人的不适与需要，尽量给予满足。如坐在老年人床旁一起聊天、看电视等，使老年人心理上感到充实。

以上5种情况可能交叉出现在一些老年病人身上。但是，无论是哪种类型的长期患病老年人，他们的心理变化往往都要经历以下几个阶段。

（1）转变：这一阶段中，老年人要从"健康人"角色转为"病人"角色，心理变化特别大。许多老年人常常不承认这种角色转变或无视这种角色转变，往往有逞强心理，自信心过度，对医生不信任等心理现象。

（2）不安：这个阶段老年人不得不承认自己已进入"病人"角色，但又很不习惯，内心很向往以前的生活和活动。为此，产生焦虑不安、烦躁等情绪。

（3）稳定：在这个阶段，老年人已适应了"病人"角色，他们的情绪趋于稳定，能安心养病，能配合医生和亲友治疗疾病，治疗效果也往往比较好。

（4）再转变：这个阶段，老年人的"病人"角色又要转变，可能转变为"健康人"的角色，也可能转变为"垂死"角色。有些痊愈的老年人由于习惯了"病人"角色，所以虽然疾病已愈，但他总以为自己是病人，而感到无法活动，要依赖他人。这时，家属要不断的使老年人了解自己病情好转的情况，让老年人在心理上解除不必要的精神负担，轻装上阵。

对于一些病危老年人，虽然可能已进入"垂死"角色，但仍应使他们心理状态尽可能维持在稳定阶段，这样既有利于治疗，又有利于使老年人保持安定的情绪。

总之，长期患病老年人的心理变化是复杂的，这 4 个阶段也可长可短。因人而异。作为老年人的家属应该掌握其一定的规律，注意老年人不同的心理活动特点，使他们在患病期间能够安心养病，保持心情愉快，争取早日康复。

老年病人的自我心理调节方法

现代心身医学研究表明，许多疾病的产生，常以心理因素作为重要发病因素，也可由疾病造成心理障碍，然后又加重疾病的损伤。在老年病人的家庭康复中，心理康复是必不可少的一环。采取相应的心理调节措施，使老年病人恢复正常的情绪状态，对促进康复十分有利。

以下几种方法可供老年病人及家属参考。

1. 意识控制法　当不良情绪困扰时，老年人通过思考，充分认识自己精神状态的不足之处，鼓励自己振作精神、自我安慰，恢复乐观积极的态度，形成一种平衡而欢愉的心境。此方法适用于修养较高老年人，当心理异常时，可通过意识控制来进行自我调节。

2. 暗示调节法　平时有毅力的老年人，当疾病出现困扰而过度愁、悲、怒时，老年人可不断提醒自己"忍一忍，风平浪静"，这样有助于控制不良情绪，也可用"望梅止渴"的方法，自己暗示自己"疾病已减轻，痛苦已消除"，以稳定情绪，增强信心。

3. 注意力转移法　对病程长、反复发作的老年病人，由于长期受疾病折磨，痛苦不堪，可转移其注意力，把精力用于自己感兴趣或者爱好中去，如听音乐、打牌、练书法、读书等。这有助于老年人暂时逃避恶性因素的刺激，还缓解长期的紧张，改善不良情绪。

4. 改善环境法　给老年人整洁、宁静、明亮的居住环境，使人恬静、舒畅、身心充分放松，能有利于消除老年人不良情绪。对长期卧床，或不易进行户外活动的病人，其居室内，更要注意环境调节。能户外活动的病人，要鼓励其走出家门，到鸟语花香的大自然去走走。

5. 交谈调节法　老年人主动向家属或他人倾吐心中的烦恼，得到他们的同情、理解、安慰，也能较好的稳定情绪。交谈可以活跃思维，摆脱痛苦，积极投入康复治疗中去。

为了让老年病人尽快的消除心理障碍，老年人家属应主动创造条件，和老年人多交谈，陪同康复锻炼、娱乐，提供与外界接触的机会，尽可能满足老年人需求，使其在温暖舒适的家庭环境中，积极配合治疗，促进身心健康的恢复。

长期患病老年人的心理康复护理

长期患病老年人由于生活失去自理能力，心理上常常表现为：①情绪焦躁易怒，怨天尤人，但生活上需要别人帮助，即使抱怨发脾气，但又无可奈何。②获取信息少，缺乏与外界沟通，使他们性格发生不良变化，如从原先开朗变为沉默悲观。③依赖心理以及孤独、自尊、敏感并存，使别人误认为"古怪"。

长期患病老年人的这些消极心理问题，不利于康复医疗。那么，怎么样才能避免老年人这样的想法，使其全身心的投入到接受治疗，努力康复到最佳日常生活功能状态呢？

长期患病老年人的家属应该努力做好老年人的心理康复护理工作，以下几点可供参考：

1. 帮助患病老年人找回自我价值　很多老年人步入老年期后，很容易因周围环境和自身产生的变化，而容易贬低自我价值。亲属的尊重可以让老年人从中感受到自身价值的依然存在。家属可以经常和老年人唠唠家常，听老年人讲讲自己以前的故事，就是一种最简单的尊重，也是最简单的帮助老年人通过回忆往事找回自身价值的方法。

2. 充分理解患病老年人的心理　老年人的亲属尝试从患病老年人的心理视角出发，去理解老年人的行为，就会发现，有时患病老年人常常表现出来的愤怒、忧郁以及冷漠等情绪并非是他们的故意刁难，而是他们对于自身处境茫然不知所措的表现。老年人一些似乎"怪异举动"，或不良情绪都是有其原因的，我们要先设身处地地站在老年人的立场来考虑问题，尽量去体贴他们的感受，而不是先以指责、怨怒作为"对话"。许多争吵都是由于情绪上的一时激动，事后发生争执的双方可能都会对自己的举动后悔。那么，就让对老年人、对长辈的爱来消除一切"误解"吧，如果我们从爱着手，老年人的许多问题都可以迎刃而解了。

3. 与患病老年人坦诚相待　我们与老年人的交流不能停留在机械地询问阶段，而是以心交心。"含蓄"是中国人的传统特点，但这往往造成情感交流的缺乏，有些时候感情是要表达出来的，毕竟每个人的思维方式不同、理解问题的视角和方法也不一样。曾有位老年人常年患病身体非常虚弱，儿子非常孝顺的来探望他，照顾他，询问他的病情，但却很少提到自己的事，有时老父提到，他就非常简略的一带而过，因为在他看来，父亲没有必要知道自己的事，知道他帮不上忙，父亲只需要安心养病就行了。其实他这种想法是错误的，如果他能坦诚地与父亲交换意见，父亲一定感到自己被尊重、被信任，父子之间的情感交流也会更深一步。而从儿子的角度来讲，即使父亲帮不上什么忙，拥有一个非常爱你的、愿意理解你的倾听者，这样的幸福不是也很难得吗？反之，对于父亲的关心和询问置之不理，父亲会丧失为父的尊严，觉得自己只会给别人添麻烦，没有什么用处，也不被别人需要，要让老年人觉得有自尊。

一个人只要真诚，总能打动人的；即使人家一时不了解，日后仍会了解的。因此，彼此坦诚不仅可以增强感情，帮助老年人克服疾病的信心，也会让我们有更多的机会来了解患病老年人的内心需求。另外要提到的是，一些子女会有这样的心理：不愿意和老年人谈及他的病情，往往怕老年人担心或者多想。但其实有时候老年人并不是我们想象的那么脆弱，况且老年人都有了解自己疾病的需要。

有时我们用真诚的态度与老年人交换对病情的看法，对积极治疗也是很有效果的。当然，这不是说所有的交流都要口无遮拦想讲就讲，而是要掌握一定的说话技巧，在适当的时候讲，既要做到不敷衍老年人，同时也要做到帮助老年人树立积极接受治疗的坚定信心。

4. 树立长期患病老年人生活的信心　针对长期患病老年人的以上特点，

作为子女或者看护人员，一定要细心加耐心，既要留意到老年人每一个细微的心理需求，同时也要能够体谅老年人久病未愈的心情。照顾卧病在床的病人的家人往往要忍受老年人奇怪的情绪发作而不能动怒，因此耐心是十分必需的。态度要温和，不要用尖刻的语言来伤害老年人，前面我们提到老年人特有的敏感，因此我们要尽量小心，避免因言语不慎而激怒老年人，损伤了他们的自尊。

最重要的是，是帮助老年人树立生活的信念，让他们明白只要人生活得有意义。老年人自己也应当努力重新挖掘个人在生活中的价值，明白自己是被家人需要的，绝不是什么累赘？虽然患病，但也可以做一些简单的事，看看书读读报，监督放学回家的小孙子做作业……有这么多可以做的事情，活着的确又美好又有意义。

延缓老年人的记忆衰退

很多老年人常感叹自己的记忆力不如以前，每天不是找老花眼镜，就是找钥匙……记忆差是很多老年人感到十分苦恼的问题。那么，随着年龄的增长，老年人的记忆是否会衰退？如何延缓老年人的记忆衰退呢？

心理学家的大量实验研究表明，老年人的记忆力会随着年龄的增长而趋于下降，但是这种下降程度是很小的，有的心理学家根据记忆力衰退速度的大量实验做了这样的概括：假使 18～35 岁的人记忆成绩平均为 100，那么，36～60 岁的人的记忆力成绩平均为 95；61～85 岁的人记忆力成绩为 80～85。由此可见老年人的记忆力虽然随着年龄的增长而呈逐渐下降的趋势，但下降速度是缓慢的。

记忆是人脑对过去的经验中发生过的事物的反映，它主要以回忆和再认的方式表现出来。以前感到过的事情不在目前，把对它的反映重新呈现出来，这称为回忆；客观事物在目前，感到熟悉，确知是以前感知过的，这称为再认。

有不少心理学研究者研究过再认的年龄差异，有的还将再认和回忆的年龄差异作了比较。结果回忆的成绩随着年龄的增长而呈明显下降趋势，而再认在 60～70 岁时还能保持和年轻人差不多的水平。心理学家还研究发现，如果能提示线索，那么老年人的和年轻人的差异就会小些，这和"再认"的情况类似，就是说有刺激物或和刺激物有关的东西做提示时，能帮助老年人的辨认和回忆。

因此，为了弥补老年人记忆力的减退，应注意提示备忘，其中记"备忘录"是一种常用的有效办法。凡出外或在家中办几件事情等，事先都可以写在备忘录上，以备查考。

科学研究的结果以及日常生活经验都告诉我们，老年人对较为远期的经验或事物保持的记忆较好，如对往事的回忆比较清晰而富有情感，甚至对往事的某些情节都能记忆犹新，栩栩如生地回忆得出来；而对新近识记的材料或对新近发生的事情却记忆却很差，如识记新的外文单词、陌生人的姓名、相貌等，再认或回忆时往往张冠李戴，甚至挂一漏万，差错很多。

对老年人来说，对需要记住的东西在刚一看过、听过时，马上就会默诵几遍，这样会有助于记忆。

懂得了的东西容易记住，而且保持得也好。用这样的方法不但获得了很多知识，同样也锻炼自己的记忆力。因此要获得知识，首先要重视对学习内容的理解，然后意义的联系就容易形成了。对老年人来讲，其理解记忆力并不比年轻人差，记忆的年龄差异主要是老年人的机械记忆能力有所减退。

所以，老年人要对学习的新材料、新知识，要善于利用自己的丰富生活经验去理解其中的中心意思，而不要停留在一般的读与看的水平，这样，老年人的学习能力不但不会比年轻人差，有的方面，还可能强于年青人。另外，制造想像使无关事物间建立联系也是学习的好方法。

加强学习和记忆的方法有很多，关键是老年人要善于根据自己的情况去多方联想，灵活应用；善于理解、分析和概括。脑子要多动、多用。俗话说得好，"好脑子不如勤笔头"，勤写勤记也是延缓老年人记忆衰退的有效方法之一。

延缓老年人的智力衰退

智力是综合的心理特征。心理学家研究指出，老年人尽管达到高龄后，智力水平会下降，但并不是所有的智力功能都在以同一速度一齐下降。如知识、词汇和理解等方面的能力，成年后这些能力随着年龄的增长非但不减退，反而有所提高，直至 70 岁或 80 岁后方可出现缓慢减退。而知觉整合能力、注意力、近记忆力，反应速度和思维敏捷性等，在成年期达到高峰后，由于大脑神经系统、感觉器官和运动器官的生理结构和功能变化，随着年龄增长而下降得较快，较早出现衰退。所以，心理学家明确指出，不能笼统地说智力随着年龄的增长而减退。这种认识不仅缺乏科学根据，而且不利于"老有所学""老有所为"，不利于提高老年人的生活质量。

延缓老年人智力衰退的对策是：

1. 加强智力功能的训练　健身与健康的秘诀并不在使用"补药"，世界上没有可以让人聪明的药，而在于锻炼身体和勤于用脑。心理学家研究指出"人的大脑受训练越少，衰老也就越快"，由于老年人的智力，有一定可塑性，进行智力功能训练，可以改善老年人的智力。

为了延缓老年人智力衰退，对老年人进行智力功能训练的常用方法如下两种。

（1）反复训练法：研究指出，如果把某种学习或操作，在短时期内重复多次，就可以改善老年人的智力。

（2）反馈法：即及时告诉老年人所做的反应正确与否，有利于改善老年人反应或改进判断。经过训练，不但可以改善老年人的智力还会使他们增强自信心，感到生活有意义、有乐趣，有利于身心健康，提高老年人的生活质量。

2. 保持必要的社会交往　研究指出，时常保持必要的社会交往，同自己的家人住在一起，生活活跃的老年人，往往可以长时间地保持自己的智力；而老年人自己独居，与世隔绝，不与人交往，把自己封闭起来的老年人，智力衰退变快得多。衰退的最快的是那些一辈子没有自己的事业，生活圈子历来狭小的老年寡居妇女。因此要保持和改善自己的智力，就得迈开双脚走出家庭生活的小天地，与社会接触，与人交往，以及时摄取新信息，给大脑提供及时供应新的"营养"。

3. 合理安排生活和环境　老年人千万不要丧失自信心，自认为自己的脑子不中用而不肯再用脑，也不必担心脑子会用坏而不敢用脑。其实只要合理安排生活，用脑适度，有劳有逸，就会有利于脑的保养。但是，老年人比青年人容易疲劳，因此，看书、学习或看电视的时间都不宜过长，持续一段时间后，最好能更换另一种活动方式，以利于尽快解除疲劳。脑力和体力活动如能交替进行康复效果会更好。

此外，家庭及居室环境布置得富有色彩，对老年人的心情有重要作用。环境刺激多样化，可促进视觉、听觉、嗅觉、味觉和触觉等各种感知觉，从而促进智力活动。所以，在老年人起居活动的场所，可摆设一些他们喜爱的花卉盆景、图画或工艺品等，也可以播放轻松悦耳的音乐，这样的环境可改善智力活动和老年人的精神状态，从而延缓衰老进程。

6 音乐疗法在老年人家庭康复中的应用

中医学认为，文娱康复方法能通过对人体"形、神"的影响，从而达到康复身心的目的，文娱康复方法很多，如音乐、舞蹈、戏曲、游戏、弈棋、打牌、弹琴、钓鱼、书画、放风筝等，其中以音乐康复疗法最受人们重视。所谓"音乐疗法"就是通过欣赏音乐对人体产生生理和心理的影响，利用音乐对人体的这些特殊的影响而达到保健和防治疾病的目的。的确，优美动听、明朗轻快的音乐不亚于补品、"良药"。

音乐治疗在古代早已萌芽，我国宋代文学家欧阳修曾用弹琴和听琴音的方法治好了自己的抑郁症。清代名医吴尚先也曾说过："七情之病也，看花解闷，听曲消愁，有胜于服药者矣。"

到了现代，由于科学的发展和音乐的广泛应用，形成了一门音乐与医学相互渗透和交叉的新学科——音乐治疗学。在现代医院和康复中心，相应地建立起音乐治疗室，音乐治疗成了康复治疗的一个组成部分。音乐疗法在老年人家庭康复医疗中，也是一种轻松愉快、有效的康复方法。

如今，在我国大江南北的各地城市中，老年人广泛流行的"广场舞"，其实就是老年家庭康复中运动疗法和音乐疗法有机结合的一种良好延伸，值得大力推广。

音乐疗法的效应

音乐之所以对人之"神、情"具有特殊的影响力，主要是通过节奏与旋律而起作用的，对老年病人来说音乐尤其是一味滋养生息、延年益寿的"良药"。他对老年病人的作用是多方面的，赏心悦耳的音乐，对改善老年人的身心健康，包括心血管、内分泌、神经、运动、消化等各个系统的生理方面的健康，以及听觉、情绪、情感等心理方面的健康，都有积极作用。美国研究证明，音乐家寿命比一般人长 5 年以上。实践证明，有的高血压病人听一首小提琴协奏曲，能使血压降低 10 毫米汞柱。

由于老年人社会文化背景的不同，他们的音乐经验，对音乐理解、欣赏习惯都有差异。就我国目前的国情来说，大部分的老年人对于音乐文化还是比较生疏的，那么音乐康复疗法，对这些老年病人是否有效呢？回答是肯定的。

因为音乐康复治疗同音乐欣赏是两个完全不同的概念，尽管他们在一些方面多少也有关系，但音乐康复治疗中，并不以人们对音乐的欣赏能力，作为康复效果的必然途径。音乐治疗可以通过音响，包括响度、音调、音色、和声等多个方面，以及他们的有机配合，直接地造成人的感知、情绪的变化，从而达到心理治疗的目的。它不能治疗人们的"文化缺乏症"，不能改变人的欣赏意识，但能治病。在日本福冈市康复医院，采用音乐疗法为高龄老年人治疗脑卒中。开始时，让病人听莫扎特和舒伯特的优雅乐曲，使病人感觉轻松；病情稳定后，播放贝多芬的雄壮乐曲，取得较好效果。音乐疗法是通过心理—生理效应起康复作用，如情感效应、联想效应、心身效应、振动效应等。

1. 情感效应 音乐传递的有情感性的信息直接引起听者感情上的交流和共鸣，产生喜乐哀怨情绪。

2. 联想效应 音乐最能引发联想和想象，引起听者联想起有关的经历，或想像相似的情景和体验，从而感到愉悦、欢喜或伤感、哀愁。

3. 心身效应 听曲引起的心理情绪变化，能影响交感神经和迷走神经系统，进而调节身体的生理功能，引起松弛反应或兴奋反应，表现在心率、血压、肌电、皮肤电阻、皮温、胃肠活动等相应的生理变化中。

4. 振动效应 音乐声波的机械性振动，会引起体内器官活动节律相应的反应，从而调整心跳、呼吸、胃肠活动的节律。

音乐疗法在老年人家庭康复中的适应证

根据国内外音乐治疗界的经验，老年病人如有下列情况，都适宜接受音乐治疗：

1. 失眠，或夜睡不宁的老年人，适宜听镇静性乐曲以便催眠助睡。

2. 精神紧张、兴奋过度的老年人，适宜听镇静性乐曲以便使身心松弛。

3. 患高血压的老年人，适宜镇静性乐曲以便放松、镇静、降压。

4. 头痛、腰痛、肩背痛，尤其与情绪紧张或抑郁因素有关的老年人，适宜听镇静性乐曲或解郁性乐曲以便宽松阵痛。

5. 帕金森病老年人肌肉僵硬、动作不稳，适宜听赏镇静性乐曲，帮助肌肉松弛，身体放松。

6. 冠心病、心脏神经症的老年人，适宜于听镇静性乐曲以舒缓精神紧张，调整心律、血压。

7. 情绪抑郁、焦虑、愁闷、不安的老年人，适宜听解郁性乐曲以宽心解郁，提神去闷，消虑安神。

8. 胃纳不佳、食欲不振、功能性消化不良的老年人，适宜听解郁性或镇静性乐曲，以便怡情健胃。

9. 老年智力衰退、反应迟钝、认知障碍、记忆力、注意力减退，适宜听兴奋性乐曲以健脑益智。

10. 患阿尔茨海默病（老年前期痴呆）的老年人，可试听兴奋性乐曲或解郁性乐曲治疗，以便提高大脑皮质觉醒程度。

著名美国音乐疗法专家爱德华·伯德尔斯基认为，对音乐疗法有较明显效果的适应证有精神紧张、老年精神抑郁症、神经衰弱、失眠、神经性头痛、胃肠功能紊乱、高血压、冠心病、脑卒中、帕金森病、老年智力衰退、阿尔茨海默病等。

音乐疗法的注意事项

在采用音乐疗法时应注意以下事项：

1. 尽量选用针对性强的音乐与名曲，才有较理想的感染力。

2. 老年人在家里实施音乐康复时，要求专心，听音乐时不要做其他事情，以发挥音乐的最佳感染力。

3. 在听音乐时，老年人如能随着乐曲进行一些随心的意想，则效果更佳。

4. 每天 1～2 次，每次 30～60 分钟，以老年人的体力和兴致而定。

5. 对老年人自己善歌者，尽量让其弹唱自己选定的内容，并以适当方式鼓动情绪，也可以结合舞蹈或运动疗法一起进行。

6. 如在家庭中根据病情，配以相应的灯光、色彩、香花，可增强效果。

7. 音乐疗法也可以结合其他康复训练一起进行，如在做被动运动时，播送有关音乐，也可增长效果。

8. 老年病人应忌听以下类型音乐：①每分钟节拍超过 70～80 拍的音乐，超过老年人心跳数时，老年人会觉得心跳快，似乎连呼吸也跟不上，心情紧张。如快节奏的迪斯科。②过于缓慢的曲调，令人憋气、难受。③过分长久激烈的大型乐器合奏，使老年人坐立不安。

老年人听上述类型音乐，一旦受不了，除了使听力变坏外，还会出现烦躁、记忆减退、头痛、失眠等症状，这些情况应引起注意。

音乐疗法的选曲

老年人在家庭康复音乐疗法选曲时，应注意以下原则：

1. 缓慢清悠的旋律，多具有安神宁心，消除紧张、焦躁情绪，镇静催眠的作用。如《幽兰》《梅花三弄》《病中吟》《春江花月夜》《空山鸟语》《平沙落雁》，以及肖邦《前奏曲》、施特劳斯的华尔兹舞曲、莫扎特《摇篮曲》等。

2. 节奏鲜明、优美动听的乐曲有开畅胸怀舒解郁闷的作用。如《流水》《阳关三叠》，以及施特劳斯《蓝色多瑙河》、舒曼《梦幻曲》等。

3. 情绪兴奋、愤怒、狂躁的老年病人可选用节律低沉、凄切悲凉的曲调达到"悲胜怒"的效果，如《小胡笳》《葬花》《四季歌》《天涯歌女》，以及勃拉姆斯《摇篮曲》，德彪西《月光曲》等。

4. 神情低沉、消极的老年病人，可用鲜明、高亢、激昂的节律，或悲壮的旋律，有"怒胜思"功效。《离骚》《满江红》《国际歌》《松花江上》《黄河大合唱》《大刀进行曲》以及贝多芬《命运》第一乐章、柴可夫斯基《第六交响曲》等。

5. 悠扬的旋律和多变的节奏，可消除悲哀、忧思、郁怒、紧张、苦闷等神情，为老年病人康复中最为常用。如《百鸟行》《鸟投林》《孔雀开屏》《鹧鸪飞》《百鸟朝凤》《黄莺吟》《回娘家》，以及贝多芬《第六交响曲》、比才《卡门组曲》等。

第六章

脑卒中的家庭康复

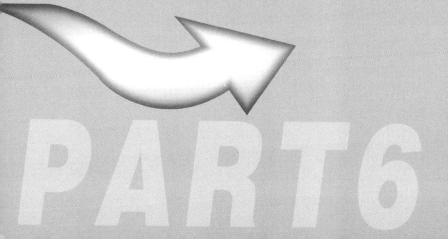

PART6

脑血管病是严重危害人民生命和健康的常见病，占我国病人死亡率之首。我国患脑血管病病人达600万以上，其中主要是老年人。脑血管病不仅死亡率高，致残率也非常高，约达86.5％。它不仅给病人带来痛苦，也给家庭、社会造成压力。因此，除了要降低其死亡率之外，同时还应重视脑血管病恢复期的康复医疗，以减少脑血管病复发和最大限度地减少其致残率，减轻后遗症。脑卒中是脑血管病中最重要的病种，主要可分为缺血性和出血性两大类。脑卒中常见的后遗症有：偏瘫（一侧肢体不能活动）、失语（不能说话）、认知障碍（认识和感知事物有障碍）、情绪和行为异常、日常生活不能自理等。这些功能障碍通过康复治疗能得到不同程度的恢复，使老年人能适应家庭及社会，最大限度地回归社会。

近年，大量国内外康复医学实践表明，经过早期康复治疗和训练的病人，70％～90％在脑卒中后6个月内能恢复行走，30％的病人能恢复一些日常生活活动，24％病人其上下肢活动功能能基本恢复。康复治疗在改善和恢复脑卒中老年人的运动、感觉、认知功能，改善日常生活活动和能力等方面有着重要作用，是临床医学不能代替的，家庭康复医疗和训练对提高老年人脑卒中病人的生活质量，具有重要意义。

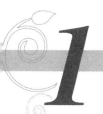

1 急性期脑卒中老年人的康复措施

国内外近30年康复医学的研究和实践表明，脑卒中老年人早期康复医疗对减少病残率和病死率有着极其重要的意义。这里指的是早期康复，也就是指老年人发病后的急性期，还在医院急诊观察室内或病房内，家属在床边护理的同时，就可以开始床边康复医疗了。

急性期床边护理的知识，如吸痰、保留导尿、观察病情等，这里不再赘述。以下主要介绍家属必须做的床边康复医疗措施，这对预防或减轻脑卒中后病残是十分重要的。

1. 肢体功能位　脑卒中病人若出现肢体瘫痪症状，躺在病床上的姿势与位置，并不是可以任意自行放置的。否则，将会引起病人关节挛缩变形，影响将来的活动功能康复，应该让病人保持肢体功能位置。老年人肩关节功能位为"敬礼位"即肩关节外展 50°，内旋 15°，屈 40°，使肘关节与胸部平，拇指指向鼻子。并经常变换 3 种位置（图 6-1），以防止关节畸形发生。肘关节屈曲 90°位，也可变换成伸直位，防止屈曲及伸直畸形。手腕关节背屈 30°～45°的位置，手指轻度屈曲，可握 1 个直径 4～5 厘米的长形轻质物，如泡沫塑料块、小布袋等。

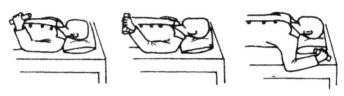

图 6-1 瘫痪肢体肩关节变化的 3 种姿势

病人的臀部髋关节伸直，腿外侧可放置沙袋或枕头，防止下肢外展外旋位畸形。下肢膝关节伸直，防止屈曲畸形。足要与小腿成 90°，防止足下垂（图 6-2）。随着体位的改变，下肢髋、膝关节也需变换成屈曲或伸直的位置。

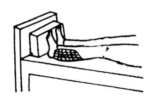

图 6-2 下肢功能位

2. 家属要给病人做被动活动　脑梗死的老年人在发病的第 2 天，脑出血的病人要等病情稳定后，才可做小幅度的、动作轻柔的被动活动。急性期每个关节都可做简单的被动活动，每天 3～4 次，每次活动 5～6 次。

3. 预防褥疮　办法是防止身体软组织长时间受压，特别是骶部、臀部外侧面及内、外踝等部位。一般每两小时翻身 1 次，翻身时压迫面部的皮肤涂擦 30%～50% 乙醇，并在关节突出处进行按摩，每次 2～3 分钟。

4. 预防深部静脉炎　老年人家属要给病人多做肢体按摩。

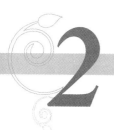

2 急性期后脑卒中老年人的康复训练

脑卒中老年人在顺利度过急性期后，意识转为清醒，血压、脉搏、呼吸均达稳定，这时就可以在家属帮助和鼓励下，开始进行功能训练。一般情况下脑血栓病人距发病 1 周、脑出血病人发病 3 周后，即可进行康复训练。脑血栓病人若发病时无意识障碍，仅只有偏瘫，第 2 天起就可以进行功能训练。

功能训练的内容有以下几个方面：

1. 被动运动　脑卒中老年人瘫痪的肢体关节，常常有肿胀、疼痛，并伴有活动度受限。被动运动可以避免关节强直，牵伸肌肉肌腱，预防挛缩、畸形、萎缩，促进瘫痪肢体主动运动的出现。家属在给脑卒中老年人做被动运动时，可以结合按摩。活动幅度要从小到大，活动从近端关节开始，再至远端。健侧上下肢与瘫痪一侧要做相同的动作，这种交叉训练有利于患侧的恢复。老年人还可根据动作，进行相应的"假想"运动。

（1）上肢被动运动：第一节肩部运动。一手托住病人上肢肘部，一手将病人上臂外展、复原，再向前做上举动作。在肩关节瘫痪初期，关节周围肌肉松弛，要防止被动运动造成关节损伤或脱位，因此动作要缓轻，活动范围要小，不超过 90°为好。第二节前臂运动。一手托住病人手腕，掌心向上，另一手托住肘关节，抬起前臂向上臂靠拢，做屈曲伸展动作。伸直前臂，使掌心向下，做前臂内旋动作。第三节手部运动。一手握住病人手指，另一手握住前臂远端手腕之上，帮助病人手腕屈伸运动，再帮助病人手指作屈伸运动。第四节按摩运动。上肢平伸，由上向下进行按摩，可先自肩部周围开始，然后上臂、前臂，再按摩手部。

（2）下肢被动运动：第一节勾腿运动。抬起病人一条腿，使膝关节保持伸直，一手托小腿下部，一手捏住脚底前方，向前推脚前掌部，使足尖勾起，再向后使脚面绷起。第二节转足运动。保持以上姿势，手推脚底前部，由外向内，再由内向外做旋转运动。第三节伸腿运动。一手托住踝部，一手握住膝部，使大腿抬起（角度大小视病人具体情况而定），小腿下垂，一手按膝，一手顺势将腿抬起，使腿伸直。第四节绕膝运动。一手托膝窝，另一手捏脚心，由外向内、由内向外绕膝运动。第五节压腿运动。一手扶膝，一手扶小腿前下部，保持屈膝收腿姿势，将小腿压伤大腿，大腿压向胸部。第六节转髋运动。两手同时扶膝，使双腿保持屈膝收腿姿势，然后捏住双膝，由右向左，再由左向右做关节转动，并可根据病情逐渐扩大范围。第七节下肢按摩。将腿平伸，两手按住大腿上部，由上向下做提捏式按摩。

一般情况下，每天做被动活动2～4次，每次同一动作可做5～6遍，开始做时动作要轻，幅度不宜过大，以老年人不发生疼痛为主原则。

2. 本体促进法训练　这是利用人体各种神经生理反射，来诱发患脑卒中瘫痪病人的随意运动。主要有以下几种训练方法：①被动地将老年人患侧上肢上举过头时，手指可诱发伸展运动。②老年人仰卧位、健侧下肢髋关节外展或内收，并加以外力抵抗，可诱发患下肢运动。③老年人用健侧手指用力握拳，诱发对侧手指屈指运动。④老年人头旋转向你伸展的健侧上下肢，能诱发促使对侧上下肢屈曲运动。⑤老年人头颈前屈，能促进上肢屈曲及下肢伸展运动。⑥老年人头颈后仰，能促进四肢伸肌张力增高。⑦老年人上半身向右旋转，促进右上肢屈曲，右下肢伸直；向左旋转，促进右上肢伸展和右下肢屈曲。⑧老年人仰卧位，大腿向腹侧屈曲时，诱发足关节背屈。

以上各种反射不是每位脑卒中老年人均可诱发出来，仅供选择性应用。

3. 床上运动训练

（1）床上健肢给患肢做被动运动：康复医学实践揭示，脑卒中偏瘫老年人在床上用健侧肢体运动可对偏瘫一侧肌力产生有利的影响。另外，这样可以使病人仍保持健侧肢体的肌力，防止肌肉萎缩，同时，也可以使病人自己给患侧肢体做被动运动，这对瘫痪的康复是非常必要的。具体方法见图6-3～图6-8，每天2～4次，体弱的老年人可选择其中几个动作来做。

（2）床上主动运动：病人仰卧位时，可以头、双肘及臂为支点，腰向上抬起增强背肌锻炼。仰卧位下肢压以沙袋，慢慢仰卧起坐锻炼腹肌（以上动作量力而行，不适宜高龄及体弱老年人）。在锻炼中必须注意呼吸要自然，不能憋气。还可以练习向上、向下、向左、向右移动、左右翻身以增长躯干肌肉的力量。

4. 配合针灸治疗　有条件的家庭，还可以给老年人配合针灸治疗。上肢取穴以合谷、内关、外关、曲池、肩俞、肩峰为主。下肢可取环跳、风池、委中、足三里、三阴交、昆仑、解溪、太冲。每天 1 次，20 次为一疗程。

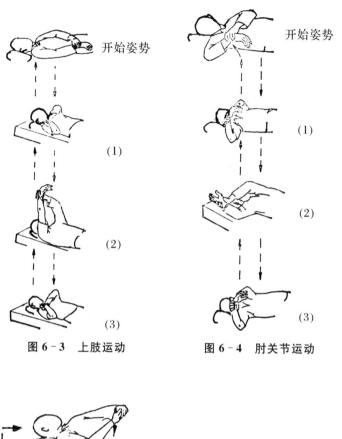

图 6-3　上肢运动　　　　图 6-4　肘关节运动

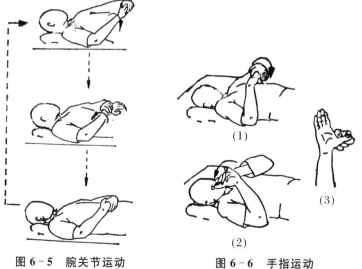

图 6-5　腕关节运动　　　　图 6-6　手指运动

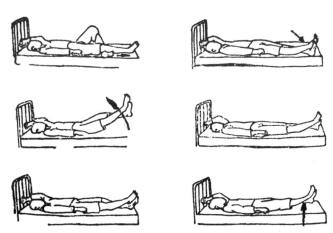

图 6-7　下肢上举运动　　　　　图 6-8　下肢外展运动

5．腹式呼吸训练　大多数的脑卒中偏瘫老年人在进行康复训练时，往往会出现"屏气"现象，导致血压的升高，并有可能诱发脑出血、心绞痛、心肌梗死，所以强调偏瘫老年人出院后进行家庭康复训练时，采用正确的呼吸方法具有重要意义。一种正确的呼吸方法不但可以增强老年人的心肺功能，而且可以减少运动中意外的发生。

老年人为了在康复训练时，能够无意识地采用正确的呼吸方法，必须每天花费一定时间坚持腹式呼吸训练，即让老年人躺在床上、坐在椅子上或站立，用鼻深长缓慢的吸气，同时使腹部慢慢隆起；随后用口缓慢吐气，同时腹部慢慢塌陷。开始时可以单独训练。每天 2～3 遍，每遍 20 次，熟练后可在运动时，配合着呼吸训练。

6．"半桥"训练　"半桥"训练即病人采取仰卧位，髋关节和膝关节自然屈曲至一定角度，以使双足垂直立于床面，进行抬臀训练。这种"半桥"训练不仅能练习腰腹部肌肉，还能练习伸展髋关节，对病人以后站立、步行功能的康复具有重要作用。开始练习时，可双膝关节并拢下进行，后期可以双膝分开进行训练。

病人出院回家后，每天可练习 10 组，每组 10 次，早晚各 5 组。练习时病人不要双唇紧闭，应张口呼吸，以免引起血压升高。体弱的老年人要小心慎练，训练次数可根据个体情况而定，由少到多。高龄老人禁止练习。

脑卒中急性期，老年人的各种功能障碍可能表现得比较多，这是因为除脑血管损伤的病灶中心引起脑功能障碍外，病灶周围脑组织由于水肿、压迫、渗出等因素，功能也同时受到影响。但这些影响是可逆性的，因此在脑卒中老年人康复过程中，首先要保持和锻炼健侧肢体的能力，其次再锻炼功能受影响的肢体。最后，针对病灶中心损伤所致瘫痪的功能进行康复。这样紧密联系病情，进行康复医疗效果很明显。

3 脑卒中老年人的家庭康复目标

急性期脑卒中病人在出医院前已经在进行康复训练，出院后应该在家庭环境中继续进行力所能及的功能训练。在自己的家里，老年人有更好的条件重新学习生活自理和改善情绪，除了老年人自己要有积极性外，更重要的是要靠家人的关心和鼓励。

脑卒中病人家庭康复的目标是：①恢复步行。②恢复语言交流能力。③恢复生活自理能力。④改善情绪和心理状态。⑤适应家庭和社区的环境。⑥争取参与社区生活。⑦预防脑卒中再复发。

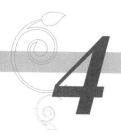

4 预测瘫痪肢体的康复程度

脑卒中偏瘫老年人的瘫痪肢体能否恢复？好转到什么程度？这是脑卒中老年人和他们的家属所急于了解的。以下简单的运动试验方法，每月测试1次，连续半年，可以大致推测出脑卒中偏瘫老年人瘫痪肢体究竟能恢复到什么程度。

瘫痪上肢恢复的预测

瘫痪上肢绝大多数都是从肩部先恢复，其次为上臂和前臂，以手指的活动功能恢复为最迟。而手指活动功能好转的程度与日常生活，如能否自理穿脱衣服、进食、如厕、写字、持物等关系很大。因此，一般都以手的活动程度作为上肢功能恢复的标志。

脑卒中后，手始终能保持向各方向运动，估计基本能恢复正常的功能。如果在脑卒中后 1 个月内，手指能恢复活动的，估计大部分能恢复正常功能，但有一部分只能恢复部分功能。发病后 3 个月手指才能活动，则仅有一部分能恢复部分功能，而大部分功能将会丧失。发病后 3～6 个月以上手指还不能动的，那手的功能以后基本上就难以恢复了。

瘫痪下肢的预测

老年人取仰卧位，令其将伸直的瘫痪侧下肢离床向上直抬，如能悬空的完成膝关节伸、屈动作，估计将来能恢复到独立行走。若能将患侧下肢直抬离床，但不能悬空做膝关节屈伸运动的老年人，估计至少能恢复到扶杖行走。如老年人的患肢不能离床直抬，仅能沿着床面蜷曲膝关节，并保持这一位置，或者虽然不能主动屈伸患肢，但能保持膝关节屈曲位而不向两侧倾倒，估计多数能扶杖行走。倘若半年后老年人的患肢仍不能达到上述要求，那么恢复行走功能的可能性就极小了。

对于脑卒中后偏瘫的老年人，不论是上肢还是下肢，持之以恒的康复锻炼，对肢体功能恢复快、恢复好起着重要作用，老年人决不能静待自然恢复，而贻误康复最佳时机，可能会造成终身遗憾。

5

坐、立、步行康复训练

脑卒中偏瘫老年人的坐、立、步行功能的康复是独立生活的重要步骤，等于老年人第二次"学习"走路，也是功能康复过程中的重大"飞跃"。当然，并不是每一位脑卒中偏瘫老年人都能恢复到独立行走，这还取决于老年人脑卒中后的病情轻重、年龄、心肺功能、合并症、继发关节畸形、肌肉萎缩等因素。

偏瘫老年人步行康复训练，首先要从坐、立开始训练，可以分起坐、站立前准备、站立、步行 4 个阶段进行。

卧床老年人在坐立锻炼前要做好思想准备，避免精神紧张。老年人对自己瘫痪也要有足够的认识，以免误认为自己跟健康人一样，莽撞前进，反而造成摔倒。老年人在进行步行锻炼前，还要测试一下自己的心肺功能情况，如有心慌、气短，常有头晕、头痛者，心率超过 100 次/分，呼吸超过 25 次/分者，那么锻炼宜暂缓进行。

在进行步行康复训练前，老年人也可在家属看护帮助下，进行一些辅助训练。

健患联动训练

部分脑卒中偏瘫老年人，偏瘫侧上肢或下肢仍不能独立地上举或抬起，所以老年人可以用健侧肢体辅助患侧肢体进行运动，以促进患侧肢体功能的恢复，促进坐立、步行功能的康复。

以下几个健患联动的动作训练，偏瘫老年人可以选做或者全做：

1. 助患手上举　双手手指交叉互握置于胸前，注意病人拇指要压在健手拇指上，然后健手带动患手用力前举或上举过头，尽量做到肘关节伸直，仰卧位、坐位、站位均可。此外，在仰卧位前平举时，还可做左右摆动（头部尽量同步转动），肩部环绕运动（顺向、逆向都要做）。

2. 健手击拍　将患侧的手臂置于胸前，用健侧手掌或拳头从患侧肩部沿上肢外侧拍打至手部。

3. 捏挤患手　用健手拇指、示指、中指沿患侧各手指两边由远端向近端捏挤，并牵拉大拇指，使虎口开阔。

4. 环绕洗脸　用健手抓住患手使其伸展，然后在健手带动下在脸部做顺时针和逆向模仿洗脸的动作。

5. 直腿抬高　双腿交叉，健腿置于患腿下，双腿同时抬离床面，注意膝关节尽量伸直，并可向左右移动相互交叉的双腿。

6. 健足敲膝　用健侧足跟从患侧膝下沿小腿前外侧由上向下至足外侧来回敲打。

上述动作每个动作重复 10～20 次，每天做 2～3 次，动作轻柔缓慢，不宜过快，以不引起疼痛、疲劳为度。

坐位训练

坐位训练是步行和日常生活动作训练中最基本的，如果病人能坐起，对于进食、大小便、上肢活动均带来很大方便。坐位进食可以防止呛咳或气管窒息，坐式有利于大便的排出，坐位穿衣方便，坐着轮椅可以四处活动，另外坐位锻炼对预防肺炎、褥疮、泌尿系统感染均有良好作用。一般神志转清醒的脑血栓老年人，发病后 7～10 天（无意识障碍的，可在发病第 2 天）；脑出血的老年人在发病后 20～30 天，都可以进行坐位训练。

家属在床上放好靠垫，老年人以健侧上肢支撑，缓慢坐起。开始时，可以半卧位（30°左右），每天 2 次，每次尽量坚持 5 分钟。如果老年人无头晕、恶心等不适，可以隔天提高半卧位角度，每次 10°；也可隔天延长半卧位时间，每次延长 5 分钟。这样交替进行，直至可坐起 80°，始终维持 1 小时。

坐位平衡训练

在起坐训练同时，还要训练坐位平衡，即用枕头或其它垫子垫在偏瘫一侧上肢外方，背部靠垫。但在开始时家属要轻轻扶持，否则老年人在开始时易向患侧后外方倾倒。如果能在家属扶持下，背部不靠，静坐 1 小时，就可让老年人坐在床沿，两足着地，或者床前放个小凳，让老年人两足踩在小凳上。也可让老年人用健侧手握住床架，家属双手扶住老年人两肩，每次保持此姿势，20～30 分钟，每天 3～5 次。再过渡到家属可以放开双手，老年人自己能扶床保持平衡坐位，直至老年人完全能自行坐稳、站起。也可以在后床架上系上助力带，让老年人借力于拉助力布带练习坐起。

站立前准备训练

这是由一套康复训练操组成，老年人每天可 3～4 次，每节做 10 遍，一般做 10 天左右，视老年人康复情况而定。

第一节，老年人坐在床沿，两腿分开，两脚着地，以手撑床，在上肢支持下，身体慢慢地向左右倾斜。

第二节，姿势同上，用健侧上肢将偏瘫一侧上肢托起，然后以健侧下肢托起偏瘫侧下肢，交替进行。每次托起要保持 5～6 秒，然后在手支撑下做躯干左右旋转运动。

　　第三节，姿势同上，使头及身体尽量前屈，每次 15 秒。

　　第四节，姿势同上，家属扶住老年人两上肢肘部，老年人两上肢在胸前交叉，老年人是自己臀部略离床沿，身体稍向前屈，并向左右两侧做弯腰动作，每次 5 秒钟。

　　第五节，家属扶住老年人两手，使臀部离床站立。（图 6 - 9）

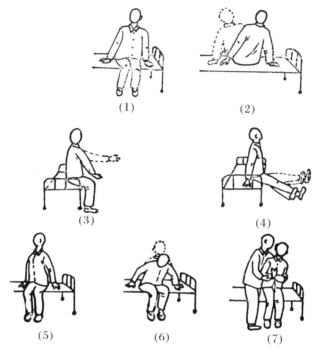

图 6 - 9　站立前准备训练

站立训练

　　如病人在站立时出现心慌、出汗、头晕、眼花，甚至昏厥，应立即马上采取卧位。站立训练要暂缓进行。

　　站立训练时家属一定要注意老年人站立的姿势，大腿不能做内收或外旋，膝关节不能屈曲或过度伸展，足部不可内翻或下垂，足趾不能屈曲、内收。否则，对下一步的步行训练将带来不利。每次练习 10～20 分钟，每天 3～5 次。

　　老年人可以在家属帮助下坐在椅子上。然后，家属以两手支持病人两侧腰部，帮助病人由坐位起立，至病人能自行站立，再进行以下锻炼，也可从床上坐位练习站立。

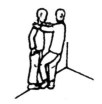

1. 靠墙站立　家属两手扶持老年人双肩。若偏瘫一侧膝关节不能伸直，家属可用膝顶住老年人膝部，使其靠墙站立，然后逐渐放开扶老年人的手，直至老年人能自己靠墙站立。（图6－10）

图6-10　靠墙站立

2. 扶床站立　在老年人独自靠墙站立的基础上，开始让老年人扶床站立逐渐放开手，不扶物而站立。

3. 平衡训练　两手扶床栏或桌站立，身体做左右旋转运动，再做左右弯腰运动，再交替提起两足，在手扶持的情况下，老年人单独站立，维持6秒钟以上，再扶床开始做横向慢慢移步。老年人经过以上站立训练后，下一步就可开始步行训练了。

步行锻炼

脑卒中后的老年人，训练迈步困难较多，所以老年人及其家属都要有耐心，还要加强老年人心理意识上的锻炼。

重度瘫痪者：老年人由家属协助，病人患侧上肢搭在家属肩上，家属一手扶腰，一手拉住别人的手，两人先迈外侧下肢，后迈内侧下肢。如患肢向前迈步有困难时，由家属扶持开始时可以先原地踏步，逐渐再慢慢练习行走，然后再训练独立行走。家属下肢可拖抬病人患肢向前迈步，每次5～10米。

中、轻度瘫痪者：老年人自己可扶手杖练习，开始阶段手杖先出去一步，第二步患肢迈步，第三步健足跟上。轻度瘫痪者可把手杖及患肢作为一支点，健足为另一支点，两者交替前进，患肢着力时手杖扶助支撑体重。

上下台阶练习

老年人在走平路练习平稳后，可以进行上下台阶练习。开始时必须有人保护及协助。

上台阶练习：第一步健手扶住楼梯栏杆，使体重着力点落在健手臂上，第二步健侧下肢上台阶，同时家属搀扶老年人，避免向患侧摔倒，第三步患肢跟上健肢，同时站在一个台阶上，以后重复以前的步子。开始时，不要超过 5 个台阶，以后逐渐增加。

下台阶练习：第一步健手向前扶好，第二步患侧下肢向下迈一个台阶，此时助手要搀扶好，第三步健肢迈下台阶。两足站在同一台阶上或三步动作两个支点，家属在旁要注意防护。

老年人在以上练习中，如出现头晕、眩晕、胸痛、发绀；运动后心率在 110～120 次/分，或伴有心律不齐；运动后面色苍白、出虚汗者，说明运动量过大，应立即停止练习或者减量练习。

当然，以上各项练习的初期，老年人必须在家属的保护下进行。高龄的脑卒中老年人由于平衡障碍、关节肌肉活动差，步行功能恢复也差。另外，关节痉挛畸形、肌肉萎缩、健身肌肉萎缩或有疼痛的老年人，步行锻炼的效果可能也比较差。

"整形"划圈步态

脑卒中老年人经早期康复后，常以"画圈步态"行走，这主要是由于老年人患侧膝关节屈曲控制不佳引起，因此这种情况需加强患腿膝关节的屈曲训练。家属要及时帮助老年人纠正划圈步态，否则就积习难改了。

训练时老年人可以在床上取俯卧位，保持患侧髋关节伸直位，缓慢后屈膝关节，然后缓慢放下，重复进行。做此训练时，老年人家属可以用一手在老年人臀部向下加压，使其髋关节维持伸直位，另一手托住老年人患侧小腿的前缘帮助后屈小腿，每次训练可做 6 组，每组 6 次。做此训练时，老年人可以健侧先做几次，先体会整个动作过程，然后再进行患侧练习。

老年人除上面俯卧位膝关节屈曲训练的方法以外，也可以在站立位时进行患侧膝关节屈曲控制练习。练习时，老年人健腿单腿站立，患侧髋关节尽量维持伸直状态，患侧膝关节缓慢后屈，然后缓慢伸直，重复进行，每次训练可做 6 组，每组 6 次。

纠正"足下垂"

脑卒中老年人出院后，一般小腿后部肌肉都有一定程度的"紧张"，由于这部分肌肉紧张和挛缩往往会引起老年人患足呈下垂畸形，这会明显影响老年人穿鞋、站立及步行等日常活动。那么，如何来预防这种情况的发生呢？

"足下垂"的预防应从脑卒中早期开始，早期老年人还没有下床时，应该强调用足托或者其他质地较为柔软的物品（如海绵垫等）维持距小腿关节于中立位。当老年人能够下床时，可让老年人每天下床维持一定时间（约20分钟左右）的站立位，以牵伸跟腱，站立时应使患侧膝关节处于伸直位，进行牵伸训练前最好能对跟腱局部进行热敷加按摩，以达到最佳的先牵伸跟腱的效果，但须防止老年人烫伤。

另外，老年人可以背靠墙面站立，双足距墙面 20～25 厘米，双手相握向前伸，此动作可以诱发足背上翘。老年人也可躺在床上或坐在椅子上，患侧膝关节和髋关节半屈，此时足背上翘的动作，家属可以用手握住老年人患侧小腿向下压，以使足背上翘变得容易。

6 日常生活能力的康复训练

脑卒中老年人患病后，康复医疗的主要目的是恢复老年人日常生活活动能力和生活自理能力。日常生活活动虽然都是老年人身边的一些琐碎小事，诸如起床，清洁卫生，脱衣、穿衣、饮食、入厕、乘坐轮椅等，但这些动作的完整性，确是维持老年人独立生活所不可缺少的，更重要的是可以减少老年人精神压力，增加生活乐趣，提高老年人的生活质量。

老年人的脑卒中病情轻重不同，日常生活动作锻炼的目的也有所不同。脑卒中重度瘫痪并伴有失语的老年人，虽神志清楚，但智力、记忆力、理解力都会有影响。若老年人能在床上做到进食、按时大小便、自己翻身、坐起等以上数种日常生活动作，既可部分生活自理，又可预防肺炎、褥疮、泌尿系统感染。中度偏瘫的老年人可进一步训练起床、穿衣、洗漱。不完全瘫痪及轻瘫的老年人还可训练洗澡、料理家务、散步等活动。

有的老年人在脑卒中后，对自己生活活动能力缺乏信心，存有依赖别人照料想法。在患病初期，心理上总认为自己无所作为了，感到悲观失望。因此除对老年人进行精神鼓励和支持外，日常生活活动的早期康复训练是不可缺少的。从生活上一些小动作开始，当病人能够完成时，在家属鼓励下心理上就会建立独立生活的信念，从而对康复医疗充满信心，最后取得成功。

脑卒中老年人的家属，要为老年人日常生活活动训练创造一些有利条件，准备一些辅助工具，特制器具、家具、衣服、扶杖等，使老年人能借助它们，提高日常生活活动能力。

脑卒中老年人的日常生活动作锻炼和其他一些康复锻炼是分不开的，日常生活动作锻炼必须在坐位训练、上肢运动锻炼、下肢运动锻炼等的基础上，它们可作为日常生活动作锻炼前的准备训练。因为日常生活动作是更加复杂、要求更高的综合运动，要求活动有灵巧性、稳定性与协调性。其中以手活动功能训练最为重要，一则是脑卒中偏瘫老年人手关节活动功能恢复最差、最慢；二则是日常生活活动中，手的活动也是最为显要的。

日常生活动作训练的内容有以下几个方面。

饮食动作训练

很多脑卒中老年人出院时，已经能够轻松地吃固体或半固体食物，但饮水时往往会出现剧烈的咳嗽，这主要是因为液体食物具有流动性，在口腔内不易控制，如果老年人喉咽部感觉功能和运动功能有障碍，液体就容易误吸入气管内，引起剧烈咳嗽，严重者会出现发热等肺炎症状。然而，很多老年人或家属以为这属于正常现象，没有予以足够的重视。

那么，遇到这种情况怎么办呢？以下几个方法不妨一试。

首先，病人可以在饮水时将头面部转向偏瘫侧肢体，这样可以利用颈部的转动来封闭瘫痪侧咽喉部，使液体食物能够顺着健侧咽喉部下咽。另外，病人平时在家中可以用冰箱自己一些冰棉棒，然后在颈部刺激瘫痪侧咽喉肌肉，以诱发吞咽动作，可以每天进行 2 次。病人平时也可以将健手的拇指和食指放在喉结的两边，自己反复练习吞咽空气的动作，如果老年人有呃逆反应则不要使用这种方法。

饮水不仅是只是简单的咽部吞咽动作，也要依靠口腔复杂动作协调完成，若再考虑到把水送到嘴边的过程，还需要用手的握持、上臂的举物等动作以及上肢的平稳、准确动作。因为拿杯子、瓶子与水壶的动作比用汤匙及端碗容易，所以饮水的动作根据难易程度，开始时可用管吸饮、壶饮，进而用杯、用匙。用杯、用匙又需坐位完成，故难度较大。一手持匙，一手持碗的动作就更加困难了。

进餐活动完成，除了口的咀嚼与吞咽能力以外，取食入口的手臂动作是很重要的。右利手病人（病前习惯用右手经常性的活动，如用筷子、写字、用工具等），脑卒中后左侧偏瘫者，对进餐影响较小，只需左手固定餐具即可。若为右侧偏瘫就极为困难，这时必须由轻到重、由简单到复杂，不断地进行系统的训练，一直到右手能恢复各种主要动作的进餐能力为止。最好同时也用左手学习进餐动作。

在取食入口的动作中最简单的就是用手抓取，只要手臂有一些基本活动能力即可，如手指的夹（并指动作）、捏（拇指与其他手指的屈曲对指动作）、握以及前臂的伸屈和肩部的内收、屈曲等。但因以手取食只限于固体食物，如馒头、面包、包子、糕点等，而半流质及流质食物，如粥、牛奶、汤、酱之类，则必须用餐具送食入口，所以饮食动作应包括餐具使用训练。在所有餐具中，匙、勺使用最为方便，也最容易学习、掌握。使脑卒中偏瘫老年人患手握持更方便的办法，是加粗勺、匙柄，直径达 3～4 厘米左右粗细为宜，这样便于患手握持。随着患手握持能力增加，手柄逐渐减细。加粗手柄的材料应松软、不滑，一般多用轻质木材制作。在放置食物的盘子边缘可安置 1 个挡圈，卡在盘子边缘，用以挡住滑动的食物，便于用匙取食。

使用筷子需要较高的技巧，所以需要较长时间的训练，要耐心地、反复地练习。脑卒中老年人因把持能力和协调性差，开始时不能很好地完成进食动作，最初可不用任何食物，仅练习手指动作和模仿进食，练习用筷用匙。经过反复练习后，再摄取饮食。

饮食活动中其他一些有关的动作，也需要练习与掌握，如开瓶盖，可以双膝夹瓶身，一只手持扳手；开牛奶瓶盖，可用四指与掌固定于瓶颈部，拇指向上推动瓶盖的下缘。

有偏盲的病人，家属送食物时，一定要把食物放在健侧一边，否则因病人患侧视野缺损，只能看到部分食物或根本看不到食物。

洗漱动作

训练重度瘫痪老年人不能行走，可坐在床上洗漱。中度、轻度瘫痪老年人，要能逐步步行到卫生间，开始时用健手洗脸、漱口、梳头，以后渐渐锻炼患手或者用健手协助患手。洗脸时要固定好洗脸盆，以防弄翻。洗脸水宜用温水，患手泡在水中，健手协助按摩，并去掉指甲间污垢。

更衣动作训练

训练更衣动作的基本条件是起码能保持坐位姿势及一侧上肢具有一定的活动

能力。因此，应早期对老年人健侧上肢各关节进行最大范围的活动与肌力训练。

1. 上身衣服的穿脱　上身衣服，如背心、棉毛衫、毛衣等的穿脱：取坐位姿势，先把患肢放在患膝上，再把衣服同患肢相应的袖口套在患侧前臂，并向上推袖管，使相应部位居于肘部与腋下，然后把领口套在头顶。此时健手及前臂伸入另一袖内，并伸出袖口，用健手把领口拉下到颈部，再把衣服的下边拉直、拉平。

脱衣服时则先把衣服下边卷到胸部以上，尽量上提，并提拉健侧部分的领口与袖口，并把健侧上肢由袖中中脱出，当健侧上肢脱出袖口后，其余就很容易脱掉了。穿脱紧袖的衣服是非常困难的，所以偏瘫老年人衣服必须袖口大，应尽量穿开身的上衣、毛衣，最好改换成尼龙搭口。

开身上衣，如衬衫、制服、外衣等的穿脱：坐位姿势，把衣服放在膝与大腿上，衣里向上，患手放入袖筒的近侧口内（病人的相应侧），然后用健手逐渐向上拉起袖筒，把患侧上肢穿入袖内，一直把袖子的肩部拉到患侧肩部以上，再把领口位置放在颈后。把衣服的另一侧部分，放在健侧肩上，便于健手找到相应一侧的袖筒内口，把健侧上肢伸入袖筒，穿好、对好衣襟，拉平衣身，扣好纽扣。

脱上衣时，先解开扣子，打开衣襟，把上衣由领扣外向患侧外下方推向患肩，脱至肘下，先脱患侧，用健侧手帮助退出患手。再把健手经背部把衣服拉向健侧，再把领口拉向健侧肩部，健侧上肢甩脱同侧衣袖。（图 6－11）

方法一

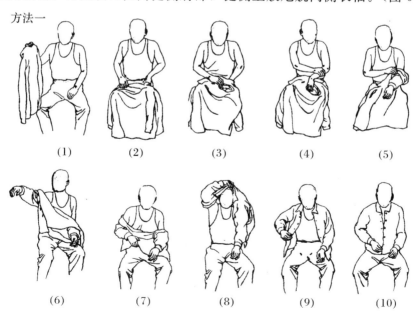

(1)　　　　(2)　　　　(3)　　　　(4)　　　　(5)

(6)　　　　(7)　　　　(8)　　　　(9)　　　　(10)

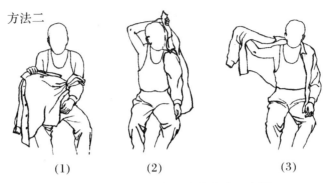

方法二

(1)　　　　　　(2)　　　　　　　(3)

图 6-11　左侧偏瘫时穿衣方法示意图

2. 裤子以及外部的穿脱　可采取坐位姿势,先把患侧下肢曲髋屈膝放在健侧的腿上,把裤腿套上患足上拉至膝部,放下换腿再把健侧下肢穿入同侧裤管中,逐渐向上提高裤至臀部,移动重心,分别抬起一侧臀部或同时抬起臀部,提上裤腰,穿好、扣好。脱裤时,先把健侧裤腿脱下,再脱去患侧裤腿。(图 6-12)

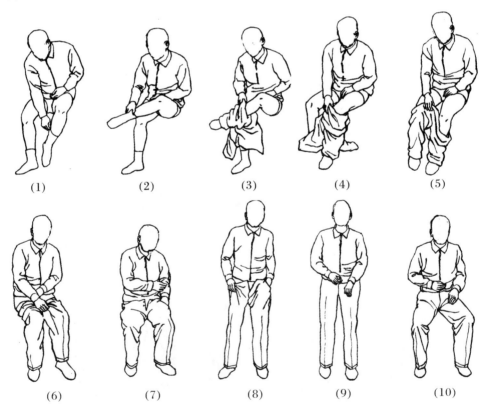

(1)　　　　(2)　　　　(3)　　　　(4)　　　　(5)

(6)　　　　(7)　　　　(8)　　　　(9)　　　　(10)

图 6-12　左侧偏瘫时穿裤方法示意图

系裤时，不论是挂钩、纽扣及腰带，均需同时固定，握持两侧腰带或裤带，这对脑卒中后偏瘫病人是十分困难的，因为只用一只手来穿着经常无法完成，所以可能的话，最好采用松紧腰带。还有一种简便方法，是先用一个夹子把患侧裤腰或裤带夹在上衣下缘，固定一侧，再用健手完成系裤动作。

3. 袜子的穿脱　坐位姿势，用健手持袜并伸入袜口内张开五指，撑张的袜口套入脚上，再把手脱出，用手指捏住袜口向上提拉，然后渐渐提拉袜身，袜底要穿好。脱袜时程序相反。

4. 鞋的穿脱　坐位姿势，先把鞋口的后上方放一条光滑的布条或皮革，然后把患脚放在健腿上，将鞋套在患脚上，尽可能深入，以后把患脚及鞋放在地上，努力伸入脚使足跟接近鞋口，此时拉皮革使脚滑入鞋内。

老年人衣着条件的改善，可便于老年人的穿脱，一般来讲病人的衣服应宽大、松软、平滑，使病人穿脱方便，穿着舒适。此外，一些衣服可在设计与缝制上作改进，便于老年人的穿脱。比如宽松的衣服（尤其是衣袖与裤腿），前开身的衣服穿起来就方便得多，质轻、柔软的衣料比沉重、粗厚、滞涩的衣料穿着方便、舒适（尤其是衣服衬里）。另外，老年人一只手扣纽扣是十分困难的，所以衣服用纽袢就不好扣，而按扣就比纽扣好些，最方便的是用尼龙搭扣。此外，鞋带、腰带改用松紧带，或腰带一端装上一个小夹子或别针（用于固定腰带在衣裤上），这样在脱衣服时，就会带来不少方便。

大小便训练

脑卒中初期有尿潴留的病人，可用压迫下腹排尿方法定时排尿。要鼓励脑卒中男性病人站立小便，女性病人坐马桶。病情好转后，可坐轮椅去厕所，开始时应有家属陪送。在厕所内最好安装电铃告急装置，老年人一有不适，可以按铃呼叫，防止老年人在厕所内发生晕厥、摔倒等意外，蹲式便桶不如坐式便桶，蹲坑式可加用板凳。厕所墙壁最好装有固定扶手。对大便干燥的老年人，可用药物及饮食调整。

洗澡训练

偏瘫老年人洗澡一定要有家属协助，淋浴或坐浴均可。第一次洗澡时间不宜过长，不要贪于洗掉由于长时间卧床而产生的污垢，以免造成病人过度疲劳或虚脱。以后随病情好转，洗澡次数可渐渐增多。浴室地面不要有积水，可铺防滑垫，以免病人滑倒。

家务活动训练

家务活动种类繁多，而且所需动作又非常复杂。但是，家务活动的内容不仅实用性强，而且能引起病残老年人的生活活动兴趣。如整理内务、取放衣物、收拾房屋、整理床铺、整理杂物、清洁环境、装饰布置、美化环境、打扫庭院、维护和浇灌花草、选购食物、清洁食具和茶具、教育与辅导孙儿孙女、社交活动、联系亲友、通信以及打电话等。家属还可改造某些设施，如洗碗时，可在水龙头旁装把刷子，以便水流在刷子上用来洗碗筷等；在水池底部放一块橡皮垫，以防滑动；采用轻质塑料制品比不锈钢或陶瓷制品优越。

这类动作中涉及很多高级的智能活动，因此不仅躯体运动能力要求达到一定的条件，而且脑功能也需要有一定程度的恢复。反过来说，这些活动不仅是肢体能力的训练，同时对脑功能也是一种训练和提高，老年人应先从容易掌握的简单动作做起。

具有一定活动基础的老年人，应当积极地从事日常生活动作训练与完成他能完成的工作。这样既可增强活动能力，又能维持必要的日常生活，同时会促使老年人有更大的决心继续进行训练，使老年人获得最大限度的康复。但老年人要根据自己的病情制定训练计划，不能蛮干，必须强调安全，只有在自己能独立进行时，才可逐渐脱离家属帮助。

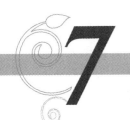

脑卒中老年人的饮食注意点

脑卒中老年人的饮食安排，要充分考虑到老年人的消化功能和并发症情况。

1. 总热量 脑卒中老年人，度过急性期后，病人在恢复之初仍需卧床，这些老年人的饮食热量供应可以每天每千克体重93～105千焦耳（22～25千卡）计算。如脑卒中老年人未发生并发症，则各种营养成分的比例按正常老年人计算。若脑卒中老年人患有原发性高血压、高脂血症或冠心病、糖尿病等，则要按照并发症的情况考虑。

脑卒中老年人随着病情好转，胃口也随之好转。这时要特别注意控制热量，一般家属对这点往往容易忽视，认为老年人食欲增加是件好事，任其食用，而此时老年人正缺少活动，热量容易过剩，引起超重和肥胖。因而，脑卒中恢复期，不少老年人的体重大增，比脑卒中前更肥胖，从而对康复带来不利。

2. 限制进食动物脂肪或高胆固醇食物，可适量食用食物油，如玉米油、豆油、菜籽油、茶油等。

3. 膳食中应有适量优质蛋白质，如蛋清、鱼类、脱脂牛奶、瘦猪肉、瘦牛肉、鸡肉、豆类（如黄豆、黑豆、赤小豆等）及豆制品（豆腐、豆腐干、豆腐丝等）。

4. 增加膳食纤维素　脑卒中老年人由于长期卧床，胃肠蠕动减慢，大约有80％的老年人会发生便秘。故进食普通膳食时，应增加植物纤维素的含量，多吃蔬菜（如油菜、白菜等）对蔬菜进行加工时，尽是切碎、切细。对进餐软食的老年人，亦要多供给水果和果汁（如山楂、柑橘、柠檬、猕猴桃等）。

5. 多吃含碘的食物，如海带、紫菜、蘑菇、虾米等，有利降低血脂。

6. 各餐的分配　以早、午餐量稍多，晚餐量以少为宜，也可采取少食多餐的方法。

7. 卧床老年人的进食　卧床老年人常因一些后遗症而影响进食，这时家属应该给予重视。例如老年人有中枢性面瘫时，食物易从瘫痪一侧口角流出，或潴留于面颊部，故喂食时病人应向健侧侧卧，进食后用温开水漱口，去除口腔内食物残渣，家属要特别注意留在瘫痪侧颊部的食物。若老年人已能自行进食，则应卧向患侧，这时可使健手在上，便于自行持长匙进食。当然，老年人能坐起进餐更好。

8. 注意进食安全　由于脑卒中老年人脑部缺血、缺氧，容易进入睡眠或半睡半醒状态，常会出现食物含在口内入眠。所以喂饭时，要常与老年人谈话，以提起老年人的兴趣与注意，使老年人保持清醒，并且不间断的给老年人喂食，免其入睡。

如喂饭时，老年人不自行张口，可用小勺从牙隙倒汤水，将匙置于老年人唇边，诱使老年人开口。不过家属要有耐心，动作要轻柔。

9. 其他　饮食宜清淡少盐，每天少于6克。调味品中的辛辣物品，如芥末、辣椒，对老年人有害无益。酒、烟应戒除，可饮用清茶和少量咖啡，但在睡前不饮用。脑卒中老年人每天水的摄入量以 2000～2500 毫升（包括饮食中的水分）为宜，有利于代谢及防止泌尿系统结石。

8 脑卒中老年人语言障碍的家庭康复

脑卒中后约有 20％的老年人有语言障碍。有的人以为脑卒中老年人的语言障碍就是说话不清，以后会慢慢自行恢复的。其实不然，脑卒中老年人的语言障碍，由于脑血管的病变部位不同，而有失语、失读、失写、构音障碍等区别。失语是指丧失正常的语言功能；失读是读不出词；失写是对听写、抄写无困难，但默写有困难；构音障碍是指由于脑卒中引起发音器官的功能障碍。不论是哪一种语言障碍，同样会严重影响脑卒中老年人的日常生活和交往，尤其是失语症给老年人生活带来了诸多不便，心理上也带来了阴影。因此，语言障碍的康复医疗是十分重要的。

由于老年人的脑卒中病变部位不同，失语也有不同表现。如运动性失语病人完全不会说话，或只能说简单的字，词不达意；有时声音失真，难以理解其意思。这是因为老年人的大脑左侧后部的运动性语言中枢受损，而产生语言表达障碍。又如感觉性失语是因为头脑颞后部感觉性语言中枢受损，而产生语言感觉障碍。对语言缺乏理解能力，能听到说话声音，却不理解意思，因此答非所问，语言混乱。

失语症的恢复程度和脑卒中老年人开始语言康复训练的时间早晚有很大关系。因为在脑卒中后 6 个月内，语言中枢恢复较快，以后就恢复缓慢了。一般运动性失语的恢复，比感觉性或混合性失语恢复为快；脑出血比脑梗死的老年人恢复为快。因此，有语言障碍的脑卒中老年人必须在其他功能康复训练的同时，也抓紧失语的康复医疗。

失语症的康复训练，是老年人第二次重新"学习"说话，首先家属要热情关心老年人，善于从老年人的手势及表情中理解其需要。一般可在脑卒中后的第 2 周即开始抓紧康复训练，先练习发音，一字一字练，一点一滴逐步增加。发音训练可先从发唇音开始，训练老年人咳嗽，或用嘴吹火柴诱导发音，然后用喉部发"啊……"声。在练习发音时，可由家属帮助让老年人对着镜子发音，先让老年人随家属发单音、单声、数字、常用字、词汇、短句、生活用语等，也可让老年人听常用句的前半句，让老年人说出后半句；再让老年人自己发音，自己说词汇，然后训练老年人复述短句、长句，由易至难、由短至长，并逐渐扩大语言范围。家属要随时纠正错漏之处。老年人对着镜子在视觉和听觉的帮助下，观察构音器官的位置和口型，以随时加以矫正。另外，还可采取反复刺激的方法，来促进失语症的康复。例如可用听语指图或听语指字来训练。可准备 20 张图片（即小孩看图识字的方块图片），家属讲出图片的名字，叫老年人从 20 张图片中挑出来。听语识字是讲出字，让老年人听后从中挑出来（也可用看图识字方块）。当错误率在 30％以下时，可增加新的内容，否则仍应反复训练。当老年人发音及听语、识字能力均有进步时，可进行读写训练，先用儿童方块字让老年人看字，而后念出音来。写字则可以抄写、听写、默写到自发书写。若是高龄老年人，一般可不必进行写字训练。

脑卒中老年人中，有的失语是由于发音器官无力、肌肉张力异常和失调引起的。对此，还要让老年人进行呼吸训练。说话时，必须保持一定的呼气时间。男性老年人，为 15 秒、女性老年人为 10 秒。在进行发音训练时，要训练呼气与声带运动和振动的有机结合，以达到自然反应的目的。另外，还要对老年人舌、唇的发音动作进行反复训练，如借助镜子发音，以矫正口型；借助录音磁带，听自己发音和家属发音，以做比较。

9 心理和精神方面的家庭康复

有的脑卒中老年人可能有认知能力的缺陷。有的脑卒中老年人可能有记忆力减退，注意力难集中，思考力、判断力等明显下降。在家里可以进行简单的认知训练：

1. 图物配对　用图片配合实物，如用 1 个图片绘有苹果，配上 1 个苹果。

2. 加法训练　在 1 张写有 1～100 数字的纸上，从 0 开始连续加 4，用笔将每个结果画出来，如 4，8，12，16，20……计算其准确性和完成时间。

3. 叠积木　利用儿童积木玩具，按图叠积木，从简单到复杂。

有的老年人病后情绪低落，对康复缺乏信心时，家属应开导、鼓励、安慰。也可配合文娱疗法，如音乐疗法，看病人喜欢的电视节目等。

如老年人出现性格改变，家属要理解、耐心，可积极配合文娱疗法和作业疗法调节老年人情绪。

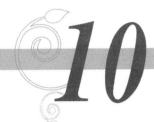

10

偏瘫痉挛状态和肩手综合征的家庭康复

偏瘫痉挛状态

脑卒中偏瘫老年人在病后一定时间内，受累肢体会从迟缓状态成为逐渐加重的痉挛状态，常会引起挛缩、变形、疼痛，使关节活动受限。痉挛状态是脑卒中老年人功能康复的障碍之一。

出现痉挛状态时，可采取以下治疗：

1. 温热疗法　如热敷、温水浴。

2. 牵张活动　家属对痉挛的肢体、关节做轻柔的反复牵张活动，有放松作用。

3. 被动运动或健患联合运动　例如，很多偏瘫老年人上肢屈曲紧贴胸前，这主要是由于病人肌张力过高，导致上肢屈曲痉挛所致，医生形象地称为"挎篮样屈曲"。老年人可以取坐位，身体向患侧倾斜，老年人可患侧上肢稍外展，肘关节伸直，五指分开支撑在体侧。也可用取站位，面对墙壁，双上肢伸直向前平举，身体向前倾斜，用手掌支撑墙壁。此外，还可做主动伸肘运动以减轻屈肌痉挛，让老年人坐在桌子前，先尽量放松上肢，将上肢放在桌面上做伸肘动作，每天可练习 3 组，每组 20 次，可以在上午、下午，晚上临睡前各做一组。

又如，有的偏瘫老年人手功能恢复比较缓慢，常呈"钩状手"。针对这种情况，应该先让手指处于相对放松的位置，老年人可以坐在带扶手的椅子上，将患侧前臂放在扶手上，使患侧腕关节下垂，尽量使患侧手指处于伸直位，然后做患侧手指主动的伸屈动作，每天可以重复多次练习。

为了使患侧手指能够容易地达到放松状态，老年人平时应坚持手部的锻炼，可以用健手将患侧手被动伸直放在一个桌面上，由健手辅助患侧腕关节做背伸腕关节的运动。

以上康复运动训练若在热敷或按摩后，立即进行，效果更好。

肩手综合征

肩手综合征是脑卒中偏瘫病人急性期过后常见的并发症，表现为偏瘫一侧肩痛、手痛、肿胀。发病原因尚未完全清楚，引起肩痛的原因较多，且比较复杂，以肩胛骨周围肌肉力量的不平衡引起肩胛骨位置的异常、肩关节周围肌肉的慢性损伤等较为常见。多数病人在静息时也痛，不但影响康复活动，还使病人痛苦、烦躁、失眠。不良情绪反过来又加剧疼痛。

维持肩胛骨于正常的生理位置是防治脑卒中后肩痛最基本的康复措施之一，如果老年人整个患侧肩下塌，较健侧肩明显低或者肩胛骨突起，可以用一根宽布带或者大的三角巾绕过，在后背部交叉打结，形成"8"字形，这样可以将老年人患侧肩提起，同时也可以将突起的肩胛骨固定于胸壁上，从而恢复患侧肩宽正常的解剖结构，防止肩部血管、神经及肌肉的卡压。

另外，老年人可以用健侧手握住患侧手，双侧上肢伸直，做双侧上肢向前伸、上举动作，每天可练习 100～200 次，分上午、下午进行。此外，可行双侧同时耸肩运动，每天可练习 200 次左右，这样可以诱发病人肩部肌肉的收缩。家庭康复可采取瘫侧的上肢和手的被动运动加上热敷，一般肩手综合征在 3～6 个月内会消退，疼痛自行缓解。如有非常严重的肩痛，应在专科医生的指导下选择适宜的止痛药物。

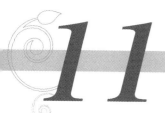

11

脑卒中老年人家庭康复要注意的问题

脑卒中老年人约有 1/3 的人，可以恢复或部分恢复日常生活自理能力。脑卒中后康复好转的老人，仍要注意以下几个问题：

1. 定期检查　研究表明，脑卒中有很高的复发率，第二次脑卒中严重的会直接危及生命。如在上海市的社区，对脑卒中老年人的家庭康复病床，社区医院的医生一般都会定期进行随访。在没有定期随访的老年人，必须定期去医院检查。如检查血压、血糖、血脂，必须控制在正常范围之内。

2. 积极治疗心源性疾病，如冠心病、心功能不全、心房颤动等，防止心源性脑供血不足。

3. 绝对戒酒戒烟。

4. 避免过度劳累疲劳、精神刺激和情绪波动，安排合理的日常生活。

5. 平时应密切观察病情的变化，若有变化应及早进行治疗，避免脑血管疾病的再次复发或加重。

6. 有人统计，70 岁以上老年人脑卒中偏瘫后，经康复治疗日常生活活动能力虽一度好转，但 5 年后常会明显退化，甚至会卧床不起。因此，必须长期坚持日常生活活动能力的康复锻炼，尽量减少功能退化和防止久病卧床，仍是大多数脑卒中老年人家庭康复医疗的关键所在。

第七章

帕金森病的
家庭康复

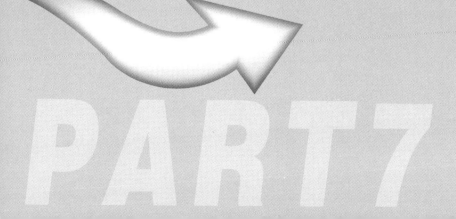

PART7

帕金森病旧称"震颤麻痹"，是发生于中老年时期的中枢神经系统变性的疾病，以震颤、肌强直、姿势平衡障碍、运动减少和智力减退为其特征，因而对老年人的生活自理能力有严重影响。此病病程进展缓慢，逐渐加重，目前尚无较理想的治疗方法。为了尽可能保持老年病人日常活动功能，除了长期用药物治疗外，还要注意家庭康复锻炼，目的是预防病变的继发性损害，在一定程度上可推迟病情发展。

1 关节活动功能康复锻炼

进行关节功能锻炼，可使老年人四肢及躯干各关节尽可能保持正常活动范围，老年人自己可对着镜子或在家属帮助下矫治病态的姿势。在疾病早期就鼓励老年人多做主动运动，如前臂的屈伸运动可使肘关节活动，下蹲运动（膝和髋部的屈伸运动）有助于矫正膝及髋的弯曲状态，挺胸展臂动作有助于保持躯干的正确姿势。当然，应根据每位患病老年人的不同情况，适当安排活动内容。

下面介绍一套适合患帕金森病老年人在家庭练习的关节活动康复医疗体操：

1. 坐位体操

（1）腹式深呼吸：两手置腹部。慢慢深吸气（鼻吸），可自觉手随下腹壁隆起；然后慢慢深呼气（口呼）自觉手随下腹壁凹下。

（2）头部旋转运动：头向左侧转，眼望左肩；复原；头向右侧转，眼望右肩；复原。

（3）头部侧屈运动：头向左侧屈；复原。头向右侧屈，复原。

（4）耸肩运动：向上耸肩，使两臂接近两耳，在此姿势下数5下，然后放松。（本节动作，老年人如完成有困难，可左右肩分开做）

（5）扩胸运动：两臂屈肘在身旁。扩胸，两肘向后；复原。

（6）转体运动：两手置肩，两臂在身旁。向左转体，眼望左方；复原。向右转体，眼望右方；复原。

（7）展臂运动：两臂前平举→两臂左右分开或侧平举→两臂收拢，回到前平举位→两臂放下，回到开始姿势。

（8）腕部绕环运动：左手扶住右前臂，右腕关节做绕环运动；右手扶住左前臂，左腕关节做绕环运动。

2. 卧位体操（在仰卧位进行）

（1）深呼吸运动：方法与坐位体操（1）相同。

（2）上肢运动：两臂伸直，在腕部相互交叉（两手轻握拳），左手放右腿上，右手放左腿上（以上为准备姿势）。两臂上举成"V"字形，同时两手手指张开；复原。

（3）足踝绕环运动：左腿屈膝屈髋提起，在此姿势下，左距小腿关节做绕环运动（顺时针绕环和逆时针绕环各 1～2 次），左腿放下；右腿屈膝屈髋提起，右距小腿关节绕环，方法同上。

（4）直腿举起运动：右腿上举（膝保持伸直）；放下。左腿上举（膝保持伸直）；放下。（如完成有困难，可有家人在旁扶助）

3. 立位体操

（1）足尖踮立练习：扶椅柄或台边站立，提起足跟，用足尖踮立。放下足跟、足板平放地上。

（2）体侧屈运动：两臂伸直垂下放身旁。上体向左侧屈；复原。上体向右侧屈；复原。

（3）弓箭步练习：扶椅柄或徒手站立。左弓箭步（左腿在前，膝微屈或弓步，右腿在后，膝伸直）；右弓箭步（右腿在前，膝微屈或弓步，左腿在后，膝伸直）。

（4）原地踏步：直立位。两手扶椅柄或台边。轮流提起即放下左、右腿，即原地踏步。

4. 步行练习　一般宜在无障碍物的平地上慢速步行，开始时，每次 5～10 分钟，以后逐渐增至每次 20 分钟（视体力和步行能力而定）。速度方面，也可练习变速步行，即交替用慢速和比较快速度进行练习。

上述医疗体操的选择，应根据老年人的病情、年龄、健康情况而定，一般每天 1～2 次，每节重复 2～4 次，注意做操不能使老年人肌肉疼痛或感到筋疲力尽。

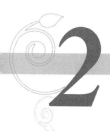

2 呼吸肌的锻炼

老年人可以反复进行深呼吸，以锻炼膈肌、肋间肌等呼吸肌。

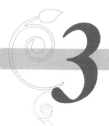

3 步行训练

患帕金森病的老年人，行走的特点是动作慢，步行时向前方突进、小碎步，转换步行方向困难，行动中不稳定，两上肢不配合地摆动。老年人步行训练时要抬头挺胸，两眼前看，足尖尽量提高，跨步要慢，步距不必过大，转方向时要慢慢分几步转。（图7-1）

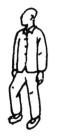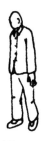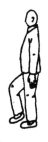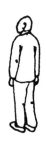

图7-1 步行训练

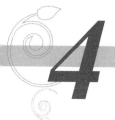

4 起床、坐下和起立训练

要重视患帕金森病老年人的各种姿势训练，老年人在家属帮助下，要反复矫正躯干直立和屈曲姿势，要反复训练四肢活动的良好姿势，尤其是与生活密切相关的起床和起立的训练。

进行起床训练时，老年人先将身体转向床边一侧，垂下两脚，以臂支撑住床，使上身撑起并转向床沿，然后再以另一臂的肘部支撑起至正位。（图7-2）

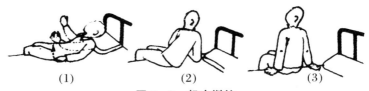

(1)　　　　　　　　(2)　　　　　　　　(3)

图 7-2　起床训练

也要注意坐下起立训练。坐下时，先将小腿贴住椅边，然后弯腰，将两手支撑于椅上慢慢坐下，坐下后再将臀部向椅内移动。起立时先将两手支撑在椅子上，将臀部移向椅边，在两手支撑下起立。以上训练，老年人如感困难，家属可予扶持。（图7-3）

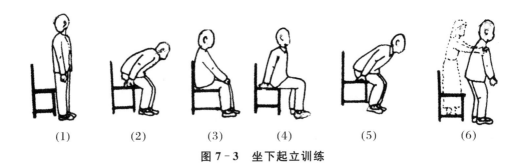

(1)　　　　(2)　　　　(3)　　　　(4)　　　　(5)　　　　(6)

图 7-3　坐下起立训练

5

手部精细动作训练

加强手部精细动作的训练，可锻炼日常生活中的动作，如扣纽扣、写字、握拳和伸指等。

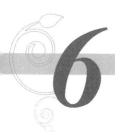

6 面部动作训练

要注意面部动作的训练，老年人可以做面部各种动作，如吹气、哈气、鼓腮、努嘴、抬额、张嘴、皱眉、伸舌、挤眼等。（图7-4）

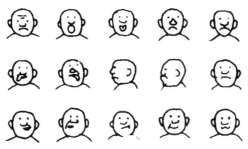

图7-4 帕金森病老年人的面部动作锻炼

7 语言训练

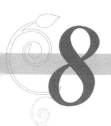

进行语言训练，如让老年人对镜子大声反复发"喔……"，"衣……"音，并用舌尖反复舔唇以训练舌唇动作。也可以在深吸气后大声数数目，如，1，2，3…9，10等，反复训练后速度加快，一口气能数的数字也要增加。

8 家庭康复中需要注意的问题

患帕金森病老年人在进行上述家庭康复训练时，尤其要注意以下问题：

1. 步行和姿势　步行时有意识地尽量跨大步，足趾向上，足跟先着地，两腿分开相当宽度维持步态平衡。步行时两臂配合自然摆动，右腿向前迈时，左臂向前摆；左腿向前迈时，右臂向前摆。步行时尽可能挺胸抬头，使身体保持平衡。

2. 步行拐弯　不要像平常人那样以交叉脚步拐弯，以免不能维持身体平衡，应该以步行的样式，逐渐地绕半圆而拐弯。（两脚保持分开足够宽度）

3. 坐下和起立　要坐有扶手的椅子，从立位坐下时，先走近椅子，然后慢慢转身背靠椅子，上身前倾，两手握紧椅子扶手坐下。起立时，如感觉难以站起，可以先作姿势准备，两足跟着地，两腿分开，数1、2、3然后以手支撑扶手站起，或身体向前后摆动几次后站起。

4. 说话　为了发音清楚，开始说话前和在两个句子之间，先做一次吞咽动作，说话时要一个字一个字吐音，有需要时可随时做一次呼吸或暂停一下，慢慢地，有耐心地说下去，直至说完要讲的话。

5. 写字　为了避免在写字时，字写得越来越小和笔迹难辨，可以用毛尖笔，写完一个字后把笔提起，然后重新开始写另一个字。

6. 文娱活动　老年人患了帕金森病不等于要整天困在屋子里，不能外出参加文娱活动，轻症的老年人仍然可以在家人或朋友陪同下，参加自己感兴趣的文娱活动，如看电影、参观展览、去音乐会听音乐，同朋友外出吃饭等。

7. 生活方式和精神卫生　老年人根据自己的体力、健康和智能情况，多参加社交活动和日常生活自理。家属也应该多鼓励老年人，给予各方面耐心支持。

老年人患此病多有情绪忧郁、不愿多活动。患病日久，任何事均由家人代做，所以主动性越来越差。很多训练（如穿脱衣服、拿东西、自己照顾自己如厕、入浴等）应从心理方面训练开始，要使病人认识日常生活活动的重要性，活动对此病即是"治疗"，要提高病人意志力，努力自己去多动手。

患本病的老年人，同时要注意治疗脑动脉硬化、脑供血不足。饮食要以高蛋白、低脂肪为宜。多吃些新鲜蔬菜、水果，避免一切刺激性食物和烟酒刺激。平日要适当参加体育锻炼，保持愉快的情绪。病后要精神乐观，早期多做自主运动，尽可能维持日常生活的活动，后期要积极配合药物治疗。对晚期卧床老年人，家属应加强护理，保持居室清洁，注意个人卫生，帮助勤翻身，改善关节活动，妥善照料其日常生活。

第八章

冠心病的家庭康复

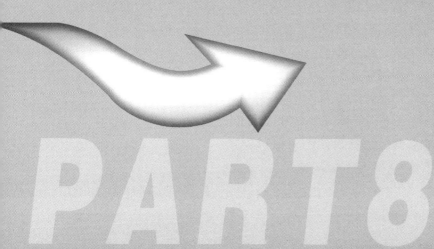

PART8

冠心病是老年人的常见病，占我国病人死亡率的第3位。老年人冠心病康复目标是预防及缓解心绞痛，尽可能保持正常生活能力，控制可能导致心肌梗死的诱因。临床上，老年人往往心绞痛症状不典型，必须引起老年人及家属的足够警惕。

半个世纪前，病人心肌梗死后一般要卧床休息2个月，住院治疗4个月，限制活动1年以上。但长时间卧床可造成一系列不良效果，包括：体力活动能力降低；病人易发生血栓，如肺栓塞；有发生静脉血栓的危险；心理负担加重，减少生活自理能力，削弱对生活的信心，抑郁和焦虑情绪增多等，但疾病本身并未得到改善，而且使病人体力下降，心理负担加重，有误身体康复和重返社会。现代康复医学认为，适当康复医疗可改善冠心病的预后及心脏功能。

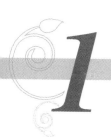

冠心病老年人的康复目标

需要冠心病康复医疗的老年人有下列几类：

1. 具有多种冠心病易患因素（如血脂异常、高血压、高血糖、肥胖、吸烟等），需要通过预防性康复医疗措施来预防冠心病发生的老年人。

2. 已有隐性冠心病或心绞痛，需采取康复医疗措施来控制病情发展，改善症状和生活质量，预防发生心肌梗死的老年人。

3. 已发生急性心肌梗死处于恢复期的病人，通过康复医疗的锻炼和心理适应，逐渐恢复日常生活活动功能，重返家庭和社会。

4. 已做了治疗冠心病的外科手术，如冠状动脉支架安置术、冠状动脉旁路移植术（冠状动脉搭桥术）、冠状动脉成形术后的老年人，进行功能性康复治疗。

总的来说，冠心病老年人康复的目标就是，通过以康复运动疗法为基础的，包括有心理、社会、教育等方面的康复措施，以预防冠心病的发生和发展，改善症状，恢复和保持适当的体力和活动功能，提高老年人生活质量。

冠心病康复的运动疗法

国内外大量医学实践证明，长期坚持体力活动，对冠心病的康复十分有益，已属确定无疑的事实。美国心脏病学著名专家魏特教授曾说过：运动是冠心病的"解毒药"。运动对冠心病的重要性便可想而知了。

据美国医学家对 651 例冠心病人进行对照观察，3 年随访结果，运动组 323 例，15 例死亡，病死率 4.6％，年病死率 1.55％；而对照组 328 例，24 例死亡，病死率 7.3％，年病死率 2.44％，运动组病死率较对照组明显减少。此外，运动组病人的血清胆固醇和三酰甘油明显下降，高密度脂蛋白增加，运动后机体的应激能力和适应能力显著增加，体质有明显改善，冠心病症状减轻，寿命延长。

美国心血管病专家福克斯教授提出，冠心病病人进行康复运动治疗后，至少有 20 个益处：

1．增加心脏冠状动脉的侧支循环。

2．增大冠状动脉的口径。

3．增加心肌效应。

4．增强血液循环末梢血的分布和回流。

5．增加红细胞容积、血容量。

6．增强血管梗塞中纤维溶解能力。

7．增强甲状腺功能。

8．增加生长激素的分泌。

9．增加对应激反应的负荷能力。

10．使病人有严谨的生活习惯，减轻心理负担。

11．增强了生活的乐趣和对生活前途的信心。

12．降低心率。

13．降低血压。

14．降低血脂浓度。

15．减少葡萄糖耐量功能的衰退。

16. 减少肥胖及脂肪沉淀。

17. 减少血管内血小板聚集。

18. 减少心律失常的发生。

19. 减少机体神经体液性过度反应。

20. 减少精神应激性过劳。

当然，这里指的冠心病老年人的运动是有指导的、科学的、合理的运动，而不是自以为是的、盲目的、过量的运动。

患冠心病的老年人在进行康复锻炼时，应该注意的事项如下：

1. 冠心病康复体育锻炼计划，必须按照老年人病情、年龄、兴趣爱好及个人条件等来拟定。有下列情况之一，不宜进行康复运动治疗：①心绞痛频频发作。②难以控制的心律失常。③失代偿的充血性心力衰竭。④有合并严重高血压者。

2. 冠心病老年人的运动量是一个关键问题。过小的运动量，实际上只起"保健"和"安慰"作用，只有运动时达最高允许心率的70%～80%时，达到的时间至少超过整个运动时间的50%才会有效。此时，老年人一般都会出汗、呼吸次数增多，并感到劳累，但并无不舒适感。

3. 老年人体育锻炼已在上午8点后为好，傍晚也可进行。锻炼应循序渐进。刚开始时，一次锻炼可以只有5～10分钟，以后可增至20～30分钟，其中还要另加准备和放松运动各5分钟。

4. 冠心病老年人的康复锻炼，以隔天1次，每周3次锻炼效果最好，少于2次者无效，5次以上者也无好处，甚至反而疗效差。冠心病的康复锻炼效果，症状改善，一般2周后即可显示出来，在4周左右老年人能有明显自我感觉，但停止康复锻炼后会逐渐退化。

5. 冠心老年人的康复锻炼，以步行、体操、太极拳、气功为宜。运动速度不宜过快，以运动后有轻微疲劳，不引起疼痛发作为宜。

开始时，控制心率在亚极量心率数的50%，以后再逐步增加。以步行为锻炼项目者，每分钟100步以上的快速步行，可使心率达100～110次/分，每次可散步30～45分钟，或每天步行1000～2000米，中间也可穿插快速步行。步行时应选择平坦路面，老年人步幅均匀，步态稳定，呼吸自然，防止跌倒。

我国第三套广播操可使心率达到110～120次/分，广播操在民间推广已久，可作为冠心病的医疗体操。太极拳动作舒松自然，柔刚相济，动中求静，对合并有高血压的冠心病病人，更为合适。简化太极拳运动量较小，心率只能达到 90～105 次/分。为了加大运动量，可把太极拳架子打得低一些，动作幅度大一些，延长打拳时间，或重复打拳。

6. 冠心病老年人进行康复锻炼时，应避免在饭后以及喝浓茶、咖啡等 2 小时内锻炼，也不宜在运动后 1 小时内进餐或饮浓茶或咖啡等。锻炼前后不喝酒、不吸烟。

7. 老年人在康复锻炼时，避免穿着太厚，影响散热，增加心率。

8. 避免在运动后即刻用热水淋浴或洗热水澡。并且在洗澡后应至少休息 15 分钟，并控制水温在 50 ℃以下。

9. 老年人在患其他疾病或外伤时，不应再进行康复锻炼。严寒、高温、高湿季节，应减少运动量。

10. 患冠心病的老年人康复锻炼过量时，常表现心悸、胸痛、头晕、恶心、腿痛、气促、长时间疲倦、非同一般的失眠，血压升高，静息时收缩压高于 200 毫米汞柱，舒张压高于 110 毫米汞柱，心动过速（超过 120 次/分）。若老年人出现上述情况，应立即针对性服药，若无好转要去医院就诊，在下一次锻炼时应减少锻炼量或暂时停止康复锻炼。

3
冠心病老年人家庭康复的饮食调理

冠心病老人的饮食调理，也是冠心病家庭康复的一项主要内容。

1. 饮食原则　①控制热量，保持理想体重。②控制脂肪摄入的质与量。③控制碳水化合物的摄入量。④适当增加膳食纤维和海产品的摄入。⑤提供丰富的维生素。⑥保证必需的无机盐及微量元素供给。⑦少量多餐，切忌暴饮暴食，晚餐不宜过饱。⑧禁吸烟。

2. 热量　冠心病老年人的热量摄入，应从老年人性别、体重、年龄及活动量来考虑。一般在 8200 千焦耳（2000 千卡）左右。如系肥胖老年人为了减轻体重，每天总热量还应该减少 2100 千焦耳（500 千卡），可以逐步减少热量，以使老年人有适应过程。

3. 热量营养素比例 主要营养素占热量的比例是：蛋白质占 15%、脂肪占 20%、碳水化合物占 65%～70%。如冠心病老年人兼有高三酰甘油血症，则碳水化合物应小于总摄入热量的 60%。如兼有高胆固醇血症，脂肪应小于 16%。如有高三酰甘油血症，则脂肪摄入量为 30 克左右。而有高胆固醇血症时，脂肪供给量为 24 克左右。关于胆固醇的摄入量，按照我国的饮食习惯原来摄入量也并不高，所以有的专家认为，高胆固醇血症的老年人每天摄入量一般可小于 250 毫克。老年人饮食中的蛋白质，可以植物蛋白为主如豆类及豆制品，也可多摄入一些鱼类。

4. 配膳 冠心病老年人的饮食可按以下要求配膳：

（1）将 1 天总热量按早餐 30%、午餐 40%、点心 10%、晚餐 20% 的比例分配，也可将 1 天膳食分为 5～6 次。

（2）宜多选用下列食物：谷类、豆类、蔬菜、水果、鱼、兔肉、脱脂奶、植物油、蜂蜜。这类食物可任意选用，只要热量不超出供给总量。瘦肉（包括猪、牛、羊肉）、鸡肉，每天可食用 1 次，总量不宜超过 30～40 克，茶叶、咖啡等饮料也可适量饮用。

（3）冠心病老年人不宜选用下列食品：肥肉、鸭肉、鹅肉、家禽皮、动物内脏、腊肉、腊肠、虾、全脂奶、奶酪、巧克力、蟹黄、皮蛋黄、猪油、黄油、奶油、腰果等。

（4）伴有高脂血症的老年人，如三酰甘油高，要慎用蔗糖、糖果、甜食及含糖饮料，并适当限制胆固醇。如高胆固醇血症，要严格限制脂肪和胆固醇，多食用酸奶、洋葱、大蒜、蘑菇等，有降血脂胆固醇的作用。

（5）冠心病老年人还要控制食盐的用量，每天 6 克以下。

（6）平均 1 天烹调油应在 15 克以下。

4 心肌梗死急性期老年人的康复护理

急性心肌梗死是危害老年人健康的多发病。但老年人急性心肌梗死的症状表现往往不典型，复发者较多，合并症也比较多见。以前临床医生认为：任何体力活动对急性心肌梗死的病人都是危险的，可再次发生心肌梗死或者猝死，需要绝对卧床休息2个月，但长期卧床却又导致许多身体上和心理上的不良后果。现代康复医学认为，心肌梗死病人在住院期间应该要早下床、早活动、早康复、早出院。

急性心肌梗死的老年人刚住院时，病情处于高峰，预后甚为凶险。老年人心里往往焦虑抑郁，对疾病惊恐不安。此期，老年人的家属除积极配合医务人员抢救、观察之外，在床边康复护理中，应该对老年人进行心理安慰和鼓励，以消除不良心理影响，树立战胜疾病的信心。

在急性期心肌梗死的老年人发病1周后，呼吸、脉搏、血压等生命指标正常，又无心律失常、心力衰竭和心绞痛的情况下，家属可以在医院的病床上为老年人做一些康复护理和康复锻炼，以改善冠状动脉侧支循环，增强留存心肌功能，缩短急性期治疗时间，提高机体活动及适应生活能力，同时可尽力减少复发及猝死发生率。

康复医疗的内容和程序如下（每个程序为4～7天）。

程序一：家属帮助老年人活动，肩、肘关节屈伸，髋、膝关节屈伸，每次5回，每天4次。让老年人自己转动脚踝，每2小时1次，把病床一端抬高，让老年人处于半卧位。病人自行在床上进食、漱刷口腔，并在床上用便器大小便。

程序二：在家属帮助下，老年人做肩、肘关节屈伸和髋、膝关节屈伸活动5回，每天4次。鼓励老年人自己做脚踝转动。坐在扶手椅上休息20分钟，每天2次，但不要坐着进食。让老年人自己洗脸和擦洗阴部，刷牙、漱口。半卧位自行进食和阅读一些有益的画报。让病人在床边用便桶。

程序三：老年人卧床自己活动四肢。坐在扶手椅内，边休息边自行进食。让老年人在家属帮助下自行擦身。

程序四：老年人卧床，自己活动四肢，加强所有肌肉的活动。每天2个动作，每天2～4次。可让老年人在躯干和上肢有支撑舒适的情况下阅读报刊。

程序五：以中等的阻力在45°倾斜的床上，做肩、肘关节屈伸和髋、膝关节屈伸活动，每次5回，每天4次。让老年人把手放在肩上，转动轴关节，每次5回，每天4次，并做脚的旋转活动。老年人可随意坐着，自己刮胡子或梳头。在家属扶持下，在室内走动，最初扶床而行，每天 2 次，并可在家属帮助下坐着冲浴。

程序六：老年人可在床边坐着，用力活动上肢每次 5 回，每天 4 次。用力屈伸膝关节，每次 5 回，每天 4 次。厕所近者可步行至厕所，在家属监护下大便。

程序七：可以在家属帮助下，在浴盆内洗澡。老年人也可在家属扶持下，在走廊内散步，每次 30 米，每天 2 次。

程序八：老年人站立，两臂伸直绕大圈 5 次。在家属帮助下在病房走廊内步行 50 米。

程序九：老年人站立，体侧弯曲每侧 5 次，躯干扭转，每次 5 次，可用右手对着左膝，左手对着右膝。在病房走廊内步行 50～70 米。

程序十：老年人站立，体侧弯曲，每侧 10 次，把手放在髋部，轻轻弯曲膝关节 10 次，脚跟不要离开地面。增加步行距离。试让老年人下一层楼梯，然后乘电梯上楼。

程序十一：老年人站立，体侧弯曲，每侧 10 次，靠墙抬大腿每侧 5 次。仍下一层楼梯，然后乘电梯上楼。

程序十二：老年人站立位，侧弯曲每侧 10 次，抬大腿每侧 5 次，躯干扭转，每侧 5 次。增加步行距离。

程序十三：老年人靠墙抬大腿每侧 15 次，体侧弯曲每侧 15 次，下两层楼梯，休息片刻，再乘电梯上楼。可以在医院花园内散步。

程序十四：老年人体侧弯曲每侧 15 次，躯干扭转每侧 15 次，坐在椅子上弯腰触摸脚趾 10 次。步行上下一层楼各 1 次。

以上康复活动的程序，国外已有 40 多年比较成熟的经验，对老年人是安全、可靠的。不过老年人在活动前必须要有充分的休息，并且避免在饭后活动。另外，应避免老年人进行提物、负重等活动。活动时，家属还要密切注意老年人的心率（不应超过 110 次/分），有无胸痛、气短、过度疲倦、心悸、头晕、头痛、恶心等不良反应，否则应该将活动水平降低一个程序数。

由于老年病人往往患有多种疾病，老年人的体质差距又很大，因此老年病人的康复医疗程序选择必须个体化，如年龄虽大，但身体素质较好的老年人，康复程序也可渐进较快。

老年人心肌梗死后恢复期的家庭康复

患心肌梗死的老年人出院后，除按时服药、按时门诊随访外，在家里同样可以进行有效的家庭康复医疗。康复医疗目的是恢复老年人日常生活的自理能力，减少老年人抑郁情绪，增加战胜疾病信心和生活乐趣。

康复锻炼

老年人的康复锻炼，以步行康复疗法和太极拳最为简便易行。在康复锻炼前，应做准备运动，目的是活动一下关节与肌肉，并使心脏功能有所适应。

准备运动的具体方法如下：

1. 坐位准备动作　老年人坐在椅子上，挺胸、坐正、两手下垂，然后两臂自下交替上举5次。两手放置在大腿上，抬起小腿与地面平行，然后外展5次。上臂外展，抬起与肩平行，两前臂下垂，手背朝前，向前将两下臂朝上举起，手掌朝前，再还原，做5次。（图8-1）

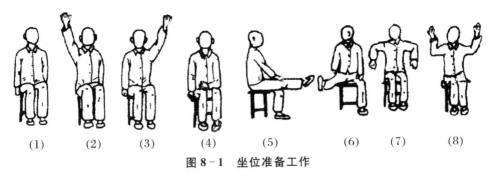

| (1) | (2) | (3) | (4) | (5) | (6) | (7) | (8) |

图8-1　坐位准备工作

2. 立位准备运动　包括两手叉腰，躯干向两侧侧弯5次。两手叉腰，屈膝下蹲3次。

3. 步行康复疗法　老年人做完准备运动后，可进行康复锻炼。

步行康复疗法如下。

（1）出院后第1周：每天1次步行，每次5分钟，路程为400米左右。

（2）出院后第2周：每天2次步行，每次5分钟，路程为800米左右。

（3）出院后第 3 周：每天 1 次步行，每次 10 分钟，路程为 800 米左右。

（4）出院后第 4 周：同第 3 周。

（5）出院后第 5 周：每天 1 次步行，每次 15 分钟，路程为 1200 米左右。

（6）出院后第 6 周：同第 5 周。

（7）出院后第 7 周：每天 1 次步行，每次 20 分钟，路程为 1600 米左右。

（8）出院后第 8 周：每天 1 次步行，每次 20 分钟，路程为 2150 米左右。

（9）出院后第 9 周：同第 8 周。

（10）出院后第 10 周：每天 1 次步行，每次 30 分钟，路程为 3200 米左右。方案中的步行距离和时间，可以根据每位老年人的个体情况，而适当变通，对年老体弱的老年人来说还是以低水平的运动量为好，如将 1 天步行距离分为几段进行等。

4. 太极拳锻练　一套简化太极拳，能使心率达到 90～105 次/分，很适合老年人家庭康复锻炼。

老年人在太极拳锻炼前，也应该先做准备运动。

康复锻炼的注意事项

心肌梗死的老年人在家庭康复锻炼时要注意：

1. 严寒冬季避免在室外运动。

2. 炎热暑天及潮湿闷热天，应减少运动量。

3. 进餐前后勿锻炼。

4. 锻炼后不能立即用热水洗澡。

5. 如在锻炼时出现心绞痛、头晕、恶心、气短 10 分钟以上或面色苍白、发绀、腿痛、疲倦、失眠、运动后 10 分钟心率不能恢复到 100 次/分以下或者血压升高、糖尿病未能控制、应考虑暂时停止锻炼，或减少锻炼时间和运动量。

6. 老年人在康复锻炼时，必须随身携带麝香保心丸、硝酸甘油片等应急药品，以防万一。

生活指导

心肌梗死的老年人家庭康复生活的指导，则应遵循"多走、多睡、少吃"的原则。

1. **睡眠** 睡眠至少7～8小时，如老年人睡不着，至少也要有10～12小时的卧床休息。

2. **膳食** 膳食方面要适当控制饮食，原则上是低热量饮食，不要因休息多而发胖。饮料中咖啡因的含量要少。出院3个月后允许少量喝些葡萄酒（30～50毫升/天）。

3. **禁烟** 吸烟的老年人应严格禁烟。

4. **洗澡** 洗澡宜用温水，水温不要超过50 ℃，时间宜短。

5. **性生活** 性生活方面一般在发病后2个月内禁止。如果能上2层楼，无主诉不适，可以恢复性生活，但次数和性生活时间应加以控制。

6. **其他** 老年人在出院后，在家除自行料理起居生活外，还可以读书、写字、处理一些轻便的家庭事务，如洗餐具、擦桌子等，也可参加一些轻松的文娱活动。但费力的家务劳动，以及容易引起紧张兴奋的文娱、体育活动，如观看球赛的电视或搓麻将，则是必须避免的。

6

控制冠心病的危险因素

患冠心病或心肌梗死的老年人，控制冠心病的危险因素，是家庭康复的一项重要内容，这样可以减少心肌梗死的发生和复发，并降低死亡率。国外康复医学称为冠心病的"二次预防"，老年人及家属应予以高度重视。

患冠心病的老年人，必须重视以下几个危险因素：

1. **超重或肥胖** 老年人合理饮食配合适度有规则的体力活动，将有助于控制体重，增加关节活动，以及神经—肌肉的协调动作，并可减少心绞痛的发作，也可减少老年人其他危险因素。心肌梗死的老年人，除年龄在70岁以上或体弱无法活动的外，家属均应动员老年人参加并坚持家庭康复运动锻炼，以控制体重。

2. 饮食 患冠心病的老年人要改善饮食中的不良习惯，长期坚持多吃水果、蔬菜，少吃肥肉、动物油、蛋黄、动物内脏等食品，控制高胆固醇饮食。肥胖者应吃低热量饮食，逐步控制体重。

3. 不良嗜好 冠心病病人，尤其是心肌梗死的老年人，必须严格戒烟。戒烟可以减少心肌梗死复发，包括 20％～50％ 的致死性复发。老年人戒烟后，如出现精神抑郁或容易激动者，可以请医生给予药物处理。

4. 高血压 控制高血压对改善心功能和减少心绞痛发作，都很有益处。除服用药物外，控制体重、减少食盐量、戒烟戒酒、增加体力活动等，都可使血压得到有效控制。但不宜将血压降得过低，不要长期服用同一种降压药，最好几种降压药物轮换使用。

5. 糖尿病 糖尿病和冠心病互为恶性影响，所以除按照常规控制饮食外，还要给予必要的控制血糖的药物治疗。

6. 药物预防 在医生指导下，应用某些药物防治心肌梗死的复发，如服用肠溶阿司匹林等。

7

冠心病老年人的家庭心理康复

据统计，急性心肌梗死后恢复期的老年病人中，有 86％ 的人存在着忧郁、紧张、恐惧或消极的心理状态，需通过放松治疗（包括听松弛性音乐等）、暗示、诱导等方法进行治疗，改善老年人消极情绪及精神状态，病人本人对康复应增强信心，采取实事求是、既积极又慎重的态度争取逐步好转，预防心肌梗死复发。

老年人家属也应该给予理解、关心、支持、鼓励，使老人感到有温暖、有保障、有信心。

第九章

老年高血压的
家庭康复

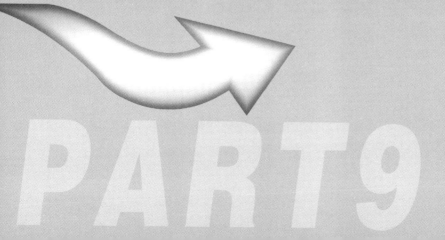

PART9

原发性高血压是心血管疾病中较常见的疾病之一，是影响老年人身体健康的主要疾病。据国内外资料统计，60 岁以上老年人群中高血压患病率占26％左右；70 岁以上老人群中的 50％以上有高血压；80 岁以上人群患高血压的约为 66％。其患病率一般是城市高于农村，脑力劳动者高于体力劳动。老年人血压的增高对脑、心和肾脏的循环有损害，并增加心脏负担，促使心力衰竭和加速动脉粥样硬化的形成。因此，原发性高血压成为老年人发生冠心病和脑血管意外的祸根；随着年龄的增长和血压的增高，发生心、脑意外的死亡率也随之增加。高血压病人与普通人相比，患冠心病的概率要高 3～4倍；患脑卒中概率要高 7～10 倍。

我国 2005 年颁布的《高血压防治指南》中定义：收缩压≥140 毫米汞柱、舒张压≥90 毫米汞柱为高血压；收缩压 140～159 毫米汞柱、舒张压90～99 毫米汞柱为轻度高血压；收缩压 160～179 毫米汞柱、舒张压 100～109 毫米汞柱为中度高血压；收缩压≥180 毫米汞柱、舒张压≥110 毫米汞柱为重度高血压。

患高血压的老年人的康复医疗应尽早开始，采取加强老年健康管理，药物降压和体育疗法等综合措施。高血压的康复过程是一个长远的过程，可以说是"终生康复工程"。其近期目标是控制血压，预防合并症；其远期目标是预防脑卒中、冠心病和高血压性心脏病，提高老年人的生活质量。因此，老年人高血压的家庭康复具有重要意义。

1 老年高血压的特点

老年高血压的表现有其老年特点，与年轻人高血压有些区别。

1. 老年人高血压往往是收缩压（高压）升高、舒张压（低压）相对较低。

这是由于人到老年心脏搏出血量降低、全身的动脉血管管壁弹性降低所致。当心脏射血时，大动脉不能充分膨胀，而使收缩压超过正常值。

2．老年高血压的另一个特点是容易出现血压波动，1 天内血压波动较大，收缩压平均可波动 40 毫米汞柱，舒张压为 20 毫米汞柱。从季节来看，冬季血压波动大而夏季较小，大约 1/3 老年人血压夏低冬高，但也有相反的。

3．老年高血压第三个特点是容易出现体位性低血压，这可能由于老化所致的血压调节功能障碍有关。老年人在服用降压药物时，要经常测压，根据病情调节药物的品种和剂量（在医生指导下）。

因此，老年高血压病人在家康复时，家中最好自备电子血压仪（在网上和医药商店都有购买），在 1 天不同时段自己多测几次，不能仅凭一次测量的血压作为血压高低的依据。

2 高血压家庭康复的目标

患高血压的老年人，家庭康复的目标有以下几点：

1．控制病情的发展，预防心、脑、肾等重要器官合并症的发生。对患轻症高血压的老年人，血压降至正常范围，症状消失，并能长期稳定。

2．预防发展为脑血管意外，如脑出血、脑梗死等。

3．预防发展为高血压性心脏病。

4．改善生活质量。生活质量的评定要看症状、舒适感、社会生活活动能力、智力和心理感情状态。采取全面康复的措施才能真正改善高血压老年人的生活质量。

由上可见，高血压的康复过程是一个长远的过程。高血压病人应当以长期的观点来安排和执行各项康复措施。可以说，高血压病人的康复是一种名副其实的"终生康复工程"。

3 老年高血压家庭康复的原则

根据老年高血压发生发展的特点及其家庭康复的目标，提出老年高血压家庭康复的原则如下：

1. 从建立合理的生活方式入手控制高血压病发病的危险因素 高血压的发生和发展，与下列危险因素有关：缺乏运动、精神紧张（精神压力）、肥胖、吸烟等。要控制和消除这些因素，就要重建合理的生活方式，正确处理应激（精神压力），善于放松身心；坚持适量的运动锻炼，合理饮食，避免超重，还要戒烟。这是高血压疾病预防康复首要的问题。

2. 从心理和行为疗法入手改变不合理生活方式 例如，通过松弛训练，使能正确处理应激紧张，养成沉着稳定的气质。通过老年病医学保健科普知识教育，加深对危险因素危害性的认识，认识到建立合理生活方式的必要性。

3. 早期进行康复并且终生坚持 高血压早期进行康复，效果较好，价值较大，可预防病变发展，甚至可基本控制。由于康复目标实现的长期性，因此各种康复措施要终生坚持。

4. 在康复治疗中着重引入非药物治疗 利用运动疗法、松弛疗法、饮食疗法等，使血压下降和保持在适当水平，消除症状，从身体、心理上适应生活要求，改善生活质量。

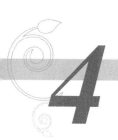

4 康复运动疗法

康复运动疗法治疗原发性高血压有 30 多年历史，国内外的康复实践都肯定了康复体疗是老年人高血压有效的辅助治疗之一。有学者经观察证实，高血压病人经 1 个月康复体育锻炼后，头昏、头胀、头痛、失眠、心悸等症状都有所减轻，血压下降并趋向稳定，面部灼热、心神恍惚神经症状减少。

轻度高血压老年人

最适宜康复运动疗法治疗的是轻度型高血压老年人，收缩压在 140～160 毫米汞柱之间，舒张压在 90～100 毫米汞柱之间，没有并发症和明显症状的老年人。

患高血压的老年人康复运动以太极拳、气功、体操为宜。

1. 太极拳　太极拳动作柔和，姿势放松，动中有静，对高血压颇为合适。体质较好的老年人，可打全套或简化太极拳，体力较差的老年人可打半套，体力弱的老年人可打野马分鬃、左右揽雀尾、云手、收势，每节重复几次。

有人观察证实，打完一套简化太极拳后，收缩压可下降 10～20 毫米汞柱。北京的研究工作者曾调查长期练习太极拳的 50～89 岁老年人，其平均血压为 134.1/80.8 毫米汞柱，明显低于同年龄组的普通老年人的平均血压 154.5/82.7 毫米汞柱。

2. 气功　应用气功治疗高血压有良好效果是众所周知的，老年人以练松静气功较好，每天 2～4 次，每次 20～30 分钟，练气功必须持之以恒，达"入静"后常能使血压下降。据报道，高血压病人每次练功后，可使血压下降 16～18 毫米汞柱。

3. 步行法　日本神户增进健康俱乐部为患高血压的老年人制定了一个运动处方——定量步行法。定量步行法又称医疗散步，为期 3 个月。定量是以每次消耗 300～500 千卡热量为标准，进行安排的。运动强度以脉搏为尺度，60 岁者每分钟 110 次，运动时可按本人的条件作适当调整。

医疗散步具体定量方法是 60 岁以上的老年人，开始时以 1 分 30 秒走 100 步为尺度进行练习，每隔 3 天，1 次增加 50 步。到第 18 次时，要求在 10 分钟内走 1000 步；到第 23 次时，要求在 12 分钟内走 1250 步；到第 30 次时，要求在 15 分钟内走 1600 步；到第 37 次时，要求在 18 分钟内走 1950 步。每次锻炼的时间是 30～40 分钟，可根据每个老年人的具体情况来掌握。

经定量步行法锻炼的高血压病人，都可降低血压。坚持这种步行锻炼的肥胖老年人，还可以减少腹壁脂肪。

老年人步行可在上午八点后进行，也可在傍晚时进行。老年人步行锻炼前要先做准备运动，步行锻炼后应做放松运动。

中度高血压老年人

由于体力、症状、病情关系，中度型高血压老年人只适宜参加运动量很轻、方法简单、时间较短的运动、疗效也可能不太明显，但是老年人还是药物治疗加上力所能及的适度运动锻炼为好，有利无弊。

重度高血压老年人

重度高血压老年人不适运动疗法，如有严重心律失常、心动过速、心绞痛、心功能代偿情况不佳者，更是不宜运动锻炼。有这些情况的老年人，可视自己情况选择降压康复保健操，做全操或其中部分几节操。

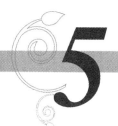

降压康复保健操

降压康复保健操根据中医学"平肝息风"的理论，选择有关的经络穴位，通过自我按摩手法、疏通气血、调和阴阳，从而达到降压康复目的。方法简单易学，对高血压有明显康复作用。一般做操后10～20分钟，收缩压可下降，10～20毫米汞柱，舒张压下降5～10毫米汞柱。坚持每天2～3遍，可起到降压、清脑、镇痛、宽胸、安神等作用。

全操共有10节：

预备姿势

坐在椅子上，姿势自然端正，目视前方，双手掌放在大腿上，膝关节呈90°，两足分开与肩同宽，全身肌肉放松，呼吸均匀。

按揉太阳穴

以左右手示指紧贴眉梢与外眼角中间，向后约1寸凹陷处，按太阳穴，顺时针旋转 32 次（图 9-1）。

按摩百会

用左或右手掌，紧贴百会穴旋转 32 次（图 9-1）。

按揉风池

用双手拇指按揉两侧风池穴，顺时针旋转 32 次（图 9-2）。

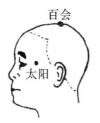

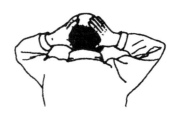

图 9-1　太阳穴、百会穴　　　　图 9-2　按揉风池穴

摩头清脑

两手五指自然分开，用小鱼际从前额向耳后分别按摩，从前至后弧线行
走 32 次（图 9-3）。

擦颈降压

先用左手大鱼际擦抹右颈部胸锁乳突肌，再换右手擦左颈 32 次（图 9-4）。

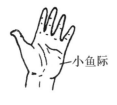

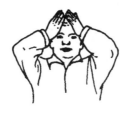

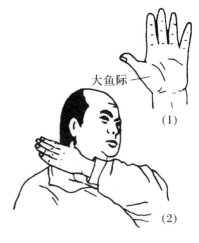

图 9-3　摩头清脑　　　　　　　图 9-4　擦颈降压

柔曲降压

先用右手再换左手先后按揉肘关节肘尖凹陷处的曲池穴 32 次(图 9 - 5)。

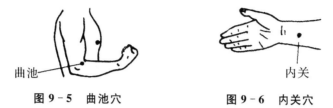

图 9 - 5　曲池穴　　　　　图 9 - 6　内关穴

揉关宽胸

先用右手大拇指按揉左手内关穴，然后用左手按揉右手内关穴，以顺时针方向按揉 32 次（图 9 - 6）。

导血下行

分别用左、右手拇指按揉左、右小腿足三里穴，旋转 32 次（图 9 - 7）。

扩胸调气

两手放松下垂，然后握空拳，屈肘抬起，提肩向后扩胸，最后放松还原，做 32 次（图 9 - 8）。

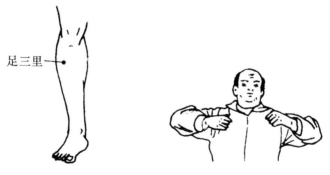

图 9 - 7　足三里穴　　　　图 9 - 8　扩胸调气

高血压老年人在做降压康复保健操时，要注意如下几点：

1. 要按要求认真操练，动作要准确，手法要适当，以局部酸胀、皮肤微红为度。

2. 老年人以每天早晚各 1 次为宜，要持之以恒。

3. 如穴位处患疮疖或外伤破皮，应治愈后再做。

4. 降压康复保健操适宜于重度高血压老年人，当然轻度、中度高血压老年人或体质较差的老年人同样可做。

5. 患高血压老年人必须在医生指导下配合药物治疗。

患高血压老年人康复运动疗法的注意问题

1. 患高血压的老年人进行康复运动疗法时，运动量应该是比较小的。运动疗法的目的不在于锻炼心脏，而在于降低血压。康复医疗实践表明，放松性的、节律较慢的、运动量较小的活动，能收到较好的降压效果。

2. 老年人在康复运动疗法时，无论何时何地何种方法，必须记住"安全第一"的原则，坚持"小运动量"的原则。

3. 按照动静结合的原则安排好老年人1天的日常生活规律。每天运动的总时间，轻度高血压老年人1小时左右，较大运动量的锻炼（如急步行、游戏等）每周1～2次，每次10～15分钟。中度高血压老年人，每天运动的总时间20分钟左右，分配在上午和下午进行。

4. 做体操和运动时，要放松，不要紧张用力；呼吸要自然，不要鼓劲闭气；不要做剧烈运动，同时还要注意头不要下垂低于肩部，以免加重头晕、头重的症状。

5. 在运动治疗的整个过程中，最好要有家属监护或者自我监督。密切观察血压、脉搏和症状的变化，注意运动过程中有无心绞痛、头痛、眩晕、心律不齐、咳喘、呼吸困难、恶心、呕吐、共济失调等现象出现，如有即应减量或暂停锻炼。每次做完较大运动量的锻炼后，要检查心率的恢复情况，一般应在3～5分钟内恢复至运动前水平。

运动带来的疲劳应在休息两小时后消失，如果运动后睡眠不佳，头痛，第2天仍有疲劳感，说明运动量过大或休息不足，应减量或暂停锻炼。

6. 如在室内做康复医疗体操，场地应宽阔，环境要安静，避免拥挤和各种嘈杂声响。

7. 家属要经常对老年人进行解释、安慰和鼓励，调动老年人的积极性，加强康复的信心。

8. 经常测血压，家庭尽可能自置电子血压计（网上或医药店有售）。

9. 对大多数高血压老年人来说，在家庭康复运动疗法的同时，必须在医生指导下，结合药物治疗。

高血压家庭康复中的松弛训练

各种康复松弛训练有助于减轻应激作用（精神压力），舒张末梢血管，从而有助于降低血压，常用的方法有气功、静坐、镇静性按摩等。

放松功

高血压病人最适宜做放松功。取椅坐式或仰卧式，自然深呼吸，吸气时心中默想一"静"字，呼气时默想一"松"字，同时有意识地放松一处肌肉，就这样经十几次呼吸，就能诱导身体各部分从头至脚依次放松，然后，进一步想像神经、血管、心脏也放松。放松功每天 2～3 次，每次 20～30 分钟。

放松功对高血压病人的好处，据上海交通大学附属瑞金医院观察 2103 例放松功治疗高血压病人，不但有良好的近期降压疗效，而且从长远来说，对稳定血压、巩固疗效也有独特的功效；血压在获得稳定的控制的同时，合并使用的降压药的剂量可逐步减少，症状明显改善，康复效果提高。

此外，他们还发现高血压病人长期练习气功，对预防脑血管意外的发生很有价值，可以减少高血压性脑卒中（脑血管意外）的发生。

镇静性按摩

高血压病人一般在练完气功体操后稍事休息，可作镇静性自我按摩，以辅助降压，减轻头重头眩等症状，常用有以下两种手法：

1. 头颈肩镇静性按摩　先搓热两手掌，擦抹面部数次，然后按摩前额，用五指和掌心稍用力推按前额，从中央到两侧直至太阳穴部，再向后至枕部，继而沿颈后向两肩推按，结束操作，反复做3～5分钟。

2. 涌泉穴镇静性按摩　按摩足底该穴不但具有健足作用，而且还有镇静和放松的作用。

音乐疗法

音乐治疗对高血压病人有好处。经临床观察和实验研究，高血压病人听松弛音乐，如民族乐曲《二泉映月》《渔舟唱晚》《水龙吟》等，这些乐曲节奏平稳、旋律舒缓、曲调优美，能引起血压下降，症状减轻，情绪放松。

8 高血压老年人家庭康复的饮食

患高血压老年人的饮食原则是采用低钠、低脂、低胆固醇、低糖饮食，多吃蔬菜和水果，多吃含纤维素的食物，适当补充优质蛋白质，养成良好的饮食习惯。

高血压老年人的饮食方案制定应依据老年人的身高、体重、体表面积、血脂水平、血糖水平、电解质、肝肾功能、活动量、饮食习惯、营养摄入情况等，结合临床资料，如有无高血压并发症等确定。饮食方案应既具有高血压老年人个体特异性，又符合老年人的营养需求。

我们日常吃的瓜果、蔬菜和粮食中，有一部分对高血压有防治作用。患有高血压的老年人可首选这些有防治作用的食品，如玉米、绿豆、芹菜、菠菜、胡萝卜、番茄、洋葱、马兰头、大蒜、山楂、苹果、香蕉、菠萝、橘子、黑木耳、海蜇、淡菜、荸荠、豆腐、醋等。

患高血压老年人应限制脂肪摄入，尤其是动脉脂肪和动物内脏的摄入。忌食过咸食物及腌腊制品。平时忌烟、酒（适量葡萄酒除外），忌辛辣刺激品。少吃容易产生胀气的食品，如白薯、干豆等。忌饮浓茶。

常用的食疗方法有（供参考选用）：

1. 以每天食2根香蕉或2个橘子。

2．用香蕉皮或香蕉柄 100 克，煎水代茶，频频饮之。

3．鲜芹菜 500 克洗净，沸开水烫约 2 分钟，切细、捣烂用纱布绞汁服用。每次服一小杯，每天服 2 次。

4．鲜西红柿，每天早晨空腹生吃 1～2 个，15 天为一疗程。

5．黑木耳 6 克，温水洗净，浸泡半小时，煮烂或加入菜肴食用。

6．绿豆、黑芝麻各 500 克，共炒熟研粉，每次口服 30 克，每天服 2 次。

7．鲜萝卜汁一小杯，生饮，每天 2 次。

8．荠菜 30 克，煮汤饮服，或马兰头 30 克，煮汁服。

9．海带 30 克煮汤或绿豆 30 克煮汤。

10．荸荠、海蜇头各 6～12 克，煮汤，每天分 2～3 次服下。

11．地瓜去皮后捣烂绞汁，以凉开水混合后服用，每次服一杯，每天 2～3 次。

12．鲜菠菜沸水中烫约 3 分钟，以少量麻油拌食，每天 2～3 次。

13．豌豆苗 1 把，洗净，捣烂绞汁服用，每次服半杯，每天服 2 次。

14．莲子心 1 克，开水冲泡代茶饮。

第十章

阻塞性动脉硬化症的家庭康复

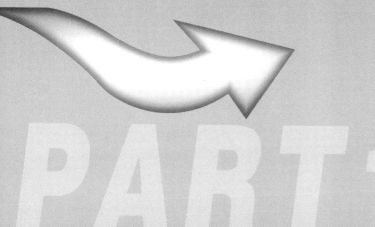

PART10

慢性阻塞性动脉硬化症多见于老年男子的下肢动脉，老年人常合并有高血压、高脂血症、糖尿病等。同时有脑动脉、冠状动脉、肾动脉等硬化。老年人的症状主要是间歇性跛行。疾病严重时，老年人休息时也有难受的疼痛，患肢苍白和发绀，皮肤温度降低和皮肤营养障碍，形成慢性溃疡。

阻塞性动脉硬化症的家庭康复，可以起到解除血管痉挛、扩张血管、建立侧枝循环、改善血液循环及组织的营养状态、保护皮肤、预防皮肤损伤的发生。

患慢性阻塞性动脉硬化症的老年人在家庭康复时，除服用治疗动脉硬化的药物外，还应注意保暖、戒烟、控制血糖。局部要保持清洁，若有溃疡要每天换药。另外，热敷、自行按摩也有一定疗效。

患病老年人对自己足部良好的照料，也是一种积极的康复预防措施，尤其是要穿着舒适的鞋袜。夏天老年人宜穿着棉织短袜，每天洗换1次，不宜穿尼龙或锦纶弹力袜。冬天要穿着羊毛袜及用羊毛垫做衬里的鞋子。冬天晚上可以使用电热毯保暖。穿皮鞋不能太紧，鞋子要通气防潮。买新鞋时，最好在傍晚试穿新鞋。趾甲要在充分洗净后修剪。老年人不宜两腿交叉就坐。足部忌用碘酒等药物。

老年人应每晚用洗脸的中性香皂和温水洗脚，用清洁的软毛巾轻轻擦干。平时也可用70％乙醇涂擦足部，并让足部充分地晾干，然后擦以足量的凡士林轻轻地按摩足部皮肤。

老年人做康复医疗体操和医疗散步对阻塞性动脉硬化有一定疗效。

1. 医疗体操　医疗体操的动作如下：老年人仰卧将患肢抬高90°，保持1分钟，再复位。这样为1次，1天数回，每回20次。

2. 医疗散步　老年人坚持每天缓慢步行，可以增进代偿功能，减少跛行发作。

具体方法是测定引起跛行的速度和距离，开始先用较慢速度、较短距离来步行锻炼，1天2次。以后，逐步增加距离，加快速度。若老年人长期坚持，可以减少跛行的发生。

第十一章

慢性支气管炎和慢性阻塞性肺气肿的家庭康复

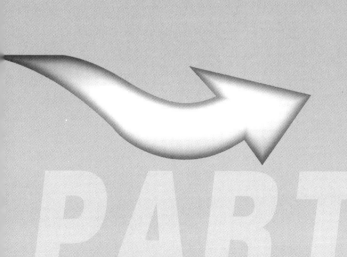

PART11

60岁以上的老年人，咳嗽、咯痰或伴有喘息反复发作，每年患病至少3个月，持续2年以上，没有心、肺其他疾病者，称为"老年慢性支气管炎"，简称"老慢支"。由于长期、慢性支气管炎或哮喘等引起不同程度的心、肺功能障碍及体力活动受限的疾病，为"老年慢性阻塞性肺气肿"。

我国老年人中，慢性支气管炎的发病率很高，60岁以上的人群中患病率平均是13%。发病率北方比南方高，农村比城市高，北方农村发病率超过40%。男性比女性高。慢性支气管炎、肺气肿的病程，往往可长达30～40年。但是，疾病的缓解期间常为病人所忽视，一旦出现严重并发症，方到医院就诊，此时对多数病人来说，肺和支气管组织已造成破坏性病理改变。因此，在缓解期对患老慢支的老年病人进行家庭康复医疗是十分必要的。

通过康复功能训练、精神安慰和卫生教育，能控制病变发展、改善自觉症状、改善肺功能、增强体质、预防感染，并可以提高与老年人日常生活相适应的体力。

常用的家庭康复措施有：

1. 进行腹式呼吸训练，建立有效呼吸。

2. 做呼吸体操、医疗行走等练习，以增加体力。

3. 进行正确的排痰训练，减轻呼吸道内阻塞。

4. 预防感冒，可有效预防支气管炎复发。

5. 戒烟，服用镇咳、祛痰药等，可消除或减轻引起支气管刺激的原因。

1 腹式呼吸训练

老慢支的病人要增加肺通气量，只有通过腹式呼吸训练，增加横膈的活动，才是最省力、最有效、氧耗量最经济的方法。腹式呼吸主要通过横膈运动进行，横膈活动每增加1厘米，可增加肺通气量250～350毫升。

老年人腹式呼吸训练常用以下4种方法：

1. 暗示呼吸法　老年人取坐位或卧位，用一手放在上腹部或胸部，呼气时腹部下陷，该手也随之下沉，并稍加压力以增加腹压，使横膈上抬。吸

气时上腹部对抗所有的压力，将腹部徐徐隆起，如此反复就可促进膈肌收缩，增加活动范围。每次历时3分钟。（图11-1）

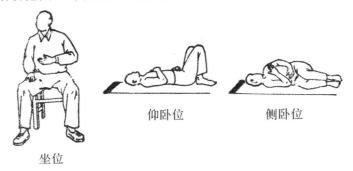

仰卧位　　　　侧卧位

坐位

图11-1　暗示呼吸法

2. 下胸带呼吸法　老年人可用宽布带交叉缠于下胸部，呼气时收缩布带以挤压季肋部，呼气时对抗此布带的压力，扩张下胸部和上腹部，同时慢慢放松布带。（图11-2）

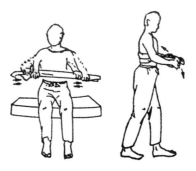

图11-2　下胸带呼吸法

3. 前倾体位呼吸法　老年人采取轻度前屈体的站立位，此时可减轻腹肌的张力，常较直立位时更有利于上腹的鼓隆和下沉，对横隔活动也有利。（图11-3）

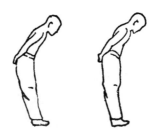

图11-3　前倾体位呼吸法

4. 臀部高位呼吸法　有横隔粘连的老年人，做前 3 种练习有时较难增加横隔活动范围，可采取臀部高位呼吸法，即呼气时抬高臀部，利用内脏的重量来推动横膈向上（图 11－4）。也可将床脚抬高 1 尺，在脐部放一重物（厚的书、水袋、沙袋等），老年人再进行腹式呼吸。重物可从 250 克逐渐增至 2250 克，每次 20～30 分钟（图 11－5）。

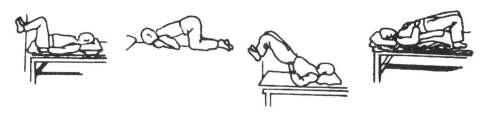

图 11－4　臀高位呼吸法

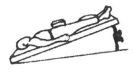

图 11－5　抬高床位腹部压重的腹式呼吸练习

老年人在进行腹式呼吸时，还要注意放松全身肌肉，呼气时要使腹部下陷，吸气时要鼓腹，吸气要稍比呼气延长，并避免用力深吸气。每次吸气后不要立即呼气，要稍停片刻。腹式呼吸的频率要慢，腹式呼吸还要和日常生活相联系，即先在安静时练习腹式呼吸，以后在日常生活中练习。当养成腹式呼吸的习惯后，气急症状常可较快消除，即使有时出现气急症状也可很快缓解。

另外，患老慢支老年人由于支气管壁受到慢性炎症的侵袭腐蚀，常过早塌陷闭塞。如果老年人能经常进行呼气训练，如吹笛样呼气训练、吹蜡训练、吹瓶训练，就可有效防止支气管的过早闭塞。

呼气训练具体方法如下：

1. 吹笛样呼气训练　吹笛样呼气训练方法很简单，老年人将嘴唇缩成吹笛状，使气体通过缩窄的口型徐徐呼出，老年人吸气时宜用鼻腔，可是空气经鼻腔的吸附，过滤、湿润、加温以减少对气管的不良刺激。

2. 吹蜡训练　吹蜡训练的方法是将点燃的蜡烛置于口前 10 厘米处，吸气后用力吹蜡，每次练习 3 分钟，以后每次，将蜡烛后移 10 厘米，至距离老年人 1 米为止。（图 11－6）

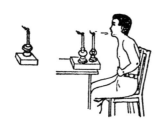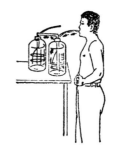

图 11-6　吹蜡训练　　　　　图 11-7　吹瓶训练

3. 吹瓶训练　吹瓶训练的方法是用两个容量 200 毫升的瓶子，外贴画格胶布条，每隔 3.5 厘米，各装半瓶水，联以胶管。练习时胶管吹气，将第一瓶水吹入第二瓶 3.5 厘米，休息片刻后再吹，如此反复 5 次，每晚 1 回，以后增加到每次吹 1 倍，7 厘米，直至能吹 17.5 厘米为止。老年人最初可以坐位训练，以后可以站立位进行训练。（图 11-7）

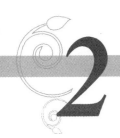

2　排痰训练

老慢支病人由于慢性感染，支气管内分泌物特别多，也就是痰多，容易引起呼吸道的堵塞。为了减轻呼吸道内阻塞，就必须进行排痰训练。

老年人在进行深长的腹式呼吸时，可以使黏附于支气管壁上的分泌物脱落，从而容易咳出，有助于呼吸道的通畅，效果很好；或者呼气时用手指轻轻扣击胸背部，可使痰液容易咳出；压迫上腹部，特别是咳嗽时用力压迫，也有利咳痰。

另外，老年人也可以先做 4～5 次深呼吸，然后上身稍向前弯，张口伸舌进行咳嗽，咳嗽至少两次，第一次咳嗽时松动黏液，第二次咳嗽是痰液向上呼吸道运行，咯出痰液，痰吐出后可放松体力，稍事休息片刻，再进行深呼吸练习，练习后再咳嗽，尽量排出痰液。

老慢支病人合并有支气管扩张或者分泌物较多不易咳出者，就需要应用支气管引流法来进行排痰训练，常可使排痰量增加 1 倍以上。老年人采用头低位包括侧卧、仰卧及俯卧位，对支气管进行引流，借助重力的影响，可帮助支气管内分泌物的排出。引流时间每次5～10分钟，早晨及临睡前各做1次或每天2～4次，分泌物极多时，可每2小时做1次，但饭后1个小时内不宜进行。进行时不需脱衣，以免受凉。若在引流的同时，在胸部加以扣拍配合腹式呼吸，常可使引流效果更为满意。

　　支气管的体位引流方法很多，常用的有半卧住呼吸练习、左上呼吸练习、左下呼吸练习、辅助腋下呼吸法，左下呼吸法、右下呼吸法、背下呼吸法几种（图11-8）。

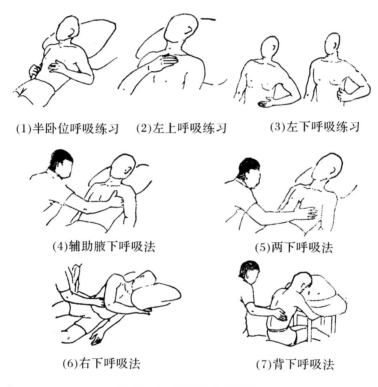

(1)半卧位呼吸练习　　(2)左上呼吸练习　　(3)左下呼吸练习

(4)辅助腋下呼吸法　　　　　(5)两下呼吸法

(6)右下呼吸法　　　　　(7)背下呼吸法

图11-8　引流体位呼吸法

　　也可采用改良法。老年人可先取90°侧卧位，把枕头放于季肋下。若引流后痰液排出不多，须改变体位时只须做45°仰卧或45°俯卧即可。

　　家属可以用叩击和震动法帮助病人排痰。叩击是用手掌拍击病人胸背部，叩击时手掌呈杯形，接手背隆起中空，叩击者应将肩、肘、腕放松，在手掌与老年人胸部之间扣住空气，每次叩击有一个空洞响声，病人不会感到痛。如手掌直接叩击皮肤，则可引起皮肤发红，并有疼痛，也说明没有扣住足够的空气。叩击要有节奏地轻轻的依次拍击老年人的胸部与背部，根据老年人的耐受程度，可叩击3～5分钟后，叩击可自上而下，自下而上，目的是使黏液在气管中松动。

震动是用双手放在病人胸部，嘱病人深吸气，然后再慢慢呼气，呼气时利用肩及手臂一紧一松的快速震动病人，这对协助虚弱的老年人排痰特别适合，也可在叩击法后再使用震动法。

3 增强体力的康复锻炼

老慢支老年人增强体力锻炼，主要有呼吸体操和医疗行走两种。

1. **呼吸体操**　呼吸体操是在腹式呼吸练习基础上的一种全身性体操锻炼。它把呼吸、扩胸、弯腰、下蹲等动作结合在一起，按腹式呼吸的要领进行锻炼，可以进一步改善肺功能，增强体力。主要由压腹呼吸、压腿盘膝、单举呼吸、抱球、"托天"呼吸、旋腰、蹲站呼吸、甩打、按腹呼吸等9个动作组成（图11-9）。每个动作做5～10次，每天2～3次。

对年老体弱的老慢支病人，可做下列只有3节简单的呼吸操。

（1）压腹呼吸：老人直立、挺胸，两手叉腰，尽量吸气，然后呼气，呼气时两手慢慢自腰部移向上腹，并加压、收胸。

（2）按腹呼吸：老年人直立、挺胸，吸气时两手自下向上做扩胸运动，呼气时两手捧腹、收胸。

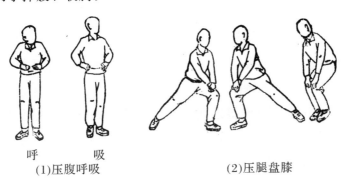

呼　　吸
(1)压腹呼吸　　　　　　(2)压腿盘膝

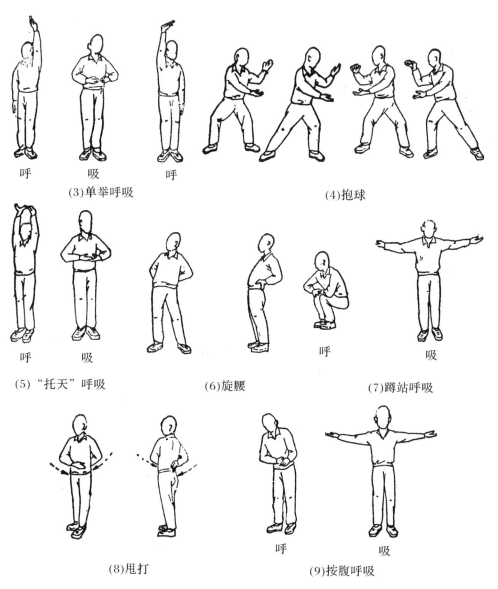

呼　　吸　　呼

(3)单举呼吸

(4)抱球

呼　　吸

(5)"托天"呼吸

(6)旋腰

呼　　吸

(7)蹲站呼吸

(8)甩打

呼　　吸

(9)按腹呼吸

图 11-9　呼吸体操

（3）蹲站呼吸：老年人站立，吸气时按腹呼吸，呼气时两手放膝上，缓缓屈膝下蹲。

2. 医疗行走　医疗行走锻炼的主要功能是提高老年人的吸氧能力。方法是先慢步行走，其速度以不引起气短气急等症状为宜。在坚持1～2周后，可改为走慢步、快步交替，例如，慢步30秒，快步30秒，以后逐步增加慢步时间，缩短行走时间，如快步40秒，慢步20秒，快步50秒，慢步10

秒……以致全部快步。每次快步时间从 5 分钟开始，逐步增加至每次至少20～30 分钟。每次快步后以仅出现轻度气短为度。每次增量后要适应 1～2 周后才考虑再增量。坚持 1 年之后，老年人的症状普遍会有所改善，可使心率降低，吸氧能力提高 8％～15％。

另有一种吸氧步行训练法，即老年人在空气新鲜的环境中吸气步行 100 步后，练习不吸气走 3～5 步，然后逐步增加距离，如吸气步行 100 步，不吸气走 8～10 步。

加强呼吸练习最重要的要强调两点：一是呼气时总要将嘴唇缩紧成吹哨子状，将气慢慢呼出，这种"缩嘴呼气"法可使呼气时支气管腔保持畅通；二是不要勉强用尽气力来加强呼气。

4 自我康复按摩

老慢支的康复治疗，在中医学中强调扶助正气，"正气存在，邪不可干"，同时又要调理肺、脾、肾三脏的功能。自我按摩、气功、太极拳、五禽戏等，都是我国传统医学中常用的康复手段，对增强体质、改善全身健康状况，都有一定的帮助。尤其是自我按摩法，更适合于患老慢支老年人的家庭康复治疗。

老慢支的自我按摩，可根据不同的症状，自行选择不同的按摩部位。

1. 阵咳　当老年人阵咳不止，喉中痰堵不易咳出，或者自觉气短不能平卧时，可用拇指按压胸骨柄上的天突穴（图 11-10）。注意拇指要从天突穴向胸骨柄内面按压，以有酸胀感为宜。每次按压 10 次。

2. 气喘　当老年人剧咳、气喘明显时，可自己或由家属在定喘穴（在大椎穴旁开一指半处），用指尖扣打，症状常可缓解。

3. 呼吸不畅　当老年人呼吸烦闷不畅时，可自己宽胸按摩。用两手交替由一侧肩部由上至下呈斜线抹至另侧肋下角部，各重复 10 次。然后，用两手指两侧肺尖部开始沿胸或自上而下拍打，自上至下拍打算一次，各 10 次。再两手握空拳，置后背部，呼气时由里向外拍打，同时背稍前屈，呼气时由外向里拍打，同时挺胸，重复 10 次。最后用手掌按于前胸两乳之间的膻中穴，做正反时针方向按摩各 36 下。

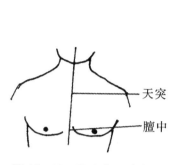

图 11－10　天突穴　膻中穴

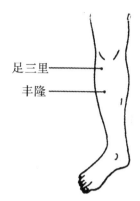

图 11－11　足三里、丰隆穴

4. 化痰　老年人还可以经常捶打丰隆穴和足三里穴（图 11－11）。有助于化痰止咳，调理脾胃功能。丰隆穴位于小腿中 1/2 外侧偏前，足三里穴位于膝下胫骨结节外侧。可用手握成拳状，用指间关节背侧捶打穴位。

5. 预防感冒　感冒是引起老年人慢性支气管炎的重要原因。预防感冒的方法很多，这里介绍一套预防感冒的自我按摩康复方法。有医疗机构曾应用这套方法，对 1130 例慢性支气管炎、肺气肿的老年人进行 3 年连续观察，感冒的发病率下降 70％，并测定老年人鼻分泌物中免疫球蛋白含量，显示鼻道的抗病能力增强。

预防感冒按摩的具体方法如下。

（1）擦鼻：两手掌大鱼际肌（手掌的大拇指一侧肌肉）互相对搓致热或两侧拇指近节指节相互摩擦致热，然后将擦热的大鱼际肌或大拇指甲，从印堂穴开始，沿鼻两侧下擦至鼻翼之迎香穴（位于鼻翼外下方 5 分）（图 11－12）。可两手同时进行，也可两手轮流进行，共 32 下。

(1)擦鼻

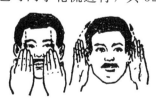
(2)浴面拉耳

(3)揉合谷

图 11－12　防治感冒的按摩

（2）按迎香穴：用两手中指指腹紧按两侧迎香穴，作顺反时钟方向按摩，各几次。注意在按摩时，不要偏离穴位，然后在该穴上加压重按15秒，必须有酸胀感才有效。

（3）浴面拉耳：两手掌心相互擦热，用掌根贴住额前发际，自上向下擦至下颌部，然后沿下颌骨分擦至两耳，用拇食指夹住耳垂部，轻轻向外拉，然后两手掌擦至两侧颞部，回至前额，重复16次。以两耳发热，脸面部舒适感为宜。因为耳垂部有很多穴位与脸面部器官相对应，有预防感冒效应。

（4）揉合谷穴：先取一侧合谷穴。合谷穴位于手的虎口第二掌骨旁，用另一手拇指指腹在该穴上作正反时钟方向抹擦16次。注意不要偏离该穴，然后在该穴上加压15秒，必须有酸胀麻木感为有效，再换手进行。

5 家庭康复食疗

患慢性支气管炎的老年病人，除日常用药、康复锻炼外，采用家庭康复食物疗法也有一定疗效。

慢性支气管炎在急性发作期，中医学认为多属热痰，宜多选用凉性的止咳化痰食物。食疗处方有：

1. 取鲜蓬蒿菜90克，水煎去渣，加入冰糖适量，分两次饮服。

2. 薜菜（江剪刀草）或蕺菜（鱼腥草）30～60克，水煎服代茶。

3. 萝卜子、菠菜籽、冬瓜子、白茄子、枇杷核，选2～3味，每味6克，小火炒黄，研成细末服用。

慢性迁延期支气管炎，是指急性期已过，脓痰消失，但咳嗽、气急、痰仍多。此时可用：

1. 川贝母5克，冰糖15克或百合30克，蜂蜜1匙，与梨同蒸，将梨与汁同服。

2. 生萝卜250克，鲜藕250克，梨2个，切碎绞汁，汁中加蜂蜜250克。每次1匙开水冲服，每天2次。

3. 临冬前，每晚就寝时把 1～3 个生核桃仁与 1～3 片生姜一同细嚼，嚼烂后咽下，连服 3 个月。服用期间，有感冒或炎症发作时应暂停。

4. 白果仁、甜杏仁各 1 份，核桃仁、花生仁各 2 份，一起研成粉末和匀，每天清晨取 20 克加鸡蛋 1 只，煮一小碗食之，连服半年。

5. 取柚子 1 个，剥下柚子皮，削去内层白髓，切碎，放入有盖的碗中，加适量的饴糖，隔水蒸烂，每天早晚 1 匙冲服。

6. 生姜汁半匙、饴糖 1 匙，冲服，每天 2～3 次。

患慢性支气管炎的老年人忌食烟、酒、毛笋、辣椒、橘皮、咖喱。有喘息者还要少食海味鲜腥，如带鱼、黄鱼、橡皮鱼、虾、蟹等。

6 家庭康复中要注意的问题

患老慢支和肺气肿的老年人在家庭康复时，要注意下列几个问题：

1. 老年人要采取综合的康复措施，除了上面提到的各项方法外，还要根据需要由医师嘱咐使用支气管扩张药，使呼吸比较通畅，促进排痰；肺部如有感染要及早应用抗生素控制，要经常注意预防感冒。

2. 在耐力运动和呼吸训练中，老年人都要切实注意量力而为，不要从事强度太大，节律太快的运动，也不要过分用力加强呼气，以免发生因气短，甚至呼吸困难而引起心情恐慌、紧张，反过来又加重了呼吸困难。

3. 注意心理康复，在了解本病防治和家庭康复的基本知识后，老年人要增强信心，克服不必要的恐惧心理，如怕活动，怕发生呼吸困难，怕病情发展等焦虑、抑郁心态。

4. 家属要理解老年人的心情，了解老年人的健康和功能状况，对各种康复活动要积极支持和配合，耐心帮助，多鼓励、多安慰，以增强老人信心。

第十二章

糖尿病的家庭康复

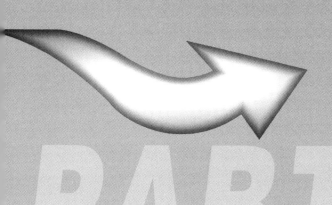

糖尿病是一组老年人常见的以血浆葡萄糖水平升高为特征的代谢性内分泌疾病，其基本病理生理为绝对或相对胰岛素分泌不足和胰升血糖素活性增高所引起的代谢紊乱，包括糖、蛋白质、脂肪、水及电解质等，严重时常导致酸碱平衡失调。其特征为高血糖、糖尿、葡萄糖耐量减低及胰岛素释放试验异常。糖尿病分为 1 型糖尿病、2 型糖尿病、特殊类型糖尿病和妊娠糖尿病 4 种类型。老年人大多数为 2 型糖尿病，多与遗传和环境因素共同参与的多基因、多因素有关，是一种十分复杂的疾病。

重新认识糖尿病

糖尿病是一个与所有国家、所有人密切相关的健康问题。目前，全世界受糖尿病威胁的人至少超过 5 亿，且发病高峰正在向发展中国家转移，我国就首当其冲。据统计 45～60 岁人群中糖尿病的发病率为 5.3％，65 岁以上老人中为 8.1％，可见糖尿病是老年人的常见病。老年人的糖尿病大多为 2 型（即非胰岛素依赖型）。

目前，糖尿病还是一种终身性的慢性病，糖尿病的发生、发展是个缓慢而加速的过程。世界卫生组织有关资料表明：糖尿病的患病率、致残率和病死率及对总体健康的危害程度，已居慢性非传染性疾病的第 3 位，死亡率仅次于癌症和心脑血管疾病，平均每 8 秒就有一个人因糖尿病而丧生，每年有 400 万人因糖尿病而死亡。其中绝大多数糖尿病本身并不直接导致人的死亡，真正置人于死地的是糖尿病的并发症，它严重威胁着病人的健康和生命。

据世界卫生组织糖尿病专家统计，研究表明，糖尿病发病后 10 年内有 30％～40％的病人至少会发生 1 种以上的并发症。又有研究表明，50％的糖尿病病人在诊断为糖尿病时就已存在着并发症，有的病人在发生心肌梗死或脑卒中时，才发现同时患有糖尿病。

《中国糖尿病防治指南》中显示，2001 年中华医学会糖尿病学分会，对全国 31 省市自治区 2 万余例住院糖尿病病人，糖尿病并发症及相关疾病状况进行了回顾性分析，数据充分表明，我国糖尿病慢性并发症患病率已达到相当的程度。糖尿病引发的并发症几乎波及全身各系统，各种内脏器官，就像瓜藤一样蔓延。

令医学界感到担心的是，在我国老年人中，糖尿病发病率虽然高，但老年人对糖尿病的知晓率底，长期坚持正确治疗率更低，对糖尿病的严重后果认识更是甚少。

2 糖尿病老年人怎样进行家庭康复

患糖尿病老年人的康复评定主要包括与糖代谢相关的生化指标测定（如血糖、糖化血红蛋白、血脂、肝肾功能等）、肢体的感觉和运动功能评定、日常生活自理能力评定及心理的评定。其中糖化血红蛋白测定可反映取血前4～12周血糖的总水平，可弥补空腹血糖只反映瞬时血糖值之不足，是糖尿病控制的重要检测指标之一。

至今为止，糖尿病尚无根治方法，为了达到糖尿病康复治疗目标，单靠一种治疗方法是不够的，而必须采取综合的治疗方法，这种方法适用于各种类型的糖尿病病人，是目前治疗糖尿病最有效的方法。治疗的方法包括5个方面：①饮食疗法。②运动疗法。③药物疗法。④糖尿病健康教育和心理治疗。⑤血糖监测。其中起直接作用的是饮食疗法、运动疗法和药物治疗3个方面，而糖尿病健康教育、心理治疗和血糖监测则是保证这3种治疗方面正确发挥作用的必要手段。

患糖尿病老年人的家庭康复治疗，以心理治疗（包括糖尿病健康教育）、运动疗法、饮食疗法3个方面为支柱，配合药物治疗，血糖监测，控制糖尿病，改善一般健康状况，加强抵抗力，防治合并症。

老年糖尿病病人的心理康复

老年人听到得糖尿病后的第一反应是意外和不理解，而后逐步会发展为一系列的心理改变。

这些心理改变包括：

1. 焦虑 因为老年人对糖尿病缺乏了解，而仅认为是不治之症，因而感到无助和烦躁不安。

2. 抑郁和意志消沉 对糖尿病产生各种担忧，甚至还会出现过度悲伤的情绪。

3. 否认 不承认自己已是糖尿病病人，甚至于还可能产生反感和厌恶的感觉，脾气变得急躁，经常因一些小事而责备他人。

4. 恐惧 部分是由于忧郁心态进一步发展的结果。

5. 内疚 将得糖尿病完全归咎于自身，感到自己已成为社会和家庭的累赘。

6. 羞于启齿 社交活动减少，生怕自己的病情和控制糖尿病的种种做法会成为别人的笑柄。

7. 失望和绝望 在糖尿病控制不佳的时候，尤其是在自身已尽了努力，然而某些并发症却仍在进展时易于出现失望和绝望。

患糖尿病的老年人在患病初期以及随后一段时间内的种种心理变化均属正常的心理反应。老年人的心理困惑是由于老年人对糖尿病医学知识不足，常被缺乏科学的"闲谈"所吓倒，从而导致严重的精神"创伤"。经常化验小便尿糖、抽血检查血糖、胰岛素注射和饮食控制，以及对疾病预后的担心，对老年病人来说，似乎是一种巨大的精神压力，甚至使病人失去治疗信心，影响治疗效果。

在控制糖尿病病情的时候，一般来说有"五驾马车"，指的是饮食治疗、运动治疗、药物治疗、病情监测、健康教育和心理治疗，其中最容易被忽视的就是心理治疗。事实上，抑郁是糖尿病常见并发的症状之一，糖尿病病人患上抑郁症的概率是正常人的 3 倍。但糖尿病病人抑郁易被忽视，只有病情严重时才被发现。国外文献报道，糖尿病病人有 60％～75％ 伴有抑郁的情绪，其中 10％～35％ 为重度抑郁。

抑郁对人的危害是严重的。就糖尿病而言，沉重的精神压力、不良情绪不仅会使血糖升高，降低治疗的效果，还会加速心、肾等并发症的发生，对病情的预后不利。反之，病情控制不好，病情加重，又会导致病人精神痛苦、悲观等心理反应加剧，加重他们的抑郁症状，形成恶性循环。因此，及早发现和处理糖尿病老年人的抑郁情绪非常重要。

糖尿病老年人由于患病，原有的社会身份被病人身份所取代，糖尿病是终身的全身的慢性病，需要一生的悉心呵护，由于是病人身份，老年人自然而然地会认为自己需要长期的他人照顾，依赖于医生的治疗。殊不知，这是"病人角色"的一种心理依赖，当它形成一种定势后，实际会成为糖尿病治疗与控制的一大障碍，影响老年人认真地正确地去认识糖尿病，从而战胜糖尿病。

患糖尿病并不可怕，可怕的是对糖尿病的无知和对疾病不健康的心态。建立美好的生活，要靠老年人自己去建立正确的信念，医生、老年人与老年人的家属之间的关系应该建立在共同参与的这一新型医疗模式的基础上，大家一起参加学习，制定康复治疗方案，使老年人摆脱依赖的心理习惯，产生对自己健康的责任感，使老年人从真正意义上根据自身的特点，来控制糖尿病。

那么对患糖尿病的老年人，怎样进行心理治疗呢？

1. 对于初患糖尿病的老年人来说，在开始康复治疗时，老年人在家属帮助下，最重要的一步是了解糖尿病的医学知识，详细了解糖尿病的各种康复治疗的作用，坚持康复治疗的重要性，使老年人自己解除顾虑，主动积极配合治疗，坚持治疗，使身体得到康复，疗效得到巩固。在医学科学发展的情况下，糖尿病已不再是难以控制的疾病了。只要积极的、科学地进行康复医疗，病情完全可以控制和好转，身体可以康复，能同健康人一样生活、一样活动，并且同样可以长寿。

2. 老年人要正确对待自己的疾病。人难免要生病，对疾病的态度要采取既来之，则安之；无病防病，有病早治；而不能没有病，怕有病；有了病，怕治不好；治好了，怕再犯，这样东怕西怕、无穷无尽，沉重思想包袱会把自己拖垮。对老年病人来说，正视现实，学习糖尿病的知识，消除不必要的顾虑和紧张，积极配合治疗，主动参与康复医疗，那才是正确的态度。

另外，还有一些老年人对自己糖尿病抱无所谓态度，对医生忠告当耳边风，烟酒照旧，饮食照常，药物吃吃停停，待到发生严重并发症时，可能还糊里糊涂，待到并发症危及生命时，才悔及当初已经来不及了，这样的糖尿病老年人最危险。

3. 老年人的家属应该做到以下几点。①和老年人一起分享健康的生活方式。②帮助老年人选择健康、合理的饮食。③帮助老年人进行适量的、有规律的、有计划的康复运动疗法。④提醒、监督老年人，监测血糖和合理用药。⑤当老年人血糖控制良好时，要分享老年人的快乐，给予热情的鼓励。⑥经常倾听老年人的想法和顾虑，并和老年人交谈，给予安慰。

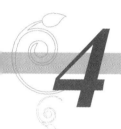

4 康复运动疗法

康复运动疗法是治疗糖尿病的一个好方法。在中医学中已有1000多年的历史，现代医学已证明，适当的体育运动可使血糖降低，这种作用不但表现在运动中，而且在运动后一段时间内继续起作用。我国革命老前辈邓颖超同志在介绍他战胜糖尿病的经验时，也着重谈到运动疗法，她用运动疗法治疗6个月后，糖尿病的症状基本消失。

康复运动疗法的功效

1. 改善病人糖的代谢，促进机体对葡萄糖的利用。

2. 增加身体对胰岛素作用的敏感度。

3. 改善耐糖能力。

4. 增加对脂肪的利用率。

5. 预防或推迟并发症的发生和发展。

6. 减轻自觉症状。

老年糖尿病病人参加康复医疗体育活动时，应避免剧烈的运动项目，宜参加较为缓和的运动项目，使身肌肉都能得到锻炼，如步行、快走、保健操、太极拳、气功、乒乓球、羽毛球等，其中步行是最常用的一种体育疗法。

运动疗法的注意事项

1. 运动前准备　康复运动治疗前要进行一次全面体检，如心电图、有无血管及神经并发症、缺血性心脏病、眼底情况、肝肾功能等。

正式运动前应先做5～10分钟的低强度有氧热身运动，对肌肉和关节先做一下伸展活动。但须避免屏气动作，因为屏气可使收缩压升高。

2. 在运动时，应穿宽松的衣裤、柔软的棉线袜和合脚的运动鞋，检查鞋内有无异物。

3. 选择一块合适的运动场地。

4. 根据自身的具体情况，选择相适宜的运动方式和强度。根据自身条件允许的情况，正式运动强度一般可控制在40%～80%。

5. 整理运动　运动结束时，需要做5～10分钟的整理运动，如弯弯腰、踢踢腿，使心率恢复到每分钟比静息时高10～15次的水平，再坐下休息，这样可以防止运动后心血管和肌肉、骨骼的损伤。

6. 运动时间选择　合理的运动时间包括：每次持续的运动时间和1天中较适宜运动的时间两方面。通常每次运动的时间自10分钟开始，逐步延长至20～40分钟，其中可穿插必要的间歇时间。1天中较适宜运动的时间一般宜在上午八点后或下午、黄昏时进行，不宜在饱餐后或饥饿时进行运动，以免出现胃肠系统不适或低血糖反应等。

7. 运动的频率　一般认为每周运动3～5次是较适宜的，可根据每次运动量的大小而定。如果运动量较大，间歇宜稍长。但若运动间歇超过3～4天，则运动锻炼的效果及蓄积作用将减少，难以产生疗效，因此运动锻炼不应间断。如果运动量较小，且身体条件较好，运动后又不觉疲劳的，可坚持每天运动1次，或将1天的运动分为上午和晚餐后两次进行。

8. 运动的环境　自然环境是影响锻炼效果的重要因素，宜在公园、林间、田野，空气新鲜环境，清静处进行。

9. 运动时天气　晨练时应避免雾霾天气，特别是冬天的早晨。

10. 适度锻炼　老年人身体功能衰老是一种自然现象，因此在健身锻炼时要注意控制运动量，不能过度。

11. 运动计划和日记　老年人最好能制定自己的运动计划，设定短期运动项目和目标。运动的各种形式能有搭配，以提高自己兴趣。最好老年人或家属能做运动日记或周记，不断提醒老年人，建立信心，并监测血糖，了解运动效果。

12. 运动形式的结合　老年人早晨起来可以一边听新闻，一边运动锻炼。住楼梯房的老年人，可以不乘电梯，爬 2～3 层楼。家中操持家务时，各种姿势的家务交叉做，注意劳逸结合。也可以和家人、朋友一起共享运动锻炼的方式。

暂时不宜运动疗法的老年人

1. 自身胰岛素严重分泌不足的 1 型糖尿病病人。
2. 血糖极不稳定的糖尿病病人。
3. 病人的收缩压大于 180 毫米汞柱者。
4. 血糖过高，大于 14 毫米汞柱的病人。
5. 有严重心脏疾病的病人。
6. 经常有脑供血不足的病人。
7. 有肾脏并发症的病人。
8. 急性感染的糖尿病病人。

有糖尿病并发症老年人选择运动形式时要注意问题

1. 有糖尿病性视网膜病变者，应避免接触性运动、屏气、升高血压的大运动量运动，以防眼底出血或视网膜脱离。
2. 糖尿病合并外周神经病变者、关节退行性病变者，以及足部溃疡者应该避免容易引起足部外伤的运动，例如快步走、慢跑等。

预防康复运动时的不良反应

糖尿病康复时可能产生的不良反应有：

1. 患糖尿病的老年人在进行康复运动疗法时，运动可引起低血糖和运动后迟发性低血糖。
2. 自身胰岛素缺乏的老年人，特别是 1 型糖尿病病人容易引起高血糖和酮症。

3. 老年人运动不当，会加重糖尿病所致并发症的病情等。

怎样预防这些不良反应的发生呢？

1. 运动前后分别用餐，避免空腹运动，可随身携带糖块和饮料等，以防低血糖的发生。

2. 运动时间较长，适当补充些食物。

3. 制定运动计划时，应由医生适当调整药物剂量。

4. 注意胰岛素与运动的间隔时间至少为 1 小时，如小于 1 小时，应尽量避免将胰岛素注射在经常活动的部位。

5. 运动前后加强血糖检测，以熟悉自身对不同运动的血糖反应情况。

6. 血糖控制不稳定时不宜做运动治疗。

7. 进食后 1 小时左右再做运动。

8. 随身携带疾病介绍卡，包括姓名、年龄、地址、电话、病史摘要等，以备万一发生意外时急用。

9. 运动后适当补充水分。

10. 康复运动时或者运动后一有不适，要及时就医。

步行疗法

步行康复运动疗法是糖尿病老年人最常用的一种体育疗法。一般情况下老年人可进行中速步行，每分钟 110～115 步，每小时速度约 3 千米，达到微微出汗为止。对体弱的老年人或合并心肺功能不全的糖尿病病人，一般可采用慢速步行，每分钟 90～100 步。步行最好选择在上午或黄昏，空气新鲜的地方，以在傍晚、饭前、饭后时进行为宜，每天 1～2 次或数次，1 天总运动量不要超过 5 千米

无论哪种康复医疗体育，老年糖尿病病人运动量必须适中，运动锻炼要定时，一定要根据用药情况及进餐时间来选择运动时间，以避免低血糖反应。为了以防万一，老年人在进行运动时，应随身携带一些糖果，以备发生低血糖反应时急用。运动后要适当进餐。

老年人在康复医疗中，应定期去医院检查血糖和糖化血红蛋白，随时观察机体对体育运动的反应，及时掌握和调节运动量。

布格锻炼法

布格锻炼法能改善足部血液微循环的运动疗法，可以有效防止糖尿病足

的发生，也可起到锻炼距小腿关节的作用。

动作步骤：①坐在床边，双下肢垂直放在床沿边，双足晃动 1 分钟。②平躺于床上，舒展双下肢，抬高双足至与地面平行的位置，保持 1 分钟。③重复前面的动作 5～10 次。

饮食康复治疗

饮食治疗是糖尿病最基本最重要的治疗方法之一。合理的饮食可有效地控制糖尿病。正确的观念是应当将饮食康复治疗当成患糖尿病老年人一种新的生活方式。

饮食治疗目的是保持理想的代谢值，包括血糖、血脂与血压；预防和治疗糖尿病慢性并发症；通过康复饮食治疗和康复运动治疗，改善营养状况和提高生活质量。

糖尿病饮食原则

遵循平衡膳食和合理营养的原则：

1. 在限制总热量、合理搭配下，饮食计划可以包括各种病人喜欢的食物，食物品种尽可能地多，以满足机体对各种营养素的需求。

主食一般以米、面为主，搭配粗杂粮，如燕麦、麦片、玉米面等。因为这些食物中有较多的无机盐、维生素，又富含膳食纤维，对控制血糖有利。蛋白质以大豆及豆制品为好，一方面其富含优质蛋白质；另一方面，其不含胆固醇。忌用白糖、红糖、葡萄糖及糖制甜食，如糖果、糕点、果酱、蜜饯、冰激凌、含糖饮料等。糖尿病老年人饮食中，调节甜味可采用甜味剂，如蛋白糖、甜味菊等，其不产热，无不良反应。富含饱和脂肪酸的椰子油、牛油、奶油最好不用或少用。花生、核桃、芝麻、瓜子中含脂肪也相当多，尽量不吃或少吃，吃后应减少当天的油类摄入量。

多食用含糖量少的蔬菜，少用含碳水化合物较多的土豆、山药、芋芳、藕、胡萝卜等，或食用后减少相应的主食量。水果中含葡萄糖、果糖，在血糖控制相对稳定时，空腹血糖＜7.8 毫摩尔/升或餐后 2 小时血糖＜10 毫摩尔/升时，可在两餐之间或临睡前适少食用水果，同时减少主食量，其热量应在总热量中扣除。

2. 在不违背营养原则的条件下，选择的食物与烹调方法应尽量顾及病人的饮食习惯，并多样化，以提高营养治疗的可操作性和依从性。在烹调方法上多采用蒸、煮、烧、焖、凉拌的方法。合理安排餐次，饮食定时定量。

3. 餐后血糖高的老年人，可在每天总热量不变前提下分成 4～5 餐，对于注射胰岛素或口服降血糖药老年人，可在两餐或睡前加餐。

4. 一般体型消瘦的糖尿病卧床病人，每天热量供给量为每千克体重 25 千卡；体型正常糖尿病卧床病人，每天热量供给量为每千克体重 20 千卡；体型肥胖糖尿病卧床病人，每天热量供给量为每千克体重 15 千卡。

饮食疗法中的几个注意问题

1. 控制总热量，建立合理饮食结构，将体重控制在理想范围，改善血糖、血脂，保持体力是糖尿病饮食治疗的基础。每天摄入的总热量应依据糖尿病病人的性别、年龄、体重和活动强度等计算，并且应该定期修正。家庭应该制备称量食物的磅秤（1000～2000 克）与量杯，一般一调羹为 15 毫升左右，一小瓷碗为 350 毫升左右。

康复饮食疗法是老年轻型糖尿病病人的主要治疗方法。由于老年人饮食习惯较难改变，要逐步使之适应。老年人在饮食中的热量标准，要根据老年人标准体重及生活活动情况，来估计每天所需总热量。一般为每天 1200～1500 千卡。活动极少的卧床老年人为每天 15 千卡/千克体重；活动一般的老年人为每天 20～25 千卡/千克体重。肥胖老年人有糖尿病者，可减至每天总热量 1200 千卡左右。若老年病人体重下降到正常标准 5％左右，常可使 2 型糖尿病得到有效控制。

将总热量千卡，按照碳水化合物占 60％，蛋白质占 15％，脂肪占 25％分配，再求出各种成分供给的热量，按每克脂肪产热 9 千卡，碳水化合物及蛋白质产热 4 千卡，换算出供给该病人不同营养成分所需要的重量。食物中蛋白质按每天每千克标准体重 1 克计算，体瘦老年人可增至 1.5 克。糖尿病合并肾病的老年人应根据病情，还要控制蛋白质的摄入量，一般每天蛋白质的摄入量按照每千克标准体重 0.6～0.8 克给予。脂肪量可根据老人饮食习惯而决定，约每天每千克标准体重0.6～0.8克，每天总量约为40～50克。饮食中的主食，每天200～300克。

2. 饮食分配和餐次安排。1天至少保证三餐，早、中、晚餐热量按1/3、1/3、1/3或2/5、2/5、1/5的比例分配。在体力活动量稳定的情况下，饮食要做到定时、定量。每餐要主食副食搭配，餐餐有碳水化合物、蛋白质和脂肪。注射胰岛素或易发生低血糖者，要求在三餐之间加餐，加餐量应从正餐的总量中扣除，做到加餐不加量。不用胰岛素治疗的病人也可酌情用少食多餐、分散饮食的方法，以减轻单次餐后对胰腺的负担。

3. 食物的多样化与烹饪方法。想要吃得健康，最好的方法就是增加食物的种类，食物品种尽可能的多，可以满足机体对各种营养素的需求。糖尿病病人的饮食治疗需要终身坚持，要做到持之以恒；在限制总热量、合理搭配下，饮食计划可以包括各种你喜欢的食物。多采用蒸、煮、烧、炖、焖、烩、凉拌的烹调方法，避免食用油炸的食物。

4. 用餐方式有讲究。用餐要专心致志，清楚自己所吃的每种食物，若心不在焉或边吃边聊常常会在不知不觉中吃下过多的东西，而使饮食计划失效。同时，进食速度要慢，要细嚼慢咽。

5. 调味品中，糖应限制，用甜味剂代替。若与家属共同烹煮，可于加油加糖之前盛出老年人的一份。酱油也应宜少，盐少吃是健康的饮食之道，应控制在6克以下，亦可选用低钠盐。植物油也是限量食用的，每天20～25克。植物油中，宜用菜油、豆油、葵花籽油、玉米油、橄榄油、芝麻油、色拉油。忌用动物油、猪皮、鸡皮、鸭皮、奶油。饮酒不利于糖尿病控制，最好不饮酒。对血糖控制良好的老年人，至多每周1～2次，并不饮用白酒，每次啤酒200～250毫升（普通玻璃杯1杯），或者葡萄酒100毫升（普通玻璃杯小半杯），血糖控制不佳或者不稳定的糖尿病老年人尽可能不饮酒。切记！饮酒所产生热量应计算在总热量内，也就是说饮酒后，应减少其他产热食物的摄入。

6. 外出饮食或应酬时，同样要注意少盐、少油、忌糖。

7. 控制饮食后肚子老是饿怎么办？部分糖尿病老年人，在刚开始控制饮食（特别是主食总量）时，经常感到饥饿难忍，尤其是夜间，饥饿时夜不能眠，只能起来吃点东西暂时缓解一下饥饿感，但又时时担心会使血糖升高，有没有解决肚子饿的办法呢？又不能影响血糖。饮食习惯有一个长期养成问题，糖尿病病人从胃口很大，从进食自由的状态一下子减到合适的总量确实感到很不适应，饥饿难忍的现象难免会出现，但只要坚持下去，过量进食的习惯是能够改变的，人体也是能适应这种饮食治疗的。在刚开始控制饮食的时候，如果吃完规定数量的食物后，还觉得饥饿，可以适当增加含糖量4％以下的蔬菜作为充饥食品。如苦瓜、冬瓜、黄瓜、小红萝卜、生菜、莴笋、芹菜、茭白、西红柿、绿豆芽、豆制品等。

8. 糖尿病老年人宜食的食物。谷类及其制品每天 200～300 克，其中粗杂粮占 25％左右。保证每天蔬菜 400～500 克左右，以深色叶菜为主，高淀粉的薯类、南瓜、芋头等，应计算在总热量中，替换主食。水果每天 100～200 克，选用低糖分低血糖指数的水果，如樱桃、柚子、梨、草莓等。每天 100～200 克瘦肉、禽类、鱼虾类，少吃肥肉和内脏。1～2 杯牛奶，最好选用低脂或脱脂奶。100～150 克豆制品。

饮食治疗中的常见误区

在糖尿病治疗中，饮食控制是必不可少和至关重要的，众多糖尿病病人也在为此进行着积极不懈的努力。然而，由于相关医疗、康复知识的匮乏以及理解上的误区，很多努力并没有达到预期的效果，甚至适得其反。那么，在饮食方面我们常有哪些误区呢？都应该注意些什么呢？

1. 切不可用增加药量来"抵消"多吃的食物　一些病人在感到饥饿时常忍不住要多吃饭，只是他们可能采取自行加大原来服用降血糖药剂量的方法，来进行补救，错误认为饮食增加了，多吃点降血糖药就可把多吃的食物"抵消"掉。事实上这是将饮食控制和药物控制的相互关系搞颠倒了。这样做不但使饮食控制形同虚设，而且在加重了胰腺负担的同时，还增加了低血糖及药物毒副作用发生的可能，非常不利于病情的控制。因此，糖尿病病人应做到饮食定时、定量、定餐，并在饮食保持一定规律的基础上，在医生的指导下调整降血糖药的品种、用法和用量。

2. 某某食品可以治疗糖尿病或降血糖的说法万不可信　总听一些糖尿病病人说，多吃某某食物可以降低血糖、多吃某某食物可治疗糖尿病，这是一种误解。一般情况下，绝大多数食物都含有热量，而只要含有热量，摄入体内后就会升高血糖。只是有的食物因为热量低，或含有膳食纤维等营养素，升高血糖的速度不快、力度不大，但总的趋势是使血糖升高的，而不会降低血糖。人们常说的所谓"降糖食品"苦瓜、南瓜等都是如此。因此说，用食物降血糖是不可能的。

有的不法奸商在保健食物中违禁添加降糖药物，这是违法的。如果在不知情的情况下，多食用这类的非法"保健食物"，会导致低血糖反应，后果不堪设想。

3. 慎食所谓"无糖食品" 目前市场上常见"无糖食品"，如无糖月饼、无糖饼干、无糖糕点、无糖巧克力等，所谓"无糖"只是在食品配料中没有添加白糖，是用甜味剂代替而言，而配料中的其他成分，如面粉、淀粉、谷类粉、豆类粉、油脂等仍是同样会产生热量的，不可尽心大吃。应根据食品配料表中所示热量/百克，吃多少从总热量中扣除多少。

4. 早餐重要，莫轻视 不吃早餐是不会降低血糖的。头一天晚饭后至次日清晨，已有近10小时未进食，血糖可达最低值。此时应该补充糖类，否则易发生低血糖。血糖降低后，若得不到补充，我们的身体会动员脂肪快速分解。脂肪分解代谢不完全会引起酮症，不仅血糖会更高，还很危险。所以，糖尿病病人定时定量进餐非常重要，尤其早餐。

5. 不要放弃主食 单纯控制主食，不限制副食，由于碳水化合物摄入不足，总热量不能满足机体需要，只能分解脂肪、蛋白质提供热量，长此下去将发生营养不良，甚至发生饥饿性酮症。只控制主食，不控制零食，造成实际摄入的总热量超标，不易控制血糖，还容易引发高脂血症和心血管系统疾病。粮食类食物的主要营养成分是碳水化合物，分解后生成葡萄糖使血糖升高。胰岛素则把葡萄糖转化为热量，供给身体所需。胰岛素的分泌和作用，是靠葡萄糖刺激来实现的，如果长期不进食碳水化合物，胰腺分泌胰岛素的功能会失用而退化的。所以主食一定要吃，每天不要少于150克，合理分配到三餐。防止低血糖发生，低血糖更容易发生意外。

6. 合理搭配 要正确、全面了解饮食合理搭配的内涵，合理饮食搭配不仅仅是鸡、鸭、鱼、肉的搭配。合理的饮食搭配应包括种类的搭配：每餐主食、副食、蔬菜和烹调油之间的搭配；量的搭配：主食、副食、烹调油提供的热量占总热量的比例；烹调方法的搭配：以蒸、炖、汆、爆炒、拌为主，煎炸、熏烤只能少量品尝。

7. 不吃动物油，控制植物油 植物油含较多不饱和脂肪酸，对降低胆固醇、保护血管有利。但植物油也是脂肪，热量都较高，过量摄入对控制疾病不利。

8．只吃粗粮，不吃细粮　粗粮中含有较多的纤维，在肠道内可吸附脂肪和糖类，促进肠蠕动，从而有助降血脂、降血糖、通便，但老年人过量食用会影响维生素和微量元素的吸收，造成营养不良。一般粗粮占主粮25％左右为宜。

第十三章

肥胖症的家庭康复

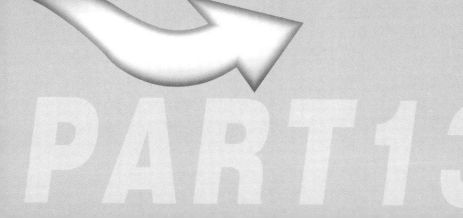

近年中国居民营养与健康状况调查结果显示，我国城市居民经常参加锻炼的老年人仅占40%，不锻炼者高达54%；老年人体重超重率为24.3%，肥胖率为8.9%。目前，国内肥胖人数已超过9000万，超重者高达2亿。大量医学研究证实，体力活动不足，热量摄入过多引起的超重和肥胖是高血压、高脂血症、糖尿病、冠心病、脑卒中等老年常见病的独立危险因素。

肥胖症是指体内脂肪堆积过多、体重增加，当体重超过20%或体重指数（BMI）>28，就可定为肥胖症。标准体重计算公式为：标准体重（千克）=身高（厘米）-105，正常人体重波动范围在10%左右，体重超过标准体重的10%，又不到20%的称为超重，超过标准体重的20%～30%的称为轻度肥胖，超过标准体重30%～50%者称为中度肥胖，超过标准体重50%者称为重度肥胖。

体重指数（BMI）为体重（千克）/身高（米）^{2}。21～24 kg/m^{2}为正常；小于18.5 kg/m^{2}为消瘦（营养不良）；25～26 kg/m^{2}为超重；大于26 kg/m^{2}为肥胖。

国外研究资料表明，体重指数低的老年人死亡率和营养不良风险增加，生活质量下降。因此，65岁以上老年人对体重的要求应给予个体化评估，即具体个人具体对待。原则上建议（中国老年人膳食指南2016），老年人体重指数最好不低于20.0 kg/m^2，最高不超过26.9 kg/m^2。无论如何，体重过低或过高都对老年人的健康不利，老年人应时常监测体重变化，使体重保持在一个适宜的稳定水平。

患肥胖症的老年人主要是在腹壁和腹腔内脂肪蓄积过多，称为"中心性肥胖"或"向心性肥胖"，又称"内脏型肥胖"。由于脂肪包围在心脏、肝脏、胰脏等器官周围，所以患冠心病、脂肪肝和糖尿病的危险性增加。近年，国内外也流行以腰围大小来评定肥胖。腰围是指腰部周径长度，是衡量脂肪在腹部的蓄积（即中心性肥胖程度），是最实用简单的测量指标。男性正常腰围标准小于90厘米，女性的正常腰围标准是小于80厘米。中心性肥胖与肥胖相关性疾病有着更强关联。俗话说"裤带愈长，寿命越短"。

1 认识肥胖的危害

肥胖症老年人的康复医疗必须长期有规律地坚持，方能收到良好效果。肥胖老年人康复的措施，应根据个人的饮食习惯、食量、生活情况、诱发肥胖的因素和有无并发症等情况来制定。但是对每一位肥胖老年人来说，对付肥胖的"良策"，首先要从心理康复着手，让他们了解肥胖的危害性，以取得他们充分的合作。

过去，有些老年人认为胖是身体健康的标志，以胖为美，把发胖看成是"发福"。实际上，发胖并非是发福、健康，而是"祸害"，对身体有着许多不良的影响。

体型不美，活动不便

肥胖者腰肥体胖，大腹便便，行动不灵活，反应较为迟钝，活动效率降低。肥胖者常有畏热、多汗，稍活动就会出现心慌、气短、胸闷、乏力等症状。肥胖者看起来很"健壮"，实际上是"虚胖"。

影响心肺功能

由于多量的脂肪沉积在体内，体重增加常加大心肺的负荷。活动时消耗能量和氧气较多，肥胖者耗氧量比正常人增加30%～50%。因此，肥胖者一般不喜欢运动、少活动、嗜睡，稍有活动或体力劳动后就会感到倦息；由于脂肪组织形成一层包围圈而对胸部产生压迫，腹腔内脂肪大量堆积，腹壁增厚，膈肌抬高，影响肺的呼吸功能，肺泡换气量减少，肺活量降低，换气困难，而引起气短。严重肥胖者还会发生"肥胖性心肺功能不全综合征"，常会引起明显的缺氧和嗜睡。肥胖者心脏的周围被大量的脂肪组织包围着，就会影响心脏的舒张，而使心功能下降。重度肥胖者由于脂肪组织内血管增多，有效的血循环血量和心搏出量减少，心脏负担增加，特别是心肌内外有脂肪组织沉着，易发生心肌劳损、心室肥大和心力衰竭。

可引起或并发许多疾病

1. 肥胖者常伴发心血管疾病。据统计，肥胖者合并冠心病比瘦人高出2～5倍，肥胖者高血压的患病率是体重正常者的2～6倍。

2. 肥胖者常伴有内分泌代谢紊乱，由于肥大的脂肪细胞对胰岛素不敏感，常有葡萄糖耐量降低和空腹血糖升高，而容易发生糖尿病和代谢综合征。

3. 肥胖者常有脂质代谢障碍，胆固醇、三酰甘油及游离脂肪酸增高，呈现高脂血症，而容易并发动脉粥样硬化、高血压、冠心病、胆石症、胆囊炎、肾病或合并痛风等疾病。

4. 肥胖者胃纳多亢进，善饥多食，常有便秘和腹胀。

5. 过多的脂肪组织常沉积在各器官和组织内，如肝脏内脂肪过多可引起脂肪肝，出现肝大或谷丙转氨酶增高等征象。

6. 由于体重过重，加重了支撑身体的骨关节负担。肥胖老年人经常有腰背酸痛，骨关节尤其是膝关节和距小腿关节出现疼痛或骨关节炎加重。

7. 肥胖者多汗，汗腺与皮肤分泌物混合在一起，常常留在皮肤皱褶内，而有利于细菌或真菌生长，感染引起皮炎或皮癣。肥胖老年人皮肤病特别多见。

损　寿

肥胖症老年人易患冠心病、高血压、糖尿病、胆石症、肝肾疾病，而使其死亡率增加，特别是体重超重35％以上或合并冠心病、高血压、糖尿病的肥胖老年人，其危险性更高。据美国保险公司统计，肥胖者的死亡率为体重正常者的1.5倍。我国人口调查资料表明，百岁以上的长寿老年人中，无一例是肥胖者。另有资料表明，肥胖者平均可减寿10年。

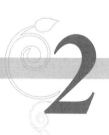

2

坚持运动疗法

根据国内外治疗肥胖症的观察与研究，控制饮食和运动疗法相结合是肥胖康复医疗的最好最根本方法。

国内外的康复实践均显示运动疗法，能有效地减少肥胖者的体内存积脂肪，减轻其体重，使皮下脂肪变薄，胸围与腹围缩小。减肥主要是减少脂肪细胞的含脂量，而不是减少脂肪细胞的数量。运动锻炼结合饮食控制可使脂肪细胞含脂量减轻一半以上。

肥胖老年人运动疗法的运动量，可以根据老年人肥胖程度、体力和心血管系统状况来定。轻度、中度肥胖，体力较好，年龄不高，无心血管系统疾病者，可以选择参加运动量较大的运动项目。

对肥胖老年人来说，锻炼的运动量太少，达不到减肥和治疗的目的，但运动量太大会发生不良反应，故一定要因人而异。通常可以把亚极量心率的 $50\%\sim60\%$ 定为小强度，$60\%\sim70\%$ 为中等强度，而 $70\%\sim80\%$ 为较大强度。老年人在开始时，应从小强度开始。运动时间从 $20\sim30$ 分钟，逐渐增加至 $45\sim60$ 分钟。

适合于肥胖老年人锻炼的项目有：

1. 步行　步行距离应该逐渐延长，1 天可达数里，也可分几次完成。一位体重 80 千克的老年人，每走路 1 千米所消耗的热量为 167.36 千焦耳（40千卡），而同样路程跑步所消耗的能量为走步的 2 倍。如每天坚持健身慢跑，用 15 分钟跑完 $2\sim3$ 千米，每月可使体重减轻 0.5 千克以上。

2. 游泳　每次连续游泳 45 分钟，体重可减少 0.35 千克左右，坚持游泳 1 年以上，超重 $15\%\sim20\%$ 者，体重会基本接近正常。

3. 医疗体操和广播操　可使全身的肌肉都参加运动，同时配合呼吸运动进行，有利于脂肪代谢。此外，为消除腹部的多余脂肪，应加强腰腹肌的锻炼。可采用仰卧位上举腿、仰卧起坐、躯干部体操等方法进行锻炼。

4. 其他　选择什么活动和运动量大小，要根据老年人的年龄、病情，特别是心脏功能好坏来决定。门球、乒乓球类、广场舞、游戏性活动都可参加，关键是要肥胖老年人改变懒动的心理和习惯。从事各种体力活动，如园艺、饲养宠物等，就是"特效疗法"。在综合健身器上练习，外加健身与健美锻炼，参加舞会等活动，既丰富多彩又培养兴趣，若长期坚持，不但可治疗疾病，还可增强体质，变胖为瘦。

老年人每次锻炼时间 $20\sim30$ 分钟为宜。运动强度可从小强度运动开始，逐渐增至中等运动强度的锻炼。根据实践观察，小强度的心率为每分钟 $80\sim100$ 次，中等强度为每分钟 $110\sim120$ 次。

肥胖老年人在运动中必须循序渐进、长期坚持，才能有效。运动锻炼前称一次体重，后每2周称体重一次，如果体重下降，说明见效。在运动中不能过分追求减轻体重，而加大运动量。应以加强心血管系统的功能为主。老年人在运动锻炼中，要学会自我康复监督，及时观察身体对运动的负荷反应。遇有气喘、心悸或过度疲劳的现象时，应立即减少运动量，必要时暂停锻炼，待恢复后再继续进行。

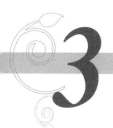

3 长期控制饮食

控制饮食是老年人肥胖康复治疗的关键措施之一。

治疗目标和策略

老年肥胖症的治疗目标是减轻多余的体重。控制体重的策略，包括改变膳食结构、增加体力活动、改善生活习惯和观念。老年肥胖症康复治疗强调以行为、饮食治疗为主的综合治疗，使老年人自觉地长期坚持，且不应依赖药物，以避免发生不良反应。

合理饮食

合理的饮食是防治老年肥胖症的重要措施之一，营养过剩或"饥饿疗法"对老年肥胖症都是不利的。必须加强对肥胖症老年人的饮食管理和指导，提高老年人的主动参与意识，纠正错误的营养观念及某些模糊认识。

根据老年人肥胖程度和活动强度确定所需总热量，以低热量饮食（每天1000～1400千卡）为宜，总热量限制要逐渐进行，体重降低不宜过快过猛，否则老年人难以忍受与坚持。

在确定总热量后，对三大营养成分（碳水化合物、蛋白质、脂肪）及纤维素进行合理搭配。目前世界卫生组织主张，在总热量限制的前提下，适当放宽碳水化合物的比例，饮食中碳水化合物可占总热量的55％～65％，主要选择复合碳水化合物及富含可溶性食物纤维素的的碳水化合物，如豆类、小麦、大米、根茎类及坚果类等，并提倡高纤维素饮食。高纤维素食品虽属多糖类食品，但产生热量低，对胰岛素的分泌几乎无作用。高纤维素饮食可通过延缓和减少葡萄糖在肠道的吸收，缓解和减轻胰岛素抵抗，增加胰岛素敏感性，同时降低血脂。高纤维素食品包括谷物类（如稻米、荞麦、燕麦、玉米等）、新鲜水果、豆类、海藻类、绿色蔬菜、南瓜等。世界卫生组织推荐每天的总膳食纤维摄入量为27～40克，其中可溶性纤维素为22～32克。

目前认为饮食中蛋白质应占总热量的15％以下，应选择优质蛋白质，如瘦肉、鱼类、蛋类、无皮鸡肉、牛奶，低脂奶酪，酸奶酪、坚果等。肥胖老年人，尤其是伴有糖尿病、高脂血症、动脉粥样硬化或冠心病者，脂肪摄入应控制在总热量的25％～30％，其中饱和脂肪酸（如猪油、牛油、白脱）不宜超过1/3。

老年肥胖症者不论有无糖尿病或高血压，都要限止饮酒，并控制盐的摄入量，少于6克。总之，肥胖症老年人饮食必须注意饮食营养平衡，饮食结构多样化，以植物性食品为主，适当限制蛋白质，严格控制脂肪、酒类及含糖饮料，增加纤维素饮食，降低食盐摄入量。

轻度和中度肥胖症老年人的饮食

1. 轻度肥胖老年人的饮食　老年人患肥胖症大多属轻度肥胖和中度肥胖，超过标准体重在50％以下。

对于轻度肥胖的老年人，1天3餐进食量不需要过分严格控制，但应避免额外食物摄取，主要是多做体育活动，达到每半个月减轻0.25～0.75千克体重，直到恢复正常标准。轻度肥胖老年人每天饮食总热量减少20％～30％，最好控制在5021～6276千焦耳（1200～1500千卡）。

一般对轻度肥胖的老年人不过分提倡"节食"，因为"节食"虽然能取得减肥作用，但一旦停止"节食"，体重往往很快恢复原来水平，有的甚至会更胖。对老年人来说，更不应该强行节食，有的老年人减肥心切，1天只进餐一顿，结果头昏眼花、四肢无力，无法适应正常生活。所以，肥胖老年人应该采取有计划，逐步减热量的饮食方法。

2. 中度肥胖老年人的饮食　中度肥胖的老年人应尽量采取低热量食物代替高热量食物，限制高脂肪、高糖类饮食，减少饮食量。

中度肥胖老年人每天热卡要控制在5021千焦耳（1200千卡）以下。重度肥胖老年人要控制在 4184 千焦耳（1000 千卡）左右。可采用逐步减食的方法，第一个月减至 90％，第二个月减至 80％，第三个月减至 70％。这样，老年人通常易于接受，又容易坚持。

我国人民饮食的热量主要来源于粮食。因此，减热量主要是减主食，可从每天减 50～75 克开始，食量大者可从 100～150 克开始，以后则根据体重和其他反应再行调整。其次是节制薯类、糖果、点心、肥肉、烹调油以及油脂多的干果和油料子仁等。限制食盐也很重要，因食盐能贮留水分，使体重增加。可以多吃些蔬菜、水果、富含膳食纤维的食物。中度肥胖者，一般以每月减少 0.5～1 千克体重较适宜。

开始控制饮食时，会有饥饿感、疲乏无力，有些老年人常耐受不了而半途而废。减肥的老人若饥饿感严重时，可采取少食多餐的饮食方法，如 1 天 5～6 餐，其间多喝茶水。老年人在减肥时，食谱要多样化，以使老年人长期坚持，收到良好的减肥效果。其实，只要以顽强的毅力坚持下去（同时家属也要予以鼓励），当体重下降后，老年人也有了积极性，身体也就会感到轻松。

4 减肥中注意事项

1. 控制饮食与坚持体育锻炼必须相结合，如运动减肥常有饥饿感，而从饮食上得到补偿则等于没减。

2. 要强化行为心理疗法，减肥是一个"痛苦"的过程，必须明确肥胖的危害性，应自觉地长期坚持节食和运动的原则。实际上，控制饮食与坚持体育锻炼必须有决心、毅力和自我约束力。同时要进行自我监控，订出减肥计划，有长远的目标才能达到减肥的目的。

3. 减肥时体重不可下降过快，每月下降 1 千克为宜，这样容易巩固。而体重下降过快，即不易保持，又易回升。

4. 减肥成功达到标准体重后，就要改用维持性饭量，可根据每个老年人的活动量而异，并要坚持体育锻炼，防止体重再度增加。

5. 如果经常节食和体育锻炼后减肥效果不明显，通常是进食量减少得不够，运动量不够大或锻炼间断所致。应寻找原因，加以调整。

6. 肥胖老年人衣服宜宽松，注意保持皮肤卫生。

老年人预防肥胖较治疗肥胖更为奏效而重要，随着人们生活水平不断的提高，膳食结构发生明显的变化，老年人肥胖症的发生率也将日益增加，预防肥胖将成为今后人们十分关注的一个健康课题。健康的中老年人要预防肥胖症的发生，而肥胖老年人减肥成功后还需要预防再度发生肥胖，可以说是防优于治。预防肥胖症的发生还要记住两条：饮食有节，运动有恒。只要做到这两条，就会使更多的老年人健康长寿。

第十四章

老年性关节炎
的家庭康复

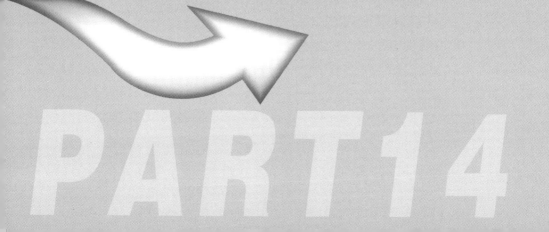

PART14

老年性关节炎又称肥大性关节炎，是由于关节软骨损坏，边缘有新生骨形成，其实这是衰老的一种表现。老年性关节炎多发生在指间关节、膝关节、髋关节、脊柱关节等，表现为疼痛、关节活动障碍、关节承受力下降。老年病人往往有很多关节活动功能的障碍，影响老年人日常生活活动。为此老年人宜尽早康复治疗，康复越早，预防残疾和畸形的效果也越好。

老年性关节炎老年人的康复医疗应以康复运动锻炼为主，能改善关节活动功能，或者发挥协同关节的代偿功能。锻炼方式有医疗体操、气功、五禽戏、太极拳、八段锦等，其中以医疗体操效果最好，因为它以全身和局部活动相结合的主动运动为主，能发挥脊柱功能和髋、膝、肩关节的代偿功能，并能有效地增强肌力。

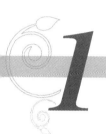

1 康复医疗体操

康复医疗体操可以促进全身好多关节的血液循环，使关节保持一定的活动范围，同时使关节面受力面积增大，而单位面积内受力相对减少。康复锻炼时，关节活动还能起到"泵"的作用，以促进关节内滑液对关节软骨的营养供应，减缓软骨退行性改变，从而减轻病变关节的功能障碍。老年性关节炎老年人的康复医疗体操最好在热疗或按摩后进行，病人可选择自己病变发生部位，选择其中部分动作。

常用的动作如下：

1. 转颈　两脚分立如肩宽，微屈膝，身体保持正常，自然呼吸，然后注意力集中于颈部运动。颈先向左旋转，转到最大限度，然后抬头到最大限度。接着再做右侧。动作要慢，幅度要达到最大限度，要全神贯注的尽量发展每次动作的幅度。各个方向各做 20～50 次。

2. 攥拳　站位如前，两手握拳，拳心向上，屈肘于体侧。先左臂用拳向前方尽力打出，收回，然后拳变掌，各手指尽力伸直并分开，掌心转成向下，肩、肘向体侧伸出，收回。再如前作右臂的动作。要求拳向前打出时，用力握紧，向侧方伸开时各手指尽力伸直并分开。两侧各交替做 20～50 次。

3. 挺胸　站位如前，头正胸挺，同时两上臂稍外展并尽力后伸，背部肌肉用力夹紧，使胸部更好挺起。挺胸时吸气，还原时呼气。动作要缓慢，呼吸要深长，做胸式呼吸。挺胸要达最大可能，重复20～50次。

4. 伸腰　站位如前，两掌托腰部，身体做后伸动作，可以包括髋关节的后伸动作。动作要慢，后伸的幅度要尽可能逐渐增大。做胸式呼吸，后伸时吸气，还原时呼气。重复10～20次。

5. 旋腰　站位如前，两手叉腰，两腰不移动，只把身体先向左侧旋转，一转一回做3次，旋转幅度要一次比一次大，然后再右侧。重复10～20次。

6. 摆腿　立正站立，左手扶体侧的椅背。先摆左腿，髋关节尽量后伸，膝伸直，踝跖屈，以后髋关节再向前屈摆起，此时膝伸直，踝背屈，向前摆动到最大幅度。再做髋关节内收、外展摆动数下后，还原成为正位，再右手伏椅背，再如上摆右腿。两腿交替20～50次。

7. 滚珠　老年人可用手指盘旋核桃或滚珠，健身球等。每次左右手各进行5分钟。

做医疗体操必须坚持，运动量可逐渐增大，除增加动作的重复次数外，还可根据病变部位和治疗需要仿照以上动作，老年人可以自己设计其他动作。如捏皮球、挑拨皮筋、拇指关节按压等。

家庭康复作业疗法

老年人尚无明显关节活动功能障碍时，应做活动幅度较大的各种生活上的自我服务动作，如穿衣裤、铺床、洗自己衣服、多走路等。若老年人已有明显的关节活动功能障碍时，应使上肢尽量能够保持洗脸、刷牙、吃饭等活动，下肢要保持行走功能。老年妇女还可做编结、编织等练习。如老年人已有支撑和行走困难，应当使病人学会使用拐杖和学会使用轮椅。

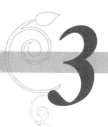

3 水疗和热疗

　　老年性关节炎的病人在沐浴时，宜进行食盐水浴，浴水含盐量为1％～1.5％，水温38 ℃～42 ℃。对提高身体抵抗力，增加关节功能，防止关节强直有一定作用。有条件的最好能每天1次。

　　热疗有利于缓解老年关节炎肌痉挛和疼痛，并有利于老年人进行康复体操锻炼。老年人一般喜欢湿热敷和浅表热疗，如喜欢热水毛巾外敷，胜于用透热法。总之，老年人家庭康复的热疗方法，选择时应遵循简单、易行、经济的原则。

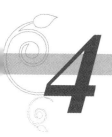

4 关节保护

　　通过指导老年人正确的姿势和方式，使病人安全地、有效地完成日常生活活动，而不至于加重关节负担和劳损，甚至畸形发生。

　　主要保护措施如下：

　　1. 无痛操作　所有活动不应引起关节明显疼痛。活动后关节有不适感，这是正常现象，但疼痛不应超过1小时，否则应改变活动方式和分量，如活动时发生关节疼痛时即刻停止。

　　2. 劳逸结合　必要的休息有助提高耐力，老年人活动中要及时小歇片刻，不要一口气做到底。

　　3. 保养关节　如有肌肉萎缩、关节运动受限，应进行增强肌力和增大关节活动范围的练习，保养好关节。

　　4. 节省力量　改变姿势和改变方式常可节省力量，减少关节所受应力。如手指关节有病变时，托拿东西承力部分，应尽量避免用手指，而用手掌。

又如脊柱关节有病变时，尽量不做弯腰动作，还可改制工具。例如用加长柄的扫把，穿鞋、穿袜用穿鞋器、穿袜器。

5．避免畸形　休息、活动时，都要注意保持正确的姿势。

6．借助代劳　当一些已出现病变小关节不能负重时，可由邻近大关节或较强有力关节代劳。

7．常换体姿　进行较持久性的活动时，如读书、看电视，不宜长时间固定一个姿势和活动方式，应不时转换姿势或操作方式，使其他关节也参与活动。

8．以物代劳　利用各种辅助工具协助完成日常生活活动，以弥补关节功能缺陷，减轻关节的负担，如粗柄铅笔、长柄梳子、穿袜器等。

9．肥胖老年人要减轻体重，减少关节压力。

第十五章

颈椎病的家庭康复

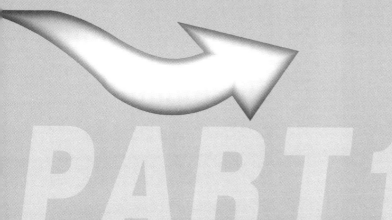

PART15

人到老年后，颈椎发生退行性改变，出现颈椎椎管狭窄引起病理症状，称为老年颈椎病。由于受寒、劳损、外伤、代谢障碍等诱因以致影响或压迫脊髓、神经根或椎动脉，出现颈后痛、上肢痛、麻木、头晕等症状，可继发肌肉萎缩、无力等体征。颈椎病大致可分为以下几种类型：

1. 神经根型　由于颈椎间盘发生病变，尤其是颈椎的钩突关节增生，形成骨赘，伸入椎间孔，压迫神经根而产生炎症和水肿。主要症状为肩部和上臂麻木、酸胀、烧灼和针刺感。这些症状往往夜间加重，老年人被迫采取某种减轻疼痛的体位。颈部活动受限，向某一方向活动时出现疼痛、串麻、酸胀等。老年人颈椎病多半是神经根型。

2. 脊髓型　颈椎病变压迫脊髓时，多表现为下肢运动麻痹，而颈部或上肢症状不明显。但严重者可出现四肢瘫痪，卧床不起。开始时容易被误诊，临床表现为下肢无力、步态笨拙、迈步颤抖、肌肉发紧、易摔倒。晚期可表现为痉挛性瘫痪、肢体麻木、感觉障碍等，同时上、下肢可引起多种病理反射。

3. 椎动脉型　当颈间盘变性，使椎间隙变窄，小关节错位，发生骨赘。当钩突关节的骨赘（俗称骨刺）伸入椎间孔变压迫神经根或伸入椎动脉孔内压迫椎动脉后，就发生椎动脉型颈椎病。引起脑供血不全的各种症状，如头痛、头转到某一位置时感到眩晕、恶心与呕吐，有时可发生突然昏厥而摔倒。上部颈椎发生骨刺时压迫椎动脉后，可引起颈僵直、耳鸣、听视力障碍，发作性昏迷等情况。

4. 交感神经型　表现为交感神经受刺激的症状，如面部红润、心跳加快、视力减退、眼睑无力、心前区痛、发汗障碍等。

老年颈椎病多见神经根型，椎动脉型。颈椎病是老年人的常见病，家庭康复的常用方法是颈椎康复操和颈椎牵引疗法。

康复医疗能改善颈部的血液循环，使受累的神经根与周围软组织的肿胀消失以减轻或解除肌肉痉挛；减轻对神经根或椎动脉的压迫，从而减轻疼痛症状；加强颈、背肌力量，以保持颈部的稳定性，防止与改善颈部、上肢肌肉萎缩，增强肌力。

颈椎病康复操

颈椎病康复操的优点是，通过锻炼来改善颈部血液循环，松解粘连和痉挛的软组织，促进气血循行。

老年人做颈椎病康复操，也可在坐位上进行。

1. 五圣戏颈　动作：五指贴颈，左右按摩，约2分钟。

2. 左顾右盼　动作：头部左顾右盼转动，幅度宜大，再前俯后仰，以自觉酸胀为好，约2分钟。

3. 颈项争力　动作：头转向左边，两腿不动，上身旋向右侧；然后头转向右边，两腿不动，上身旋向左侧。左右各5次。

4. 摇头晃脑　动作：头向左、后、右、前旋绕1圈，动作宜缓慢、闭眼宁神。这样正反方向各5次。

5. 犀牛望月　动作：头用力左旋向后，并尽量后仰，眼看后上方，5秒，复原后头用力右旋向后，尽量后仰，眼看后上方，5秒。

6. 圣手托天　动作：双手上举，仰视手指5秒，手回胸部，眼看前方5秒。

7. 平分秋色　动作：体稍前俯，眼随双手，交叉上展，身体挺直，计2分钟。

8. 自我点穴　用拇指或示指点、压、拨患侧手部合谷穴半分钟，再用拇指、中指点压患侧曲池穴半分钟。然后，用二、三、四指点按患侧肩井穴1分钟，再用两手的中指、示指点拨两侧风池穴1分钟。

自我按摩法

老年人可以自己或由家属用简单的自我按摩方法，来使头颈后部僵直、疼痛的肌肉放松。

老年人采取坐位，将双手大拇指的指腹放在枕颈交界部，从枕部正中最突起的部位正下方开始沿枕颈交界线向两侧按摩，按摩力度要适中，并要吸定在皮肤上，右手拇指顺时针旋转按摩，左手拇指逆时针旋转按摩，每一个拇指接触面按摩 20 圈，一直按至耳后处停。然后，将单手手掌面垂直放在枕部下方的颈椎上，五指指腹与手掌根部相对握起颈后肌肉，然后松开，每一个手掌接触面反复握起、松开 20 次，沿脊柱向下按摩至背部。

3

家庭颈椎牵引法

家庭颈椎牵引，可以自制器材，用毛巾、人造革制成吊带，装在 1～2 个木质或铁质滑轮上，悬挂砖头、沙袋、铁块等重物进行牵引。滑轮可安置于门框、窗框上。方法见前面介绍物理疗法中牵引训练一节内容。

另外，老年人可以使用市售的充气式颈托支架，每天 3 次，每次 20 分钟，效果不错。老年人夜间睡眠时，宜采用仰卧位，枕头略垫高 5～8 厘米，或者枕睡市售的药枕，也有一定的效果。

具体操作时须注意以下事项：

1. 牵引架必须有牢固的固定，病人上半身挺直坐在椅子上，牵引绳的角度一般在前倾 15°左右。

2. 牵引的起始重量一般为自身体重的 1/15，一般在 4 千克左右，根据情况可逐步适当增加至自身体重的 1/10 左右。

3. 每次牵引的时间一般为 20～30 分钟左右，每天可以进行 2～3 次。

4. 如果在牵引过程中出现任何不适，如头晕、恶心、耳鸣、手脚发麻加重等，须立即停止牵引。老年人在做颈椎牵引时，旁边应有家属陪同。

5. 在家中进行颈椎牵引的同时，可配合其他康复疗法，如按摩、康复操等。

4 家庭康复的注意事项

1．有压迫脊髓征象的脊髓型颈椎病，禁忌进行康复医疗体育运动。

2．老年人应在康复医疗前，先去医院检查，在排除颈椎半脱位、颈椎结核、肿瘤等病变，方可进行康复体疗，以免发生意外。

3．老年病人转颈有头晕症状者，康复医疗运动宜采取坐位，转颈动作要慢或暂时不做。因此进行康复体育医疗前，应请医师检查，在医师指导下进行康复锻炼为好。

4．颈椎病易复发，应长期坚持体育锻炼，有规律地进行，以巩固疗效。

第十六章

腰肌劳损的家庭康复

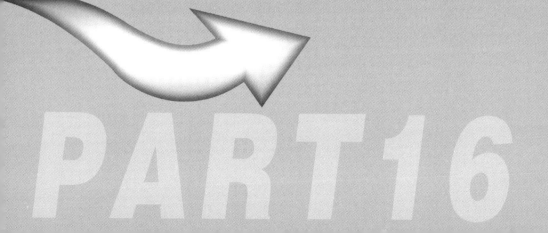

PART16

腰肌劳损也是老年人最常见的病症之一。腰痛给老年人的精神和肉体都会带来痛苦，并影响日常生活。

腰痛是指下腰、腰骶与骶髂部的疼痛，有的还伴有下肢放射痛。腰部是躯干的下端，它结构复杂，负重量大，活动度强，易损伤与患病，所以老年人腰痛相当多见。老年人腰痛最为常见的原因为腰部肌肉、肌腱、筋膜、韧带的损伤。急性腰扭伤多见于弯腰、抬重、滑跌、转身等动作时。急性腰扭伤不易自愈，常可转变为慢性腰痛。劳动与生活中长期从事弯腰、负重工作可引起慢性劳损，多见于过去从事铸工、矿工、运动员、搬运工、伏案工作的老年人，有的虽无急性腰扭伤史，到老年以后常可出现慢性腰痛。这些慢性腰痛症状有轻有重，时发时愈。在久站、弯腰、提重后腰痛加剧，平卧后减轻。

康复治疗作用，以放松腰肌和下背肌肉为主，有利于减轻疼痛，增进脊柱的活动性和改善腰背肌力量。

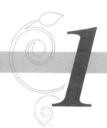

急性腰扭伤的康复医疗

急性腰扭伤是老年人较常见的腰部外伤，俗称"闪腰"或"岔气"。此伤多为腰部肌肉、韧带和关节的损伤。

老年人引起急性腰扭伤常见有以下几种情况：

1. 老年人腰部肌肉力量不足，弯腰搬取重物时用力过猛或重物的重力超出老年人所能承受的能力。

2. 搬取重物时身体姿势不当，如采用直腿弯腰的姿势，增大了阻力臂，使重力全部落在腰上，从而使腰部的肌肉和筋膜发生损伤。

3. 老年人举放重物时，由于腰背肌和腹肌力量不足，支持不了重物，身体晃动，使脊柱失去平衡，身体重心不稳，突然移动而造成"闪腰"。老年人行走腿脚不便，路滑、跨沟、过坎、绊腿，使身体突然失去平衡，都会在腰部造成不平衡力的作用而致伤。

脊柱在负重或活动时主要靠肌肉收缩、紧张来保护韧带和关节，这就要求老年人在活动前就做好准备，才能保证脊柱协调活动，对外力的突然作用才能适应。否则，弯腰、转身时一旦受到旁侧外力的轻微作用，都可能引起腰部受伤，以至于在无任何思想准备的情况下，一些日常小动作，如弯腰拾物、倒水、打喷嚏都可以使老年人发生"闪腰""岔气"。

受伤时老年人常有"断腰"的感觉，有时还可听到响声，随即腰部疼痛厉害，活动受限。这种有明显原因引起的腰扭伤，称为"闪腰"。有时自觉腰部扭了一下，当时无明显感觉，但稍事休息或次日睡醒起床时，开始感到腰痛，这种扭伤称为"岔气"。"闪腰"与"岔气"二者都是腰扭伤。"闪腰"伤势重，伤部组织可即刻出血、肿胀、肌肉痉挛、腰部不能挺直，行走时需两手撑腰，借以防止因活动而发生更剧烈疼痛。严重时卧床难起，翻身困难。"岔气"则伤势较轻，出血、肿胀发生缓慢，经过较长时间发展到一定程度，才感到腰痛。

老年人发生急性腰扭伤后，要及时到医院诊治并做 X 线检查。腰部拍片无明显异常改变，除外骨折和其他病变者，可在家中进行康复治疗。

老年人发生急性腰扭伤后，在家中要睡硬板床休息；腰后可垫一小褥，以减轻疼痛，缓解肌肉痉挛，防止继续损伤。

在此期间可家属可给老年人做腰部按摩疗法，方法如下：

老年人俯卧，不用枕头，头偏向一侧，两臂置于体侧。家属站立于老年人左侧，可先在老年人的腰骶部搓擦酒，用手掌做表面抚摩；再用手掌在腰部做轻推、揉、按压、叩打等手法；继而在压痛点做分筋、理筋手法，力量掌握由轻到重。然后用双拇指点掐压痛点或委中穴等穴位，最后用表面抚摩手法，结束按摩。家属做腰部按摩，手法要轻柔得当，以免给老年人增加痛苦。

老年病人在恢复期，宜做腰背部肌肉的功能锻炼，以促进气血运行、防止粘连、增强肌力。

为了预防老年人急性腰扭伤，建议老年人从事体力劳动时一定要量力而行，避免用力过度或过度劳累；抬举重物时切不可勉为其难，不要去做力不从心的事。在准备做较费力气的劳动时，要事先活动好腰部和四肢，使腰部肌肉力量的协调性得到提高，避免突然用力，防止扭伤。弯腰搬取重物时，身体要靠近重物，屈髋、屈膝，要用腿部发力；不要采用直腿弯腰的姿势提取重物，以减轻腰部负担。老年人在参加体育锻炼活动时，注意力要集中，腰部肌肉不要全部放松，应保持一定的紧张，以免偶尔受到外力作用时而发生"闪腰"或"岔气"。

2 腰痛康复操

治疗腰痛的方法有很多，在家庭中数腰痛康复体操最为简便易行，不受地点、条件的限制。康复操可以放松腰肌和下背肌肉，有利于减轻疼痛，增进脊柱活动性，改善腰背肌肉力量。只要按照要求长期坚持，并注意日常生活中的动作姿势，那么老年人的腰痛就可减轻或消除，重新获得活动功能。

腰痛康复操具体方法如下：

1. 抬起上体　仰卧屈膝，把双手伸向膝部，上体慢慢地引起，当肩与床面相距30厘米左右时，停止抬起，并保持此姿势约5秒，然后慢慢躺下，恢复原来的姿势，做5次。再做右手摸膝外侧。拧转着抬起上体动作，如此左右交替进行各5次。（图16-1）

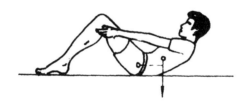

图16-1　抬起上体

2. 屈腿展腰　取仰卧位，双膝弯曲，足底着床面，然后交替使一侧髋关节屈曲成90°以上，并尽可能使膝部靠近胸部，左右交替各5次。再双下肢以屈曲位从床面抬起并保持这种姿势5秒。然后，伸直下肢与身体成90°，保持这种姿势5秒。（图16-2）

3. 望肚脐　仰卧屈膝，两手放在肚脐两侧或者抱头、收腹，将腰尽量塌向床面。然后，臀部用力，将腰浮起，用力抬头望肚脐。保持这个姿势约5秒，头放下恢复开始的姿势。也可以坐在椅子前部，两脚分开同肩宽，两手放在肚脐两侧。呼气，同时缓慢地弯腰成弓背，收腹低头，眼望肚脐，停约5秒，然后慢慢恢复原状，把上身挺起来。（图16-3）

4. 坐抱单膝　两腿稍分开坐在椅子前部，两手用力抱右膝，尽量贴在胸前，稍停、收回，恢复原状。换腿再进行各5次。（图16-4）

5. 坐鞠躬　坐在椅子前部，两上肢伸直，一边呼气，一边慢慢做鞠躬动作。进行时，双下肢肢稍分开，头部低入双下肢中间。（图16-5）

6. 拧腰　取仰卧位，屈曲双膝，双肩着床，上肢伸直不动，双下肢交替向左右侧倒于床上，各5次。然后，一侧下肢先伸直上举，然后再向相反方向侧倒。如此左、右下肢交替进行锻炼。（图16-6）

7. 卧抱单腿　取仰卧位，双膝屈曲，然后用双手扣住一侧大腿，并伸展膝关节，如此左右交替进行（图16-7）。

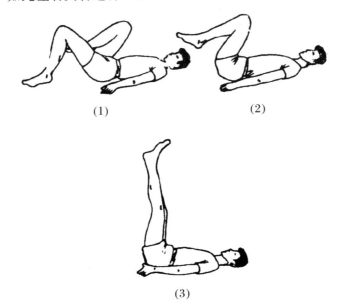

(1)　　　　　　　　　　(2)

(3)

图16-2　屈腿展腰

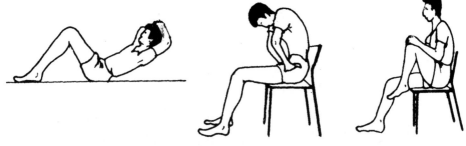

图16-3　望肚脐　　　　　　　　图16-4　坐抱单膝

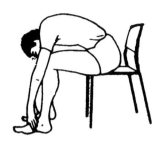

图 16-5 坐鞠躬

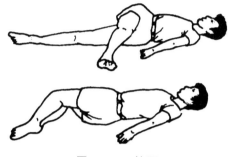

图 16-6 拧腰

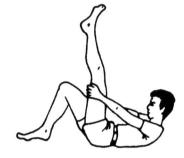

图 16-7 卧抱单腿

老年人在做腰痛康复操时，要注意以下几点：

1. 在腰痛急性期或疼痛剧烈时，不宜做操，宜做理疗，如热敷。

2. 以上 7 节操，老年人既可全做，也可以选择其中一节或数节做。做操次数不限，可 1 天做几次。顺序也无关紧要，可先简后难。

3. 为预防腰痛复发，即使在消除腰痛后，仍需坚持半年至 1 年。

4. 老年人运动量过大，会加重腰痛，过小效果不明显。做操后以爽快、舒服或稍感疲劳为宜。

3

叩击按摩保健法

老年人采用端坐位，先用左手握空拳，用左拳在左侧腰部自上而下，再用左手掌上下按摩或揉搓。然后，反过来用右手同左手运动法。叩击按摩保健法能促使腰部血液循环，能解除腰肌的痉挛和疲劳，对防治老年性腰肌劳损效果良好。如果老年人自己做有困难，可以由家属来做。

第十七章

肩周炎的家庭康复

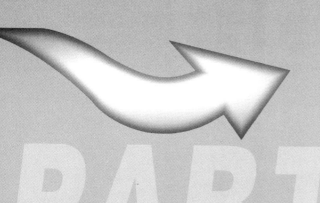

PART17

肩关节周围炎简称肩周炎，是老年人常见的疾病，俗称五十肩、冰冻肩等。这些名称说明肩周炎与年龄和寒冷密切相关。主要表现为肩痛、活动受限和肩周围肌肉萎缩等。发病原因是受外伤、劳损、受风寒侵袭等诱因而发作。

肩周炎的康复治疗目的在于改善肩部血液循环，加强新陈代谢，减轻肌肉痉挛，牵伸粘连和挛缩的组织，以减轻和消除疼痛，恢复肩关节的正常功能。

对发病急性期的老年人，由于疼痛剧烈，不能做肩关节主动运动。主要给予轻手法按摩，可用宽布或毛巾悬吊手臂或用热毛巾湿敷，有一定疗效。

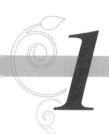

1 康复体育疗法

对有活动受限和肩周围肌肉萎缩的老年人可进行康复体疗，具体方法如下：

1. 下垂摆动　老年人身体前屈90°，患肢下垂，向前后摆动、内外摆动。然后再做摆动画圈（图17-1）。摆动时老年人肌肉要松弛，摆幅由小而大，每次摆动到手指微有麻木感为止。若老年人有高血压，则身体前屈不宜过低。

2. 木棍操　老年人站立，双手握棍平举，再握棍后背上下移动，再两手上下交叉后背上下移动。然后，双手握棍上举，左右移动。活动范围大小、运动量可根据病情而定。

3. 拉滑轮　利用滑轮，穿以绳子，然后以健侧的上肢带动患侧上肢活动。

4. 爬墙锻炼　老年人面对墙壁，用双手或单手沿墙壁缓缓向上爬动，使上肢尽量高举，然后再缓缓向下回到原处，反复进行。

5. 体后拉手　老年人双手向后反背，由健手拉住患肢腕部，渐渐向上抬拉，反复进行。

6. 外旋锻炼　老年人背靠墙而立，双手握拳曲肘，做上臂外旋动作，

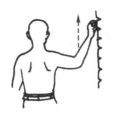

(1) 爬墙外展

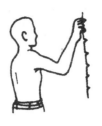

(2) 爬墙上举

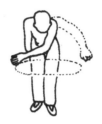

(3) 弯腰垂臂旋转

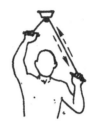

(4) 滑轮带臂上举

图 17-1　肩关节功能锻炼法

尽量使拳背接近墙壁，反复进行。

7. 摇膀子　老年人弓箭步，一手叉腰，另一手握空拳靠近腰部，做前环转摇动，幅度由小到大，动作由慢到快。

康复锻炼的注意事项

老年人在进行康复锻炼时，注意事项如下：

1. 肩部康复活动时，要尽力加大活动范围。运动后会出现局部酸胀和轻痛，以不产生剧烈疼痛为度。

2. 运动前若做热敷，疗效更好。

3. 锻炼宜每天 2~3 次，持之以恒，才能有效。

4. 生活中要尽量使用患肢进行力所能及的各项活动，不要因疼痛而一点不活动，这样会产生肌肉萎缩，不利于肩关节功能恢复。

第十八章

老年性骨质疏松症的家庭康复

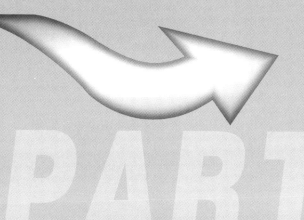

PART18

老年性骨质疏松症是一种以骨量减少为特点的骨组织结构改变的老年病。老年性骨质疏松症不一定有症状，但到了一定程度后，可表现为极易引起骨折，大多数病人有腰背痛，且发现身长逐渐变矮，驼背、胸廓畸形，易发生胸腰椎、桡骨、股骨等骨折。骨质疏松症发病率与骨折的发病率成正比。

老年人患骨质疏松症家庭康复要点是延缓病症的发展、疼痛的处理和预防骨折发生。

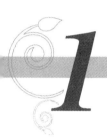

延缓病变的发展

延缓老年性骨质疏松病变发展的具体措施有：

运动疗法

适当的运动有助于延缓骨质疏松症的发展。步行、太极拳、跳舞、保健操等都可以练习，但考虑到有的老年人体质较差，容易疲劳，骨质脆弱容易骨折，又往往合并有关节炎，所以老年人康复运动疗法的项目要有适当选择，运动要循序渐进，从很简单、轻量的运动做起，避免复杂、剧烈的运动，以防引起老年人骨折。

运动可通过肌肉收缩对骨产生应力刺激，从而刺激骨质形成。运动还可通过神经内分泌的调节机制，对骨质形成提供充分的矿物质等营养素，使骨骼矿物质含量增加。运动有利于绝经后老年女性的雌激素含量增加，使骨组织对甲状旁腺激素的感受性降低，减弱破骨细胞的活动。患骨质疏松症者大多是老年人或长期卧床者，进行运动时，要注意运动量的大小。运动的强度也应该是老年人能够耐受的，并不出现疲劳。根据老年人日常生活习惯和运动喜好，可选择合适的运动方式。

饮食疗法

1. 饮食营养与骨质疏松症

（1）钙是骨骼的主要成分，身体中总钙量的99%存在于骨中，成人全身钙的总量为1100～1200克。正常人每天的钙需要量为400～1000毫克，老年人需钙1000～1500毫克。我国老年人膳食钙的摄入是平均不到推荐量的一半，因此应特别注意摄入含钙高的食物。

（2）磷全身总量为500～800克，骨组织中的磷占85%～95%，每天磷的最低需要量为880毫克，因此，每天摄入磷1.5克即可。血浆磷常受年龄、饮食、代谢等影响而波动，但血浆钙、血浆磷之间，常处于相对恒定状态。

（3）维生素D需要从食物中摄取，并通过紫外线照射。维生素D主要作用于肠、肾、骨，能够刺激上皮细胞产生结合蛋白，增加肠钙吸收。

（4）蛋白质摄入增加会导致尿钙排出增加，成人每代谢1克蛋白质，钙就会丢失1毫克。因此，高蛋白和过多的肉类摄入，可能减少峰值骨密度，增加骨丢失和骨折的危险。蛋白质摄入过少会导致营养不良，也不利于骨质形成，同样会增加骨折的危险。因此，每天应保证摄入适量的优质蛋白质。

（5）钠的摄入增加，会导致尿钠、尿钙排出增加，血钙减少。因此要控制钠盐摄入。

（6）维生素K缺乏会导致血骨钙结合蛋白减少，骨质疏松症老年人血中维生素K含量较低。

（7）维生素C与微量元素锌、铜、锰、氟，及食物中的生理活性物质（如酪蛋白磷酸肽、异黄酮等）都有参于骨有机基质合成和促进钙质吸收作用。

2. 饮食原则　良好的饮食营养对于预防骨质疏松症具有重要意义，包括足量的钙、维生素D、维生素C以及蛋白质。成人每天钙摄入量为800～1000毫克，65岁以上的老年人推荐每天钙摄入量为1500毫克。维生素D每天摄入量为400～800单位。

3. 食物选择　含钙量高的食物有牛奶、鱼类、虾蟹、黄豆、青豆、豆腐、芝麻酱、坚果类、高钙低草酸蔬菜（如芹菜、油菜、紫皮洋葱、苜蓿等）、黑木耳、奶制品、豆制品等。奶类不仅钙含量高，而且钙与磷比例比较合适，还含有维生素D、乳糖、氨基酸等促进钙吸收的因子，吸收利用率高，是膳食优质钙的主要来源。老年人每天早、晚各喝牛奶250毫升，可补钙600毫克。富含维生素D的食物有沙丁鱼、鳜鱼、青鱼、牛奶、鸡蛋等。

老年人也要选择健康的生活方式，少喝咖啡和可乐，不吸烟，因为这些都会造成骨质丢失。

据报告，有人对120例患有骨质疏松症的老年妇女进行为期两年的追踪调查，发现运动疗法加补钙和维生素D，效果比单用运动疗法好。因此建议骨质丧失属中等程度的病人，采取运动疗法加补钙和维生素D，即每天补充钙1000～1200毫克，同时补充维生素D，增加钙的吸收，更有利于延缓骨质疏松的进展。

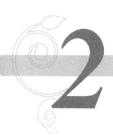

2 骨质疏松症疼痛的处理

疼痛是困扰老年性骨质疏松症病人的一个主要症状，疼痛又分两种：一是急性疼痛，多为腰背痛。往往有腰椎压缩性骨折引起，可持续2～8周，然后逐渐消退，但有时也可演变为慢性疼痛和腰骶部不适。

对急性疼痛的处理是：一是适当卧床休息，在医生指导下服用止痛剂，局部热敷，必要时穿着软式胸腰束带，或胸腰骶束带以固定腰背部，减轻疼痛。二是急性疼痛，亦多在腰背部发生，可用于家庭康复的方法有：

1. 理疗　热敷能减轻椎旁肌肉痉挛。

2. 按摩　能缓解脊椎旁肌肉痉挛而减痛。

3. 运动疗法　做腰背部伸展性练习，如挺胸、挺腰（但要注意骨折急性期不能做这些练习），步行也有帮助。

4. 气功　练放松功，把意念集中在痛处，有意识地放松疼痛处局部痉挛的肌肉。气功和运动疗法，还可增强体质，改变病人对疼痛的反应。

3 预防骨折

骨质疏松症的老年人要预防骨折：

一是要注意环境的安全防护，避免跌倒。家中地面不要乱放杂物，免致老年人绊倒；走廊或楼梯过道要有良好照明，放置日常用物的橱柜或电灯开关，不要装置得太高，以免增加取物和使用上的困难，造成老年人身体不平衡、站立不稳而跌倒。老年人不宜肩抬或手提重物，不宜做过多弯腰动作。

二是要尽快补充钙剂及维生素 D，能预防骨折发生。据报道，经 18 个月观察，发现补充钙剂和维生素 D 的高龄妇女与普通的同龄妇女（不补充钙剂及维生素 D）相比，髋关节骨折率减少 43％。

第十九章

骨折的家庭康复

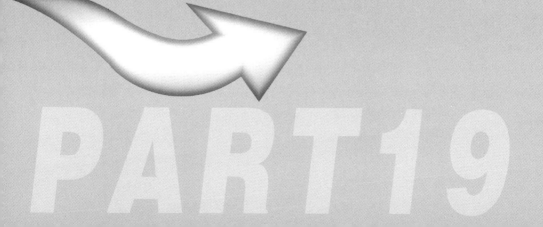

PART19

老年人活动虽少，但多数人因患有骨质疏松症、关节病、肌肉无力、反应迟钝，在日常生活活动中轻微的外力作用即可引起骨折。尤其是老年人跌倒，有5％会出现骨折。老年人最易发生骨折的部位是上肢的桡骨下端和下肢的股骨颈处。

老年人骨折后由于限制了活动、卧床，由于长期卧床又可引起各种后遗症、并发症。故老年人很易产生肌肉、骨萎缩、关节挛缩或强直、褥疮等。如原有心、肺等脏器疾病，此时更易恶化或发生新的疾病，对老年人健康威胁较大。

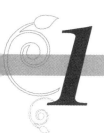

老年人骨折的康复原则

老年人骨折后，老年人及家属应注意把握如下康复原则：

1. 老年人骨折愈合较慢，治疗期不可为此而长期卧床不起。要尽早离床活动。

2. 老年人本来就缺乏活动的积极性，加以对骨折的担心，疼痛的恐惧，往往不愿或不敢离床活动。所以家属要耐心解释，积极鼓励老年人接受康复训练。

3. 为了预防肌肉关节挛缩，早期要不限制正常的关节做主动运动，预防挛缩发生、肌力下降。

4. 预防失用性肌萎缩。老年人骨折肢体很快即会发生失用性肌萎缩，应尽早开始患肢的被动运动，逐步做主动运动。

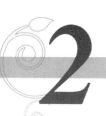

老年人骨折后早期的康复护理

一般老年人骨折愈合较慢，骨痂形成也较少。大部分骨折的老年人在医院处理后即回家康复，故老年人家庭康复护理是十分重要的。

上肢骨折的老年人经复位固定后，一般不影响正常生活活动，仅仅骨折上肢的操作活动受一定限制，家属只需对老年人生活略加照顾即可。下肢骨折时，老年人需要卧床，家属除生活上照顾外，还要注意长期卧床引起的各种并发症，应该每天定时协助病人在床上坐起或取半坐位。对原患有慢性病的老年人，还需要加强对慢性病的治疗和护理。

老年人骨折刚复位时，需要抬高伤肢，以减轻水肿和疼痛。正确地抬高方法应是，伤肢需抬高到心脏水平以上，伤肢远端应高于断肢处或至少与断肢在同一水平处，伤肢的近端不能高于断处。特别要避免不正确抬高伤肢，例如没有把伤肢全部垫高，或者使用了松软的垫子，如木棉枕、海绵枕，伤肢的重量将垫枕压扁，以致不能达到原定的高度。

股骨颈骨折老年人在骨折未愈合前，为促进早日愈合及防止髋内收畸形，卧床时不要侧卧在健侧，可在平卧时两大腿内侧夹一个枕头。老年人不能下地，也不可盘腿，但可取半卧位。

有的骨折老年人需要在医护人员帮助下，在家进行牵引，目的在于固定肢体、矫正畸形、解除肌肉痉挛、止痛、改善静脉回流、减轻局部刺激、促进愈合等。家属必须了解牵引的康复护理要领。

若是使用胶布牵引，即皮肤牵引，每日家属都应检查病人患处及牵引位置是否正确，绷带是否松散及胶布是否脱开，胶布牵引两侧力量是否均匀，胶布粘连处皮肤是否有反应。非经巡诊医生许可，家属不要随意变换牵引方向、体位及牵引重量。

3

老年人骨折后的家庭康复锻炼

老年人骨折后在家里怎样进行康复锻炼呢？

1. 上肢骨折　老年人在上肢骨折后1周，局部疼痛稍缓解，虽仍需限制活动，但已可开始做肌肉等长性收缩运动，也就是上肢肌肉屏紧，肢体不动，用劲后使上肢的肌肉因收缩而隆起，并维持数秒，然后再放松，使肌肉紧舒张，每次做 20～40 次，每天做 3～4 次，有消肿、活血、加速骨折愈合的作用。

若上肢桡骨下段骨折，2 周内仅做指间关节及掌指关节的屈曲和伸长活动，不做握拳及拇指伸直与外展活动。2 周后可做腕掌尺偏活动（图 19-1）。禁止做腕背伸、桡偏及握拳活动。一般 3 周后伤肢肿痛消退，软组织损伤恢复，新骨开始生长，但尚未愈合，夹板及石膏还未拆去，这时家属可帮助老年人做伤肢骨折上下关节的屈伸活动，动作宜慢，由少增多，活动范围亦由小到大，不能做关节旋转运动。4～6 周临床愈合拆除固定后，可做腕背伸掌屈及前臂旋前、旋后及握拳锻炼，以后逐步进行负重锻炼（手中提重物），以改善因伤肢活动减少造成的肌肉萎缩。

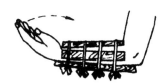
图 19-1　腕掌尺偏活动

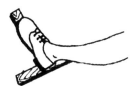
图 19-2　⊥形板

2. 下肢骨折　股骨颈骨折的老年人可在家属帮助下进行锻炼。开始时，足部需扎上⊥形板（图 19-2），以防患肢外旋，而影响骨折的稳定性。

2 周后可做距小腿关节背伸、跖屈运动。4～6 周后扶双拐下床行走，患肢部分负重，并做坐位髋、膝伸屈及髋外展活动（图 19-3、图 19-4）。但

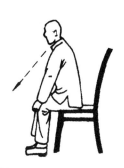
图 19-3　俯身屈髋锻炼

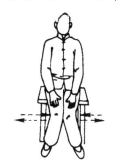
图 19-4　髋外展锻炼

应做到两不，即不负重、不盘腿。做牵引的老年人，4～6 周后也可带牵引练习膝关节活动。练习时，老年人也要注意健侧和上肢肩关节的功能锻炼，否则会发生萎缩无力。伤情较重或年迈体弱的老年人不能活动时，家属可帮助做肌肉按摩。老年人一定要待 X 线复查显示骨折基本愈合，股骨头无缺血坏死现象时，才可逐渐去拐杖行走。此时，老年人也可在家人扶持下练习下蹲

运动（图 19-5），并每天在床上做屈膝举腿运动，即先将伤肢屈膝，再将小腿抬起，再尽量屈髋将腿抬高，如老年人不易屈髋将腿抬高，可在家属帮助下进行，然后放下伤肢作内收及外展动作。上石膏固定的老年人，很关心自己上石膏的时间需要多长，一般来说，上肢骨折需要石膏固定 4～6 周，下肢骨折需固定 6～8 周。老年人由于年老体弱、肌肉萎缩、骨骼本身又有骨质疏松等情况，因此愈合速度一般要比青壮年人缓慢，骨折后石膏固定时间应适当比上述标准延长 1～2 周为好。

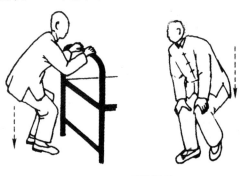

图 19-5　下蹲运动

4 骨折老年人的康复饮食

　　骨折后不少老年人及家属以为吃肉骨头汤，服钙片，补充钙可促进骨折愈合，其实并非如此。骨折后骨折断端可释放大量钙，由于长期卧床还会废用性引起骨骼脱钙，所以血钙可增高，大量补钙只会增加肾脏负担。病人长期卧床，肾脏排尿不畅，过多钙盐沉积容易产生尿路结石。骨的组成必须使骨胶原、钙、磷有一定比例，盲目补钙可使比例失调，反而影响骨折愈合。所以骨折后不必多吃肉骨头汤与钙片，而应适当多吃些富含胶原蛋白的猪蹄、猪皮、鱼胶以及含钙磷较多的蛋、鱼虾、牛奶、豆制品等食品。维生素 C 也有助于骨胶原的生成，所以还应适当多吃些水果、蔬菜。

　　在骨折瘀肿消除，疼痛消失后，此时适当吃肉骨头汤补充钙磷还是恰当的，但也不必偏食，应注意全面营养。

第二十章

尿失禁的家庭康复

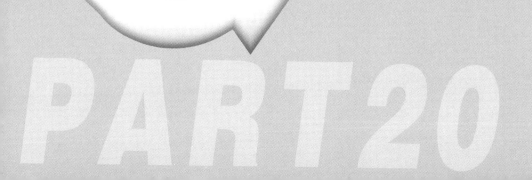

尿失禁是指尿液不自主的由膀胱经尿道外流或淋漓。老年人最常见的排尿异常就是尿失禁，其发生率随年龄而增长。据统计，约40％的老年人有尿失禁，其中以女性老年人居多。

老年人的尿失禁是一个与衰老变化有密切关系的排尿异常问题。因此，我们从衰老的预防和康复的角度，来介绍防治老年人尿失禁的一些基本医学知识。

尿失禁是指失去了随意控制排尿的能力，因而排尿的时间、场合、过程、分量都不能自己控制。无论白昼或夜间，尿都会不由自主的流出，造成病人生活上极大不便，还会引起一连串清洁卫生问题。

老年人遇有尿失禁，首先要到医院检查，找出原因，对症治疗。无论有什么器质性原因都要注意，老年人由于年老而致排尿功能上的一些改变，也会促成尿失禁的出现。

老年人的尿失禁常表现为张力下降型，往往在日常活动中，凡有增高腹压的活动出现时，如咳嗽、使劲打喷嚏、笑、哭、举起重物等的时候，都会使盆腔压力随之增高，使尿不由自主的流出，有时只流出几滴，严重时则会大量流出，使衬裤长时间处于潮湿状态，临床上称为张力性尿失禁。张力性尿失禁大多发生于老年妇女，65岁以上者出现尿失禁现象可达49％。

张力性尿失禁的家庭康复

对于老年人（包括老年卧床休养的慢性病病人）张力性尿失禁的康复，首先要增强骨盆底肌肉的康复训练。锻炼骨盆底肌肉的目的是减轻尿失禁。一般要锻炼下列3个部位：肛门、腹肌和髋部肌肉。

下面介绍增强骨盆底肌肉练习。

第一节：仰卧位，吸气时稍抬起臀部，用力收缩骨盆底肌肉（如忍大、小便）坚持10秒，呼气，放松10秒。

第二节：曲腿仰卧位，吸气时骶部稍提起，离开床面，臀肌及盆底肌收缩；呼气时，骶部放下，全身放松。

第三节：曲腿仰卧位，两膝用力靠拢，互相紧压，同时骨盆抬起，然后两膝分开，骨盆放下。

第四节：坐在矮凳上（两腿伸直，两足交叉）两膝用力靠拢，互相紧压，同时收缩盆底肌。

第五节：椅坐位　提肛锻炼。用力收缩肛门（如忍大、小便的样）坚持10秒，然后放松10秒，反复进行10～20次，收缩时深吸气，放松时呼气。

其中，最重要的是第1节，单做这节就会有效，可以每天做2～3遍，每遍15～20分钟，老年人可长期进行锻炼。

医学文献报道，进行骨盆底肌肉康复训练能使老年妇女的尿失禁大大改善。国外曾报告，有一组妇女康复治疗6个月后（结合饮用足量液体、定时排尿），排尿次数减少（每天定时上厕所5～8次即可），咳、笑、打喷嚏或用力提重时逼出少量尿及尿流阻断等情况也明显减少。国内也曾报告，观察一组病人骨盆底肌肉康复锻炼的效果优于药物，经6个月康复锻炼后，已有27%的病人不再因尿失禁而弄湿裤子，而药物治疗组仅有14%的人未尿裤。此外，康复锻炼的治疗方式要比药物更易为老年人所接受。

2　排尿康复训练

进行排尿康复训练，具体方法如下：

1. 养成定时排尿习惯，最初间隔时间可短些，以后逐渐做到白天每隔2～3小时，夜间每隔3小时，在此间隔期间，要养成憋尿习惯，不要不加控制地随便排出。同时，也要养成即使膀胱不太充满，也要定时排尿的习惯。

2. 为了训练括约肌的收缩力，可有意识的在排尿中途中断一下，然后继续排出。

3. 白天要饮用足量的液体，使膀胱能定时充盈，有尿意，为定时排尿创造条件。有的老年人因害怕尿液排在身上，所以减少饮水量。这样容易形成膀胱结石。因此，老年人饮水量每天不少于1500毫升（普通玻璃杯5～6杯）。

心理康复的行为疗法

有时，尿失禁与老年病人的心理和行为状态有关。一开始老年人对恢复日常生活自理缺乏信心，以为大、小便也要别人伺候了，当不能及时得到便盆时，就随意排尿，认为反正有人帮助换内裤、换床单。精神状态越是如此，尿失禁就越明显，而康复信心也跟着越差，形成一个心理行为的恶性循环。

对尿失禁行为疗法的目的是：配合其他处理，鼓励老年人或老年人自己鼓励自己，增强信心，尽量做到大、小便自理，或是自己就近在床边取便盆，或是自己尽量到厕所大、小便，同时进行憋尿的心理行为治疗。

当有尿频，常有尿意想排尿时，可试行用其他有趣的活动（如看电视、听音乐）分散注意力，放松一下，尽量淡化相当强的尿意（排尿感），拖延排尿的时间（从拖延 30 秒起直至以后甚至可拖延 5～10 分钟）。以上处理倘若能成功，就会增强生活自理、克服尿失禁的信心，形成良性循环。

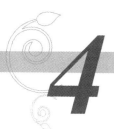

解除病因

有的老年人尿失禁是其他病因引起的，只有针对性解除这些病因才能改善尿失禁。

1. 尿路梗阻　老年人由于下尿路梗阻，如男性老年人前列腺增生时，发生尿滞留，这是因为膀胱过分充盈，在腹内压增加情况下会出现尿失禁，称为充盈性尿失禁。这种尿失禁病人的尿道内口括约肌功能是正常的，只是由于膀胱过分充盈，膀胱内压力增加，一旦超过尿道括约肌张力，就造成尿不受控制的流出，这种尿失禁实际上是排尿困难的一种表现形式，关键在于解除下尿路梗阻。

2. 神经性疾患　脑血管意外等神经科疾患，可由于控制排尿的"司令部"发生病变，致使排尿控制失灵而发生尿失禁。此种尿失禁，可在膀胱内仅有少量尿时就发生。这种病人除治疗原发病外，重点在加强康复护理，保持会阴部清洁、干燥，减少尿路和褥疮感染。

第二十一章

前列腺增生的家庭康复

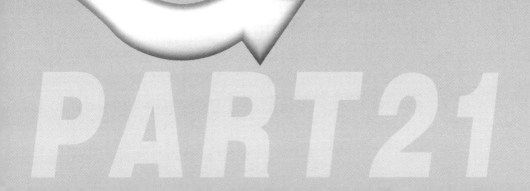

PART 21

前列腺增生又称前列腺肥大，是男性老年人的常见病。一般年龄到50岁后，多数人有前列腺增生的变化，但临床上可全无症状，因此临床有症状就诊率低于实际患病数。

为什么男性老年人容易发生前列腺增生？人们有不同解释，但比较肯定的是性激素平衡失调。近年来的研究证明，胆固醇的集聚也是重要原因，泌尿系统的炎症和盆腔瘀血都可使症状加重。病例解剖统计结果表明：50～60岁，前列腺增生者占35％～45％；60～70岁占70％；80岁以上的男性老年人，95％以上可患前列腺增生，这说明前列腺增生是衰老过程中的常见现象。

轻症前列腺增生可全无症状，对健康也无大碍。较重病人多出现尿急、尿频、尿线不整、分段排尿和剩余尿等症状，典型的症状是排尿困难。由于肥大的前列腺压迫尿道而出现梗阻，但发展很缓慢，有时老年人排尿已相当困难，并有某些不正常的排尿现象，但老年人自己并不认为有何不正常，误以为是老年人的生理功能变化，没能及时求医诊治。

患前列腺增生的老年人，家庭康复治疗再配合药物，特别是激素药物治疗，能解除痉挛，增强会阴部肌肉肌力，有助于消除或减少排尿障碍。

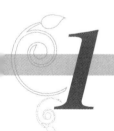

1 家庭康复操

前列腺增生除手术治疗和服用激素等药物外，家庭康复操也有一定效果，有消除会阴部、小骨盆和腰部血液、淋巴液的滞留，加强会阴、直肠和肛门肌肉的功能。

具体方法如下。

第一节：老年人仰卧，两手臂枕于头后，两腿伸直，两腿稍分开，缓慢自然呼吸。接着用力收缩臀部肌肉，同时肛门紧缩上提，呼吸3～6次，然后放松肌肉，重复做3～5次。

第二节：老年人仰卧，两手枕头，膝关节弯曲，脚掌着地床，两脚分开20～30厘米，缓慢呼吸。然后，用力将背、腰、臀部向上挺起，同时会阴肌收缩，全力上提肛门。呼吸3～6次后，肌肉放松，姿势还原，如此重复做3～5次。

第三节：仰卧、两腿伸直，两臂平伸放于身体两侧，掌心向下。然后，两臂保持伸直并向上抬起至头后，同时前臂旋转，使掌心着床。抬臂的同时吸气，当两臂沿原方向复原到身体两侧时呼气，重复3～4次。

第四节：老年人仰卧，弯左腿，双手将左膝抱劲于胸前，同时吸气，还原时呼气。换右腿动作同前，各5～10次。

第五节：直立，双臂抱合，右手握左肘，左手握右肘，弯腰，双膝勿曲，让双手背触及双膝。当吸气时上提肛门，呼吸3～5次后，身体复原，肌肉放松。

第六节：老年人盘腿坐，右小腿置于左小腿上，上身挺直，两手掌按双膝，当慢慢吸气时，收缩会阴肌，上提肛门3～4次，如此呼吸3～6次，每次呼气时，肌肉要放松。

第七节：盘腿坐，左腿伸直，右腿弯曲，右脚跟尽可能靠近会阴，两手按在双膝上。缓慢吸气的同时上身前躬，下巴紧贴胸前，收缩会阴肌，上提肛门，双手手指触左脚尖。呼气时肌肉放松，动作还原，重复3～6次后换右腿。

老年人在开始做康复操时，每一动作的重复次数，可根据各人体力而定，以后每隔一周增加1～2次，但不宜超过20次，每节操的时间为20～30秒。有高血压病的老年人做第5节时，要小心。若有头晕可以不做。

2　家庭康复中要注意的问题

前列腺增生的老年人日常生活上要注意以下几点：

1. 保持大便通畅，饮食有节，禁饮酒，禁食辛辣食物。

2. 不可久坐不动，做一段时间后，适当散步，动静结合。

3. 切忌憋尿，有尿意时，应及时排出。尤其冬季夜晚，有的老年人不愿及时排尿，待不得不排时，已不能排出，而发生急性尿潴留。

4. 老年人不宜过度性兴奋或情绪烦躁。

5. 冬季注意会阴部保暖。

6. 慎用溴丙胺太林、阿托品、颠茄类药物。

7. 每天晚上，可局部热水坐浴，水温以 42° 左右为宜。

第二十二章

痔疮的家庭康复

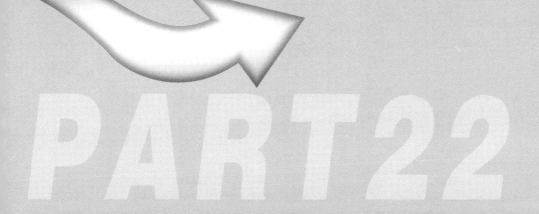

PART 22

老年人痔疮发病率高达 $60\%\sim70\%$，这和老年人的骨盆肌肉松弛、血管壁弹性减低及便秘等因素有关。痔疮的康复方法很多，如服药、外用栓剂等，这里向老年人介绍的是适合家庭康复的康复食疗和康复体疗方法。

1 康复体育疗法

老年人痔疮的体疗方法，以提肛运动为主，配合躯干和肢体活动。每天锻炼 $2\sim3$ 次，坚持数月即可见效。但有重度痔疮脱垂、发炎、水肿、肛裂和出血的老年人，不宜做体疗。

体疗方法如下：

1. 老年人仰卧，全身尽量放松，双手重叠放在小腹上，做呼吸运动。吸气时腹部鼓起，呼气时腹部塌陷。重复做 $10\sim20$ 次。

2. 老年人仰卧位，两腿交叉，臀部及大腿用力夹紧，肛门逐渐用力收缩上提，持续 5 秒左右，然后放松，重复做 $10\sim20$ 次。

3. 体位同上，全身尽量放松，双手重叠放在小腹上，做呼吸运动。呼吸与提肛运动相配合，吸气时腹部鼓起，肛门放松，呼气时腹部塌陷，腹肌收缩，并向上提缩肛门。持续 5 秒左右，重复做 $10\sim20$ 次，可改善局部血液循环，若做到出现有温热感觉为最有效。

4. 仰卧、屈膝，两脚跟靠近臀部，两臂平放体侧。以脚掌和肩部支撑，骨盆抬起，同时收缩上提肛门，持续 5 秒左右，还原。重复做 10 次。

5. 老年人坐于床边，两脚交叉，然后两手叉腰并起立，同时做肛门收缩上提，持续 5 秒，放松坐下。重复做 10 次。

6. 老年人站立位，两手叉腰，两脚交叉，踮起足尖，同时做肛门收缩上提，持续 5 秒，还原。重复做 $10\sim20$ 次。

2 康复食疗法

康复食疗方法有以下几种：

1. 每天早晨空腹食用香蕉 2 根。对痔疮疼痛、便秘者有改善。

2. 黑木耳 18 克、红枣 20 枚，一起煮汤食之，每天 1 次，连续数天，可防治痔疮出血。

3. 柿饼适量加水煮烂做点心吃，1 天 2 次，连饼带汤食之，对改善痔疮出血、疼痛、便秘等有帮助。

老年人禁用辛辣食物，多饮水，忌浓茶，多食蔬菜和水果。

3 温水坐浴

用温热水坐盆浴。温度以能耐受为限度，用温热促进痔静脉丛血液回流。每天在睡觉前坐浴 1 次，持续 10～20 分钟，如水温降低，可续加少量热水调节。在坐浴的同时，可用纱布轻轻按压肛门局部，以增加疗效。盆浴水中可加一点高锰酸钾，调至淡淡红葡萄酒色为宜。如无高锰酸钾，可加少些精盐；或者什么药都不加，只保持水质清洁即可。

4 防治便秘

保持正常排便，及时纠正便秘，经常保持软便，排便通畅。有利于老人痔疮的康复。

老年人的排便功能常减弱，无力将粪便推出肛门。因此，老年人排便时应多做腹式的深呼吸，或自己用手挤压左髂窝，避免过分向下用力和屏气，从而减低腹腔内压力，改善血液回流，减少痔核充血。同时调节饮食，增加饮食中膳食纤维的摄入，保持软便，不致于将痔核擦破，防止便血，促进痔疮康复。

第二十三章

习惯性便秘的家庭康复

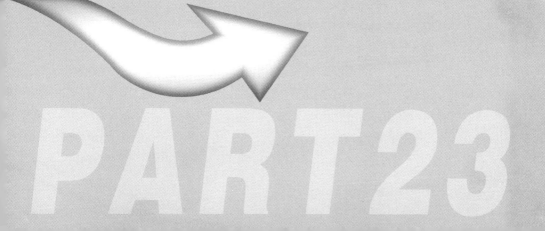

PART23

健康人每天排便 1 次，而便秘病人超过 48 小时还不能随意排便。粪便在结肠的停滞时间过长，水分被过量吸收，粪便干硬，失去正常排便规律，不能随意排出，排便困难称为便秘。便秘可以是暂时的，原因消除后即可通便；也可以是习惯性的，长期大便秘结，病程超过 6 个月为习惯性便秘。

进入老年期后，身体功能减退，活动较少，结肠张力及蠕动减弱，排便反射迟钝，因而老年人很容易发生便秘，长时间排便困难，日久便引起老年习惯性便秘。习惯性便秘常会引起腹胀、食欲减退等不适，以及直肠及肛门等其它合并症，会使老年人痛苦和并造成精神压力。习惯性便秘多见于活动少、长期卧床的老年人。

过去传统的治疗习惯性便秘方法是使用某些泻药，这样容易产生依赖性和不良反应。近年来，老年人采用康复饮食疗法和体育疗法（转腹通便康复操）治疗便秘，效果十分显著。

1 饮食疗法

老年人便秘多数属于单纯功能性便秘，除适当增加活动外，饮食治疗不容忽视。饮食治疗的目的是利用食物因素，刺激肠道蠕动，促进排便。

便秘老年人的饮食治疗原则

1. 选用富含粗纤维的食物，如粗粮、蔬菜、菌藻类、水果等。粗纤维可增加食物残渣，能吸附水分，增加肠道容量，促进肠道蠕动，刺激排便，使粪便易于排出。

2. 可吃些产气的食物，如豆类、薯类、马铃薯、萝卜、洋葱、豆芽、韭菜等食物，可刺激肠蠕动，促进排便。还可多吃些富含益生菌的发酵食物，如酸奶，维持健康的肠道菌群。

3. 多选用润肠通便的食物，如蜂蜜、芝麻、核桃、葵花子等食物，可使粪便变软，便于排泄。

4. 选用富含 B 族维生素的食物，如谷类、豆类、花生、坚果、瘦肉、内脏等食物，可促进肠蠕动，帮助排便。

5．芝麻油、花生油、玉米油、菜籽油、豆油等植物油，不仅有润肠的作用，还可以分解产生脂肪酸，有刺激肠蠕动的作用，利于排便。

6．每天要有充分的饮水量，至少要喝 8～10 杯水，晨起饮一杯白开水，以湿润消化道，能刺激肠蠕动增加，软化粪块、缓解便秘。

7．忌用强烈调味品及饮料，如辣椒、芥末、胡椒、浓茶、咖啡等食品。

自制通便饮料

1957 年英国研究者威加登，首先发现绿色蔬菜中的叶绿素和纤维素具有良好的通便作用，但一直到 70 年代末才开始推广应用在老年人的习惯性便秘上。服用叶绿素水剂后，可排出大量"绿色"而无臭的大便，老年人自觉肠胃十分舒适。它是一种良好的通便、解臭、消胀、抑菌的饮料。

叶绿素水剂制备方法是，将新鲜蔬菜洗净，用消毒纱布绞出绿色的汁液，即为叶绿素水剂。每天饮适量，有良好的通便作用。

另外，也可采用新鲜土豆捣烂后，用消毒布绞汁，加蜂蜜适量调服。也可选用芝麻、核桃仁、松子各 15 克，搅烂加蜂蜜调服，1 天 2 次，每晚空腹食之。

2 转腹通便康复操

转腹通便康复操治疗习惯性便秘，可以增加肠蠕动，增加腹肌力量，对腹腔脏器也是一种自我按摩，有效率达 70％以上，疗效最快 4 天，平均为14 天。

具体方法如下：

老年人取站位。两足分开成八字形，与肩同宽，两手叉腰，两膝微屈，成微微下蹲姿势。膝以下部位和腰以上躯体尽量保持不动，腹部和臀部先做顺时针方向转动，顺序是左、前、右、后；再做逆时针方向转动，顺序是

右、前、左、后。（见图23-1）

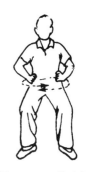

锻炼的强度视各个老年人的体质而定，要循序渐进。开始每天1次，逐渐增加到2～3次，每次转动从各30圈逐步增加到各200圈，大多数人在半个月内见效。一般在饭后1.5小时进行为妥。如坚持1个月无效者，可改用其他方法。

图23-1　转腹操

适当锻炼身体，避免久坐和久卧，多到户外活动，增强腹肌及会阴肌力量。自己按摩，轻压左下腹部，也可促进排便。据调查，坚持体育锻炼的老年人排便正常的要占78.5%。

3 养成良好的习惯

养成和保持正常的排便习惯，生活有规律，起居定时，按时排便。一般最合适的时间是早晨起床后排便，每天1次，开始不论有无便意，都要按时如厕，日久则养成习惯。纠正不良嗜好，戒烟减酒，纠正偏食，不吃辛辣食物。克服焦虑情绪，排除排便恐惧心理，注意精神心理卫生。

老年人纠正习惯性便秘，不能操之过急。如已长期患慢性便秘，需要耐心治疗或者说养成良好的卫生习惯，"功"到大便自然通。

第二十四章

痴呆的家庭
康复

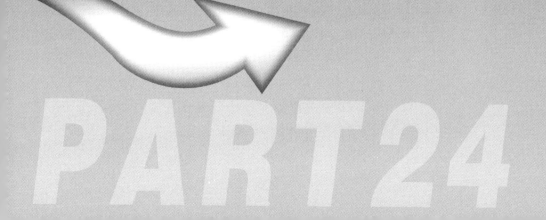

PART24

痴呆表现为智力衰退和行为及人格的改变，是由于躯体或脑部病变、中毒和情绪障碍引起的脑功能失调的一种表现。痴呆的典型症状是记忆力、抽象思维、定向力障碍，同时伴有社会功能的减退。

随着人口老龄化问题的日益突出，痴呆已成为 21 世纪威胁人类最严重的疾病之一。目前，全球约有 2430 万痴呆病人，每年新发病数约 460 万例。发病率随年龄增加而增加。国外资料，老年期中、重度痴呆的患病率，在 65 岁以上人群中为 4％～6％，到 80 岁可达到 20％，其中半数为阿尔茨海默病（老年性痴呆）。上海市的调查表明，65 岁以上老年性痴呆患病率为 4.61％；70 岁以上为 12.32％，85 岁以上为 24.29％。引起痴呆的病因非常多，老年人的痴呆大多为阿尔茨海默病、血管性痴呆或混合性痴呆。

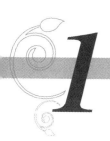

1 良性遗忘、阿尔茨海默病和血管性痴呆

良性遗忘与痴呆

正常的衰老可以出现轻度的神经功能改变，包括记忆力和其他认知功能方面的变化，在正常老龄化范围内记忆力减退称为"良性遗忘"。

痴呆则超出了正常的衰老过程。指在智能已获得相当发展之后，由于各种原因引起的继发性智能减退。以获得性的、广泛的、通常是进行性的认知功能缺损为主要特征，包括定向、记忆、语言、运用、注意、视知觉和解决问题能力等的减退和不同程度的人格改变，没有意识障碍。

阿尔茨海默病

阿尔茨海默病是大脑皮质受累，退行性变或萎缩的结果。早期表现为记忆力和定向障碍，但生活尚能自理。中期则显现进行性痴呆，并有失认、失用、计算力丧失等。有的病人外出经常迷路，生活需人照顾。晚期重度病人呈极度痴呆，记忆几乎丧失贻尽，不能判别最简单的吃、穿等日常活动，无自主能力，大小便失禁，生活完全不能自理。

血管性痴呆

血管性痴呆，即多发性梗死性痴呆，是脑血管病导致脑循环障碍，全脑缺血所致的脑功能降低，多发性的小梗死灶对痴呆起重要作用。腔隙性脑梗死病灶虽小，神经症状轻微，且往往要经脑扫描 CT 才能找出病灶，但多发的腔隙性脑梗死就能导致明显的痴呆。病人常有长期高血压史、多次脑卒中史、一过性脑缺血发作史等。血管性痴呆一般多突然发病，呈分段式渐进性智能衰退。

混合性痴呆

混合性痴呆指同时存在脑萎缩和脑血管病变的痴呆。

我国以阿尔茨海默病和血管性痴呆为最常见，两者的混合型亦不少见。在欧美国家以阿尔茨海默病占大多数，约为 60%，而血管性痴呆约占 20%～30%。

2 测定痴呆的程度

为及时了解痴呆的程度，可用简易智力功能测试表和标准，又称长谷川痴呆量表（表24-1），定期对老人进行智力测定，这样可及时了解痴呆的发展程度，以便采取相应的治疗措施。

表 24-1　　　　　　　　简易智力功能测试表

询问内容：	记分	
（1）今天是几月几日，星期几？	0	3.0
（2）这是什么地方？	0	2.5
（3）多大岁数？（相差 3 年以内者为正确）	0	2.0
（4）举出最近发生的事（根据病人情况，预先规定内容，让周围亲戚或朋友先告诉病人），经过多长时间了？或什么时候发生的？	0	2.5
（5）在什么地方发生的？	0	2.0

（6）第二次世界大战是什么时候结束的（相差 3 年以内者为正确）	0	3.5
（7）1 年有多少天（或 1 小时有多少分）？	0	2.5
（8）现中国总理是谁？	0	3.0
（9）从 100 减 7，依次减下去		
100－7＝93，93－7＝86，…	0	2.0
（10）物品试验，例如拿出香烟、火柴、钥匙、表、钢笔，先让		
病人一件件地说出物品名称，然后藏起物品再问有什么？	0 0.5 1.5 2.5 3.5	

总分数 30 分为满分

以上是老年性痴呆的测验标准：（1）～（3）为时间、地点等的定向，（4）～（6）为记忆力，（7）～（8）为常识，（9）为心算，（10）为近记忆力的提问。各项回答正确时，可分别按规定给予计分，总分为 30 分左右。病前智力正常，能适应社会生活者，如对本测验得分在 15 分以下，可以诊断为痴呆。

3 痴呆老年人家属的注意事项

必须强调，帮助痴呆老年人料理个人生活，并不是什么都一手包办代替，也不是看着病人自己去做就不管了，其目的是为了保障痴呆老年人生活上的需求，训练其生活自理能力，延缓智能衰退。家属应多与老年人交流，鼓励老年人多与他人交流，通过交流，使其言语、思维等能力得到训练。对瘫痪的老年性痴呆病人要加强肢体功能的康复训练，防止关节挛缩、肌肉强直。

可根据老年人平时爱好，鼓励其多活动，但活动量不宜过大，外出活动时要有人伴随，以防撞车、撞人、跌倒或与人争执。能行走活动的痴呆老年人应随带联系卡。老年人每天应保证有 6～8 小时的睡眠，夏天尽量安排午睡。1 天三餐应定量、定时，尽量保持病人平时的饮食习惯。老年性痴呆病人多数因缺乏食欲，而少食甚至拒食，直接影响到营养的摄入，对这些病人，要选择营养丰富、清淡宜口的食品，荤素搭配，食物温度适中，无刺、无骨。

老年人的家属必须了解有关老年痴呆症相关的医学知识，尤其要注意以下事项：

正确诊治是基础

由于引起痴呆的原因较多，且不同原因引起的痴呆，治疗的药物也不全相同，所以正确的诊断是保证痴呆老年人最佳治疗效果的前提。另外，随着年龄的增长，正常老年人也会出现一些脑功能退化的表现，如记忆力减退等，故不可以将这部分老年人随便诊断为"老年痴呆"。同时，作为老年性痴呆病人的家属不能错误地认为"老年性痴呆是没办法治疗的"而放弃康复治疗，甚至对老年人不管不问。这样不仅会耽误早期最宝贵的治疗时机，而且会加速老年人痴呆病情的进展。

针对血管性痴呆，目前主要是预防和控制可能加速疾病进展的各种危险因素，如控制和调节血糖、血脂、血压到理想水平。

老人的服药，家属必须亲自喂药，并看到他吞咽下去，才离开。

加强护理是保障

由于老年性痴呆病人早期的临床表现是记忆力减退，随着疾病的进展会逐渐出现逻辑推理、分析能力、社会行为能力的减退等。老年性痴呆病人常因忘记回家的路和不能说出自己的身份住址而走失，所以，对痴呆老年人要加强家庭看护，外出时一定要有家属的陪伴。同时，在老年人的衣兜内应放置写有老年人姓名、所患疾病、家庭住址、联系电话的卡片，以备其万一迷路时可被人发现送回。

另外，老年性痴呆病人常同时伴有帕金森病，站立、步行功能也会逐渐变得更加僵硬、不灵活，往往容易跌倒，引起股骨颈骨折和腕部骨折。所以家中的地板、浴池、厕所最好能铺地毯或防滑垫，病人上下楼梯一定要有人扶持和保护，以防跌伤。同时，老年性痴呆病人也常合并抑郁或焦虑，觉得自己是家人的负担和累赘，常会作出一些自杀、自伤的极端行为，所以家属应每天安排一定的时间与老年人进行交谈，了解老年人内心的思想活动，共同参加一些老年人感兴趣的娱乐活动，让痴呆老年人感受到更多家庭亲情的温暖。对有自杀、自伤倾向的老年人应严密观察和看护，及时排除病人可能

自伤、自杀的危险因素，比如保管好利器、隐藏电源开关及保管药物等

有些痴呆老年人合并糖尿病，有多吃、多喝症状，常常家人不在，自己烧煮食物，这样容易造成烧伤和切割伤，严重的还可引起煤气中毒或火灾。对于这样一类病人，应严加看护，不能让其有过多单独行动的机会，一些危险的器具应锁入专门的房间内，不让其单独接触。

痴呆老年人的饮食营养

痴呆老年人发生营养不良较为普遍，由于老年人的认知功能障碍加重与营养状况恶化，两者密切相关。痴呆老年人的饮食照护目的是改善营养状况，提高抵抗力，减少并发症，降低致残率，减轻社会、家庭负担。

痴呆老年人的饮食原则是：

1. 增加蛋白质供给。

2. 减少脂肪和碳水化合物的供给。

3. 增加维生素摄入。

4. 减少盐的摄入，适当增加钙、镁等供给量，增加就餐次数，少量多餐，不暴饮暴食。

5. 对自己不能进食的痴呆老年人，要加强喂养，以易消化的流质食物、半流质食物为主，不食难咀嚼的食物，吃水果要去核，必要时可用鼻饲供给。

6. 痴呆老年人宜多吃鱼类（尤其是深海鱼类）、山楂、松子、荔枝、葡萄、龙眼肉、桑椹、大枣、花生、莲子、芝麻、核桃，常吃鸡蛋、豆制品、坚果、香蕉、燕麦、草莓、牛奶、南瓜、南瓜籽、大蒜等。

帮助老年人建立良好生活习惯是目的

老年人患上痴呆后，常会出现社会行为能力的退化，在个人卫生、饮食、大小便、起居等的日常生活方面自理能力差，会变得邋遢、不讲卫生；有的会嗜烟、酗酒、暴饮暴食；有的日夜颠倒；有的多睡嗜睡，这些均会影响老年人的生活质量，甚至直接引发感染或其他疾病。对痴呆老年人的不良生活行为，家属不能一味迁就，应督促或协助老年人建立合理而有规律的生活习惯，使之生活更加规律、健康。

维持良好的个人卫生习惯，可减少感染的机会。要求老年人早晚刷牙、

洗脸、勤剪指甲，定期洗头、洗澡、洗脚、刮须，勤换内衣、被褥；给予卫生指导，制止老年人的不卫生行为，如随地大小便、捡地上的东西吃等。家属要根据天气变化及时为老年人添减衣被，居室常开窗换气，被褥常晒太阳。对长期卧床老年人要定期帮助其翻身、拍背，预防褥疮；对病情较重的老年人，要协助料理生活，照顾其饮食起居、衣着冷暖和个人卫生，还要防止足以引起老年人情绪波动的精神刺激。

鼓励老年人白天尽量进行一些有益于身心健康的活动，如养花、养鱼、画画、散步、打太极拳、编织等；另外，也可读报、听广播、选择性的看一些文娱性电视节目（忌看恐怖、惊险及伤感的节目），使老年人充分感受生活的乐趣，保持轻松、愉快的心情。

痴呆老年人往往有睡眠障碍，要为老年人尽量创造好的入睡条件；周围环境安静，入睡前用温水洗脚；睡前不要进行刺激性谈话或观看刺激性电视等。不要给老年人饮酒、吸烟、喝浓茶、咖啡，以免影响其睡眠质量。对严重失眠老年人可给予药物辅助入睡，夜间不要让其单独居住，以免发生意外。

对轻度痴呆的老年人，要督促其自己料理生活，如买菜、做饭、收拾房间、搞好个人卫生；鼓励老年人参加社区活动，安排一定时间看报、看电视，使病人与周围环境有一定接触，以分散病态思维，培养对生活的兴趣，活跃情绪，延缓智能衰退。对中、重度痴呆老年人，家属要花一定时间帮助和训练病人的生活自理能力，如梳洗、进食、叠衣被、如厕，并要求其按时起床；家属或照顾者可陪伴老年人外出，教其认路、认家门；带领老年人干些简单的家务活，如擦桌子、扫地；晚饭后可让老年人看一会儿电视。坚持一段时间后，有些老年人生活可以基本自理；家属切不可为图省事而一切包办，那样反而会加速老年性痴呆老年人病情的发展。

建议家属填写好病人"行为日志"，日志内容包括特殊行为和症状发生时间、持续长短及发生当时的情景。这样有助于医生、照料人员能掌握情况和及时处理意外，也有助于家属认识到他们自己行为态度影响的重要性。

第二十五章

老年人术后的家庭康复

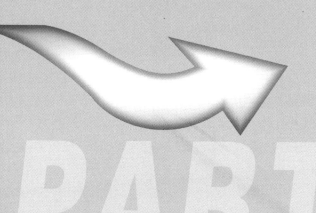

PART 25

老年病人术后的家庭康复，应该在老年人出院时，听从医生的具体指导，包括饮食的选择（应避免何种食物，适宜何种食物，何时恢复正常饮食等）、生活习惯的改变（如泌尿道术后的小便、人工肛门术后的料理等）、功能锻炼（包括肺术后、四肢术后等）、术后药物的应用（如胃和胆道手术后常需使用一阶段助消化药，某些心脏病术后还需使用一阶段强心利尿药等）、体力活动的恢复（何时恢复轻体力活动，何时恢复正常体力活动等）及何时再来复查等等。

1 康复饮食

术后的家庭康复中，饮食调理是老年人和家属十分关心的问题，应该遵循以下一些原则：

1. 多选用高蛋白和富含维生素C的食物，如新鲜蔬菜、水果、瘦肉、鱼类、蛋类、奶类等。这样既能提高身体抵抗力，又能预防感染，促进伤口愈合和组织修复。

2. 补充营养应由少到多、由精到粗、由软到硬、由稀到厚，循序进行。老年人的饮食以清淡为宜，切忌油腻。

3. 讲究烹调方法，增加老年人食欲，采取少食多餐方法，以保持食欲。

4. 术后1周内逐步恢复到平常的热量摄入。

5. 腹部手术老年人饮食从流质、半流质、软食到普通饮食逐步过渡，忌食胀气豆类食物。

6. 要考虑到老年人原来是否有需要限制饮食的慢性病，如糖尿病、高脂血症等。

7. 术后康复期要控制体重在健康老年人的水平。

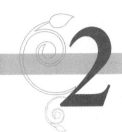

2 康复活动

老年人术后康复期，只要允许活动就应该每天下床活动并自理生活，根据老年人体力情况逐步减少卧床时间。老年人术后早期起床进行康复锻炼，可以促进康复和防止一些并发症。

老年人卧床时间过长，呼吸道的分泌物会坠积在肺内引起肺炎，术后早期康复锻炼可以防止这类肺炎发生。老年人肠蠕动功能本身已减弱，术后肠蠕动的恢复也较缓慢，尤其腹部手术后，腹胀症状存在时间较长，早期活动可以促进肠蠕动的恢复。另外，老年人卧床时间一长，下肢的血液循环会缓慢，容易发生下肢深静脉血栓形成，下肢会明显肿胀，早期活动也可以避免这类弊端。老年人术后早期下床康复活动，可以促进全身血液循环，也就促进了伤口的愈合，增加了全身的肌肉活动和新陈代谢，促进消化功能，使老年人增加食欲，帮助老年人增加营养摄入，使老年人尽快康复。

第二十六章

恶性肿瘤的家庭康复

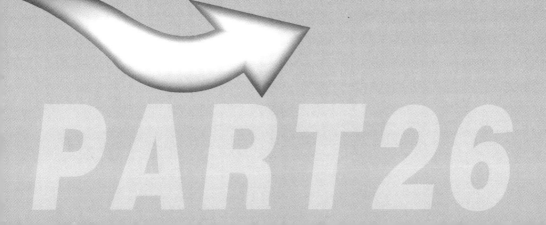

PART 26

恶性肿瘤是老年人的常见疾病之一，对老年人健康的生命造成严重威胁。随着现代医学科学的不断发展，不仅恶性肿瘤早期诊断方法逐渐增加，治疗手段也越来越多，使恶性肿瘤老年人的带癌生存期和治愈率得到很大提高。

恶性肿瘤病人无论是手术治疗，还是化学治疗、放射治疗，对老年人的身体都有一定程度的损伤。因此，在治疗恶性肿瘤的同时，或者在抗肿瘤疗程结束之后，必须注意改善老年人的体质，提高免疫力，预防恶性肿瘤复发，控制恶性肿瘤的转移，并争取日常生活自理。即使是中晚期癌症老年人，也要争取长期带病生存，减轻症状，提高生活质量，延长寿命，创造条件，再行根治。

为了达到上述目的，恶性肿瘤病人就必须进行康复医疗，并且绝大部分患恶性肿瘤的老年人，是在家庭中进行康复治疗的。恶性肿瘤病人的康复医疗是老年人战胜癌症、延长生存期的重要一环。

恶性肿瘤老年人中，可以治愈的约为 40％左右，而其余 60％难以治愈的癌症老年人中，部分可存活相当长的时间。因此，对癌症老年人采用康复医疗，不仅是必要的，也是完全可能的。

目前国内外对恶性肿瘤老年人的家庭康复，主要采取以下一些方法：

1. 恶性肿瘤老年人和家属的思想负担很重，需要心理治疗。

2. 重新训练老年人的日常生活自理能力。

3. 患恶性肿瘤后，往往遗留下"慢性疼痛"、饮食等问题，需要得到妥善处理。

对这些问题进行恰当的康复干预已成为恶性肿瘤综合治疗中不可缺少的一部分。要优化组合各种康复治疗方法，发挥协同作用，尽可能帮助老年人提高生活质量。

恶性肿瘤老年人的康复医疗中，除按常规进行周期性治疗及定期复查外，改善病人的体质，增强免疫功能，合理选择饮食，创造乐观的精神环境，积极进行有利于恢复体力的体育锻炼，和日常生活活动的训练，都是不可缺少的。

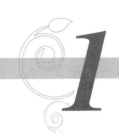

1 心理康复治疗

　　恶性肿瘤是老年人的常见病种，在对患癌症的老年人进行康复医疗中，进行心理康复治疗比其他抗癌治疗更为重要。从家庭康复的角度来说，在帮助患恶性肿瘤老年人心理康复的同时，还要考虑到老年人的家属，让家属对现实也要有正确的认识。由于长期以来，恶性肿瘤被误认为是"不治之症"，为使老年人保持良好的心理状态，往往不让老年人知道确切的诊断，故而家属在心理上所承受的打击常较老年人更甚。应该把老年人和老年人家属在心理康复中视为一个整体，使老年人家属首先有精神上的支持，从而调动一切力量，增强老年人抵抗疾病的能力。

　　在家庭中进行康复的癌症老年人，不仅需要做好生活安排，而且需要长期持续康复治疗，特别是患恶性肿瘤的老年人往往还伴有功能的减退，因此家属的康复护理是极为重要的。只有家属对恶性肿瘤有了正确的认识后，才有可能始终如一的保持积极的态度，去帮助老年人渡过恶性肿瘤的危机。

　　经医生确诊为恶性肿瘤后，由于老年人性格特征和文化水平都不同，对自身患有恶性肿瘤的认识也有所不同，对恶性肿瘤的发展，会产生不同的影响。例如患有宫颈癌的老年妇女，因不了解癌症可能有致命的恶果，也就不因自己患有癌症而忧虑重重，积极配合治疗，会有较好的疗效。有的老年人即使知道自己得了恶性肿瘤，并知道其严重后果，但仍能乐观的对待，主动地接受并配合各种治疗，用百倍毅力去克服病痛，这对提高疗效、改善预后或延长生命，是十分有利的。

　　但是，很多患恶性肿瘤的老年人当得知诊断后，会产生严重的消极情绪，对医护人员和家属都容易激动、爱发脾气，担心自己病情恶化，难以忍受疼痛，害怕死去等。这种恐惧、失望等情绪，又成为紧张刺激使老年人病情趋向恶化，更快导致死亡。

　　因此，对患恶性肿瘤老年人的家庭护理中，为使老年人保持良好的心理状态，首先老年人家属应具有良好的精神状态，这是做好康复护理的关键。另外，必须重视老年人的思想情绪和行为表现，设法使老年人对疾病有积极的、现实的认识。对性格坚强、乐观的老年人，在适当的时候，告诉他恶性肿瘤的诊断结果，也未尝不可，这样做能使老年人有足够的思想准备和积极的态度。对于性格懦弱、抑郁、多疑、不定型的老年人，则还是不让老年人知道确切的诊断为好，避免他的精神处于崩溃状态。

家属在说话时，要避免使老年人感到自己的病是绝望的，无法治疗的。必须特别体贴、关怀、同情老年人的痛苦，耐心解释，主动了解病人的感受和需要，鼓励老年人要乐观的对待疾病。在家庭里，可播送一些老年人喜爱的音乐，以消除紧张情绪。对康复期的老年人，应鼓励他们参加一些力所能及的社会活动，防止静卧独居。要坚持适当的锻炼，培养乐观而愉快地情绪。当老年人出现明显的悲观失望精神状态时，可以请医生给予适当的抗抑郁药。

对患恶性肿瘤的老年人，不仅要使它们保持最佳的活动能力，还要为恢复和提高病人的各种功能而努力，这样才能在病人生命的最后时刻，保持最好的生活质量。亲友的访视，往日美好的回忆，生活中的爱好，这只有在家庭中才可以享受到。因此，要让晚期癌症老年人，在充满爱和关怀的家庭气氛中，度过人生最后的日子，接触正常的生活节奏，让老年人安享其爱好的东西，如饮食、短距离旅游、电影、音乐、戏曲等。国外研究材料说明，患恶性肿瘤老年人在欢乐愉快的家庭中，接受良好的护理，其生存期远远超过同样病一般住院老年人的平均寿命。

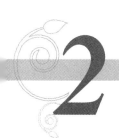

2 保健性康复锻炼

恶性肿瘤老年人经抗肿瘤治疗后，病情虽已控制，并逐步好转，但身体仍软弱无力，容易疲劳。为增强体质，加强免疫力和抵抗力，以巩固抗肿瘤治疗效果，需要进行保健性锻炼。例如可练习静功、散步、太极拳、简单广播操也有健身效果，可以根据个人兴趣和锻炼基础选练。

保健性康复锻炼可以增强老年人呼吸功能，改善老年人消化功能提高，老年人全身营养状态，减少放射治疗反应，提高化学治疗的完成率；还可有效地增强心血管功能，调节神经内分泌的功能，提高免疫功能，改善精神心理状态。

处理恶性肿瘤老年人的疼痛问题

一般情况下，老年人对疼痛的灵敏性比较差，但在患恶性肿瘤的老年人中，疼痛却很常见。恶性肿瘤老年人疼痛的发生率约为50％，晚期恶性肿瘤老年人则可高达80％，尤其骨癌和口腔癌更为多见，白血病老年人疼痛发生率最低。患恶性肿瘤老年人发生的持久而剧烈的疼痛，往往会使老年人家属感到不知所措，特别是晚期恶性肿瘤的老年人。另外，由于老年人自诉的疼痛，在程度上有很大差别，这也给家属在康复护理上带来一定的困难。

因此，老年人家属一定要认真对待老年人所诉说的疼痛，要富有同情心，用亲切态度对待老年人。想尽一切办法减少老年人的痛苦。如老年人能专注于某一活动时，并与之进行有趣的交谈，这可以提高疼痛的阈值，能缓解中等程度的疼痛。一般性格外向的老年人，或比较内向的老年人均容易表现出对痛的反应。有思想情绪时，也容易用疼痛来表示他们的情绪。一般夜间及清晨，人的生理状态处于低潮，注意力较集中，对疼痛的反应较强。这时家属应尽量在老年人自述疼痛时陪伴在旁，表现出对老年人痛苦的充分理解，可以是老年人在精神上得到宽慰，也有利于解痛。

若老年人有坚定的信仰、坚强的信心、顽强的意志和耐力，也可提高老年人对疼痛的耐受性。有时剧烈的疼痛常常因家属适当的言语安慰而得到减轻。国外曾报道，一组癌症病人通过家属的精神鼓励，90％获得疼痛缓解效果。

保持老年人居室环境清洁、安静，尽量减少嘈杂声，使老年人充分休息。平时避免说对于病情不利的话，避免一切对老年人的恶性刺激。在进行各项家庭护理时，如铺床、翻身、换药时，动作都要轻柔，这些都可减少疼痛刺激。

患恶性肿瘤老年人的疼痛具有持续性、反复发作的特点、如在老年人一有疼痛时就用药或者长期用药，很易产生耐药性，甚至到最后解痛效果极差。因此，在老年人疼痛不是很剧烈时，应该使用心理方法或物理方法来止痛，这些方法老年人家属都应该掌握。

以下几种方法可以一试：

1. 当老年人疼痛很轻时，可选用老年人喜欢的音乐、戏曲磁带，要选快速、高调的音乐或戏曲的唱腔，让老年人边听边随节奏拍打。打拍时，老年人闭上眼睛，可用拍手、拍腿或点头的方式。当疼痛加剧时，音量放大；疼痛减轻时，音量开小。

2. 缓慢的节奏呼吸　嘱老年人眼睛注视室内前方物体，深漫地吸一口气，然后缓慢地呼出；继续慢吸慢呼，呼吸时数1，2，3，4…闭上眼睛，想象空气缓缓进肺情况，或想象眼前是一片平静的海滨或是一片绿色的原野。

3. 松弛能解除紧张，松弛骨骼肌，阻断疼痛反应，使老年人有短暂的休息，从而起止痛作用，最简单的松弛性动作有叹气、打呵欠、腹式呼吸等，一般可以用腹式呼吸来使老年人松弛。老年人可曲髋屈膝平卧，放松腹肌、背肌和腿肌，闭眼，极缓慢地做腹式呼吸，并可在呼吸过程中沉思冥想。

4. 在老年人疼痛时，可讲笑话、幽默小故事等，分散老年人对疼痛的注意力。

5. 温湿敷法　用热水袋或将热毛巾放在 65 ℃ 的水中取出，拧干装入塑料袋内，再用薄毛巾包住敷于痛处，温度为 40 ℃ 左右。一般可敷 30 分钟

6. 冷湿敷法　将冰袋或冷湿毛巾放在疼痛部位，可减慢痛觉向大脑皮层传导的速度，以及减少运动中枢向疼痛区域的肌肉发出的冲动。

7. 对侧皮肤刺激法　通过刺激疼痛区相应的健侧皮肤来达到止痛的目的。如老年人有右膝痛，可刺激左膝。刺激方法有按摩、冷敷、涂薄荷脑等。

当以上方法都无济于事时，还是要请医生作镇痛处理，以减轻老年人的痛苦。

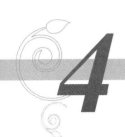

4 饮食调理

患恶性肿瘤的老年人应该有充分的营养，营养的支持对老年人的益处远远超过因增加营养而促使肿瘤生长的弊处。每天供总热量尽可能达到12600～16800千焦耳（3000～4000千卡），蛋白质100克，可以用少食多餐办法，甚至每小时1次，以保证老年人营养的摄入。进食困难的老年人，可用半流质或软饭。一般流质不能满足老年人营养需要，除非不得已时，才使用流质。对口腔干燥、不易吞咽的老年人，可多给带水分的饮食。

饮食营养指导意见

癌症协会对患恶性肿瘤的老年人作出的饮食营养指导意见有：

1. 吃各种健康食品，尤其强调植物性食物，多吃深绿色、橙色的蔬菜，每天吃5份或者更多份不同种类的蔬菜和水果。每餐都配蔬菜和水果，并作为点心来吃。宜选择100％的纯果汁饮用。限制马铃薯及快餐食品、炸薯条及其他油炸的蔬菜。

2. 多吃五谷杂粮，而不是精制（加工过的）的谷物和糖。谷类摄入量应该有一半是粗粮，多吃全谷物、面包、面条、大米。限制精制碳水化合物，如酥皮糕点、软饮料、加糖谷物的摄入量。

3. 限制摄入红肉，尤其是高脂肪、加工过的肉制品。宜选择家禽、鱼和豆类，而不是牛肉、猪肉和羊肉。选用肉类时，选择小分量瘦肉，用烤箱烘焙或低温煮的方式来加工肉类，而不是油炸或木炭.烤制。

4. 1天摄入3杯无脂或低脂牛奶，或相应的牛奶制品。

5. 禁止食用霉变食品。限制或避免食用高盐和咸腌的食品。

6. 避免饮用过热的饮料，如热茶、热咖啡；避免食用温度过高的食物。

7. 外出就餐时，宜选择低脂、低热量和低糖的食品。但低脂肪和低脂并不意味着低热量，低脂的蛋糕和饼干往往热量高。

8. 保持健康体重，多做体力活动，平衡热量的摄入和消耗。

化学治疗、放射治疗与饮食

　　良好的营养可增强患恶性肿瘤老年人的免疫力。但是，癌症本身就影响了老年人正常的消化功能，产生厌食，更重要的是抗肿瘤治疗，不论是手术、化学治疗、放射治疗都会影响老年人的营养与食欲。如化学治疗用药后，常产生恶心、呕吐、味觉改变等；放射治疗可产生恶心、吞咽困难、口干、味觉丧失等。对放射治疗中出现口干舌燥的病人，可给予藕汁、梨汁、荸荠、枇杷等水果。因此，对癌症老年人做好饮食调理是至关重要的，良好的饮食可以增强患恶性肿瘤老年人的免疫力，能更好地接受抗癌治疗。

　　大多数患恶性肿瘤的老年人都有食欲不振，并对食物感到无味。可在食物中增加调味，加大甜度。厌食猪肉，可用牛肉、羊肉、禽肉代替，多食用鱼、蛋、乳类制品。患恶性肿瘤老年人的饮食中，不论是主食和菜肴，都要不断更换品种，以增加病人的食欲。

常见恶性肿瘤的饮食调理

　　老年人常见恶性肿瘤的饮食调理，建议如下：

　　1. 鼻咽癌老年人在放射治疗期间，多数由于口腔唾液腺损伤、食欲锐减，甚至恶心、呕吐，故饮食调配十分必要。主食应以半流质或软烂食物为好，要营养丰富、味道鲜美，吸引病人喜欢进餐。副食方面要多吃新鲜蔬菜、水果，尤其多吃胡萝卜、荸荠、白萝卜、番茄、莲藕、白梨、柑橘、柠檬和山楂等果品。晚期的鼻咽癌老年人毒热上炎，食欲极差。调理饮食，应以滋润适口、芳香化浊为好。如冰糖苡米粥、香菜清炖大鲤鱼和鲜石榴、鲜乌梅、菠萝、青梅、菱角等。平时口含青果和鲜山楂，有消炎杀菌、清咽生津的作用。

　　2. 患肝癌的老年人在饮食调理上，要以高蛋白、高维生素饮食为主，如牛奶、鸡蛋、猪肝、鸡肝、羊肝、山楂、香蕉、石榴、西瓜等食品。接受放射治疗的老年人饮食调理以营养丰富而又滋润的食品为宜。老年人可随意选主食，宜加用莲藕、荸荠、茭白、冬瓜、白梨、葡萄等鲜菜、鲜水果。化学治疗肝癌的老年人饮食调理以营养丰富，清淡爽口为好，如清炖元鱼、鲫鱼、鹅肉和米粥、山药粉、杏仁霜、冬瓜、鲜桃、莲藕、西瓜等。患肝癌的老年人饮食上，必须忌酒、辣椒、母猪肉、老倭瓜、韭菜。慎服过硬及焦脆

食品，少吃肥肉等难消化或豆类、甘薯等易产气的食品。进餐时，避免忧郁、愤怒情绪，以防怒气伤肝，引起不良后果

3．采用手术治疗肺癌的老年人，饮食调理可用杏仁霜、山药粉、鲜白菜、白萝卜、冬瓜、白梨、莲藕等食品。用放射治疗的老年人饮食调理用鲜蔬菜、鲜水果，如香菜、菠菜、荸荠、杏仁、桃仁、核桃仁、枇杷、鲜枸杞子等。接受化学治疗时，可食用龟肉、鲜河鱼、白木耳、香菇、燕窝、葵花籽、白梨、银杏等。肺癌老年人切忌烟酒，少吃生葱、生蒜及过咸食品。

4．食管癌术后，饮食调理要以流质、半流质为主，避免任何刺激性或粗糙、硬脆、油炸饮食摄入，防止手术吻合口感染和损伤。一般要在 1 个月后才可进行普通饮食。一般饮食可选用高营养、少刺激的食品，主食以平日病人习惯品种为好，加用薏苡仁粥、糯米粥等；副食品以及鲜瘦肉、鲜蛋、鲜蔬菜、鲜水果为好。老年人如用放射疗法，饮食宜选用营养丰富、容易咽下的食品，如牛奶、蛋糕、山药粉，以及新鲜水果和蔬菜，如香菜、苦瓜、油菜、木耳、紫菜等。食管癌老年人禁忌烟、酒、辣椒、硬脆油炸食品。

5．患胃癌老人在康复期间，饮食均应选用高营养、少刺激的食品。主食以素食及病人习惯品种为好，加用薏苡仁粥、糯米粥，有益无损。副食以鲜肉、鲜蛋、鲜蔬菜、鲜水果为好。术后病人每天 3～5 餐，进食量逐渐增加，不少老年人半年后就可恢复术前饭量。

老年人如有饭后恶心、呕吐现象，可稍坐片刻或慢行散步，症状即可减轻；也可用生姜 10 克煎汤，频服；或者按摩、针刺内关、足三里等穴。若呕吐不止，也可用柿蒂 3 枚煎汤，内服。

患胃癌的老年人饮食应禁忌母猪肉、老倭瓜、白酒、辣椒，避免食用过凉、过硬的食品，改正每餐过饱的不良习惯。

5 放射治疗老年人的康复护理

对接受放射治疗的老年人，局部皮肤的康复护理是十分重要的。放射部位的皮肤要避免任何刺激，包括避免日光直接照射，避免过冷过热，不能直

接用肥皂擦洗，不能擅自使用局部皮肤外用药物。放射治疗部位的划线标记，未经医师嘱咐不能擦去。如治疗区域内的皮肤发生干燥和瘙痒，下次去医院放射治疗时要立即报告医师。

1. 头皮放射照射治疗的老年人可发生暂时性脱发，老年人应避免过度梳头、洗发，勿使用卷发器及染发剂。

2. 头颈部照射的老年人，可能发生口腔黏膜干燥，味觉改变。家庭护理时要加强口腔护理，多饮水，保持黏膜湿润。忌烟酒及一切有刺激性的食物，防止黏膜损伤。使用适当调味品，增加老年人的味觉。对进食后有吞咽不适的老年人，可以吃软滑的食物，如牛奶、奶制品、面条、稀饭等。

3. 胸部及上背部照射治疗的老年人，可有乏力、精神不振、食欲减退、恶心、呕吐等症状，这时可给老年人清淡易消化的食物，少食多餐。

4. 腹部照射治疗的老年人，还可能有腹泻、里急后重、大便带血症状。此时，老年人宜使用一些止泻药，给予少渣饮食，不宜饮用牛奶及奶制品。腹泻次数多的老年人，要注意水及电解质平衡，可以饮用一点糖盐水。

5. 宫颈癌照射后，老年妇女阴道有少量出血时，宜减少活动，并观察出血量及出血性质。出血量大时，应及时去医院检查。

放射治疗一般清晨反应最轻，老年人最舒服，应鼓励老年人早餐多进食。在居室内要保持一定湿度，老年人多做深呼吸，多饮水，多吃一些富含维生素 A、维生素 B、维生素 C 的食品，要注意保暖，预防感冒。

第二十七章

老年病人的家庭用药

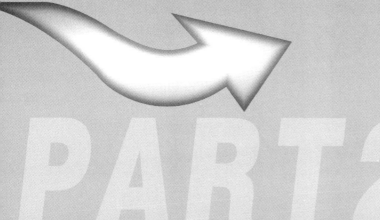

PART27

药物与老年人的生活密切相关，年老多病，有的老年人身不离药，用药已成了很多老年病人日常生活中的一部分。药物在老年人治病的同时，也常会带来大量的问题。

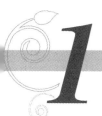

老年人用药的特殊性

由于老年人身体各组织器官的老化，肾脏排泄功能减退，肝脏代谢功能延迟，药物容易在体内产生蓄积作用，药物的有效量和中毒量之间十分接近时，就容易发生药物的不良反应和毒性反应。目前，老年病人"合理用药"已成为一个不可忽视的严重问题，它的特殊性就是老年人用药稍有不慎，会损害老年人健康，甚至生命。

老年人常同时患多种疾病，用药的种类也相应增多，通常每人用药2～12种。据医学调查统计，同时用5种以上药物的老年人发生药物不良反应者可达81％。

药物在老年人体内的血液中浓度保持在较高水平，中枢神经对药物的敏感性增高，对药物的耐受性，如吸收、排泄等功能下降，老年人机体的代谢速度减慢，肾脏排泄功能减退，肝脏代谢功能降低，解毒功能低下，加上免疫功能减弱容易发生变态反应，这些都容易使老年人发生药物的不良反应。

老年人的药物不良反应表现为多方面的，有的为肝肾功能变化；有的为电解质紊乱；有的为对骨髓毒性作用；有的影响神经系统和内分泌系统的功能；有的可引起直立性低血压；有的可引起精神异常症状；有的引起听觉损害，而导致耳聋；有的可引起心律失常；有的引起尿潴留；有的引起过敏反应；有的引起恶心呕吐；有的引起消化性溃疡呕血等等。

2　老年人用药误区多

老年人用药不当的原因，很大一部分是老年人存在着很多错误认识：

1. 随着新药新品不断增多，很多老年人对药物治疗的依赖性很大，对药物的疗效期望值过高，而对药物本身以及药物相互作用，引起人体损害作用却认识不足。如药物的不良反应、毒性反应、过敏反应、成瘾性、致癌突变等。药物这些损害作用往往会超过对疾病的治疗作用。这种由于药物治疗而造成的疾病，人们称为药源性疾病。目前，药物不良反应造成的疾病死亡率正呈上升趋势。因此，老年人和家属要特别重视合理用药、安全用药的问题。

2. 有的老年人自以为"久病成医"，用药时自作主张，缺乏科学的用药知识，用药品种过多，用药方式不妥，药物剂量过大。有的老年人单凭药物说明书一知半解地擅自用药，或者道听途说"某某吃某药特别有效"，擅自照样用药。岂不知道每个老年人体质或对药物的反应是不同的，往往发生用药不当或错误。

3. 有的老年人多处就医，又以为用药也是"多多益善"，这样难免用药混乱，以致每天大把大把吃药，从而产生过量用药的不良反应。

4. 有的老年人认为价格昂贵的、进口的药等一定是好药，连很轻微的小病也要用多种贵重的药物治疗，小病贵治、大治。须知道并不是所有的病都能用药物解决的，一位医学专家说得好："世上可以说，没有危险的药物是不存在的"。

3　老年人用药的原则

老年人用药的基本原则是"用药少、剂量小、遵医嘱、防反应、适量补"。

1. 用药少　老年人生理功能衰退，抵抗力下降，患病多种，常常要多药并用，容易引起不良反应。因此，主张老年人用药时尽量减少用药种类，一般情况下以不超过5种为好。

2. 剂量小　老年人脏器功能减退，储备功能降低，药物代谢和排泄能力下降，血液中药物浓度升高。因此用药剂量要适当减少，随年龄增高用量只为60岁前的1/2～2/3。

3. 遵医嘱　按医生处方规定剂量、服用时间、服用方法用药。尤其对一些生活不能自理或记忆理解能力较差老年人，家属必须对药物和用药加以监管。

4. 防反应　由于老年人用药不良反应多，因此要重视预防不良反应，早期发现不良反应，及时就医处理不良反应。

5. 适量补　由于老年人生理功能衰退，根据老年人具体情况和条件，适当补充一些缺乏的维生素、矿物质和抗氧化、增强免疫力的物质等。

4 老年病人慎用的药物

老年人慎用下列药物：

1. 安眠药、镇静药等精神类　这些作用于神经系统的药，因老年人身体衰老而神经递质减少，容易对老年人产生不良反应，而且可致较长时间（例如第二天）仍觉困倦、头重足轻、易跌跤等。如一定要用，宜小剂量。

2. 止痛药　尤其是非甾体消炎药，如吲哚美辛（消炎痛）、阿司匹林等，可产生消化性溃疡、出血等，严重还可致肾功能减退。

3. 降压药　对老年人敏感性较高，对中枢性降压药可乐宁、利舍平等可引起抑制反应，应慎用。

4. 洋地黄类强心药　中毒剂量与治疗剂量接近，应用时要特别密切观察。

5. 利尿药　长期应用可导致低钾血症；大剂量应用易引起急性低血压，

宜慎用。

6. 抗生素　有的抗生素，如氨苄西林、羧苄西林、头孢菌素、庆大霉素等，老年人使用容易产生体内蓄积中毒反应。链霉素、卡那霉素等易影响老人听觉宜慎用。

7. 降血糖药　格列本脲（优降糖）等易引起低血糖危险，最好避免用。

8. 泼尼松等激素类药物　长期使用易发生溃疡病，促进骨质疏松，易引起继发性感染和真菌感染。

老年病人怎样用药

老年病人本人以及身边的家属，对老年病人用药方法与注意事项都需要科学掌握。

1. 首先对老年病人，特别是高龄老年人能否自己服药要进行评估。

评估包括以下内容：

（1）以老年人的理解力、记忆力能否说出服药方法；能否区别各类药物；能否坚持服药。

（2）老年人的身体条件，如视力、听力、吞咽能力、口腔状态、手足功能等是否有能力自己准备药物，如从药袋或药瓶中取出药物、计算用量、开关瓶盖、辨认刻度等；有否吞咽困难情况；有无假牙引起的障碍。

（3）老年人饮食是否有规律，进食时间、饮食种类、饮食习惯与服药方法及药物疗效是否协调一致。

（4）老年人对药物的心理反应状态：包括药效期待；是否有依赖；是否对药物持反感情绪或恐惧心理。

（5）老年人的经济状况：是否由于经济上不宽裕，而自行节省用药或减量服用。

2. 老年病人服药时家属的协助　针对老年人用药的不同特点，家属或子女应协助做好以下工作：

（1）要把各种药物的名称、药效、用量、服用时间向老年人做详尽的讲解，并用老年人能看清楚的大字做好标识。每次用药后，家人应检查药物是否确已服用。

（2）可使用闹钟或其他方法加强老年人的时间观念，并将药物放在固定的、老年人容易看得到的地方，提醒其准时用药，以防止间歇性服用或漏服。

（3）服用药物以前，家人应检查药物是否过期、变质。服药过程中如需加服或减量都要经过医生许可，并且要注意配伍禁忌。如麻黄素不能与呋喃唑酮合用，红霉素与阿司匹林不可同服，服用磺胺类药物时禁止服用维生素C等。

（4）若每次服用药物种类过多或者老年人处理能力较低，家人可将药物从包装袋里取出，配好每次服用的药物量，放置在有明显颜色标识的药袋中：如有红色标识的药袋为早晨服用药物，有白色标识的为午间用药，晚间用药以绿色做标志等。

（5）对每次服用药物种类较多的老年人，要协助其分次吞服，防止发生误咽。服药后要多饮水。如果医生允许，片剂可研碎，胶囊剂可去除胶囊将粉状物溶于水后饮用。但需注意糖衣片不可碾碎服用，有的缓释、长效、肠溶药片不宜研碎服用，有的胶囊不可去壳服用。

（6）服用刺激性或异味较重的药品时，可根据药物性质将药物溶于水中，用吸水管饮服。服用后饮用果汁以减轻不适感。

（7）面部肌肉麻痹的老年人口内可能会残留药物，服药后应让老年人张口确认有无残留。患脑血管病的老年人多有四肢瘫痪或手指颤抖及吞咽困难等症状，应由家人喂药，平时可协助老年人做肢体的功能锻炼，练习自己从药袋中取药。

（8）若老年人理解力尚好，家人应将服药后可能出现的作用或不良反应，通俗易懂地讲述给老年人听，同时在服药期间应关心老年人，并经常与其沟通，了解老年人是否有不适或异常感觉。如果家庭经济条件允许，应备有体温计、电子血压仪等物品，可以动态地监测老年人的生命体征（脉搏、呼吸与血压）。

（9）服药期间，家人应根据老年人所服药物的药性特点调节饮食。值得注意的是，牛奶内忌加钙剂；患高血压、肾脏病、心脏病的老年人忌食盐过多；骨折的老年人忌食醋；服用异烟肼抗结核病治疗期间，忌食含组氨酸较多的鱼类（如马鲛鱼、青鲇鱼等）；尤其重要的是，服药期间的老年人必须忌烟及酒、浓茶等刺激性强的饮品。

（10）老年人的床头桌上不要放各种药瓶药盒。以防当老年人睡意蒙眬之际，吃错药或服药过量。服药时应开灯，不要凭借自信或手摸而服用，以免发生错误。

（11）老年人都有储藏药的习惯，将各种各样的药堆放在药柜中，这样做有弊无益，应该只保留老年人正在服用的药物，以及常用的急救药物，而将其他已部分用过的药全部弃之。如果药物过了储存期，其效力不仅减低，甚至对人体又害。

（12）老年人服药期间，一旦出现异常症状应立即停止用药，保存好残药并及时到医院就诊。

（13）帮助高龄老年人用药，如喷雾剂、栓剂、外用药膏等。

第二十八章

老年病人的生活
起居问题

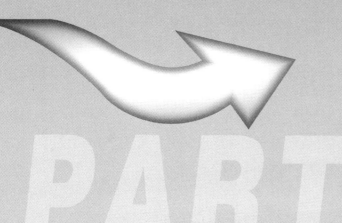

PART28

老年病人日常生活起居的健康管理，是家庭康复的一项重要内容，老年人及其家属应给予足够的重视。

2000多年前，我国古代的大思想家管仲在《管子·形势篇》中说："起居时，饮食节，寒暑适，则身利而寿命益。起居不时，饮食不节，则形累而寿命损。"可见，饮食起居、日常生活保健，对人体的身体健康和延年益寿是至关重要的，尤其是老年病人，我们的祖先对此早就有深刻的认识。

1 生活起居的科学安排

"饮食有节，起居有常，不妄作劳"是古人的长寿经验。从现代医学观点看来，也是很符合科学道理的。

"起居有常"包括以下内容：

1. 制定合理的生活制度　既应适宜四季气候的特点，以及每天早晚变化的规律，又应根据每位老年病人的年龄、体质、疾病、地区、习惯、条件等不同情况，因人制宜，因时制宜。

2. 创造适宜的生活环境　一是环境的适宜，如注意调节室内温度与湿度，及时增减衣服等。二是适宜生活环境的创造，如老年人及家属可以多养花、植树、美化居室、卫生扫除等。

3. 注意一般起居宜忌　由于老年病人各种生理功能的衰退，适应能力下降，因此在老年病人衣、食、住、行、睡等方面，必须注意生活起居的宜忌，如劳作宜忌、活动宜忌、房事宜忌、睡眠宜忌、饮食宜忌等，调摄精神形体，增强体质，提高防病能力，避免外邪的侵袭。

2 老年病人居室的要求

老年人的居室方向最好朝阳，不仅房间冬暖夏凉，而且阳光对老年病人的健康很有益，朝阳方向能保证充足的日照。早晨柔和的阳光，使老年人心情舒畅，精神振奋，全身放松。阳光的照射，使室内气温上升，尤其在秋冬，暖和的环境能改善人体的心肺功能。阳光还具有消毒作用，中午前后的阳光通过玻璃照射 3 小时，可使室内细菌减少 90％。但应防止阳光直接照射在老年人头面部，以免目眩，午睡时用窗帘遮挡阳光，使老年人可安静休息。

老年人因年老，体温调节功能减退，环境气温过冷与过热，对老年人的健康影响很大。在现有条件下，一般夏天气温在 26 ℃～30 ℃，冬天在 10 ℃～18 ℃，是比较适宜的，这时老年病人一般都能较好地适应。如果老年人起居室的室温过冷或过热，应采取措施。室内气温要保持相对恒定，1 天内波动不宜过大。宜在房内挂一室温计，便于随时观察。室温过低，关上门窗，加添衣服被褥。冬天应选择性能高、不污染空气的采暖设备。老年人冬天经常使用电热褥，会使皮肤干燥、多汗，甚至会引起瘙痒、轻度脱水，因此老年人使用电热褥的时间不宜过久。

夏季室内气温高，打开门窗，使空气流通。如室外温度高，或有雾或雨时，勿开窗户。夏季阳光直射，要挂窗帘，以减少辐射热。老年人不要将电风扇对着直接吹，应放远处，开慢档，吹风的时间也不宜过长。

气温突然变化，往往使老年人不能适应，特别是冬季的降温暴冷，易使老年病人在此时复发或病情恶化。故每当气象台预报冷空气将至时，要及时做好有效的保暖措施。晴朗的冬天，早晚与中午的温差较大，这时也应注意，不使老年人受凉，特别是卧床的老年病人。

老年人的居室应有较好的通风，但不宜有对流风直吹。新鲜空气可刺激人体皮肤血液循环，促进汗液蒸发与散热，使人感到舒适。通风不良，室内空气污浊时，会使老年人头晕、疲倦、食欲减退，并增加呼吸道感染的机会。室内的臭味对人也是一种恶性刺激，通风能减少浑浊的空气。秋冬季可早晨、中午、黄昏通风 3 次。为避免开窗时风的直吹，可在床前用屏风遮挡或在窗上另做小气窗，每次通风 10～15 分钟。如在夏季，应当早晚开窗、通风、换气，窗户可以一次多开几扇，时间长些。中午应当关闭门窗，以免室外热空气涌入。在上午 8～9 点或者雨后空气新鲜，是开窗换气较为理想的时机。

如果厨房临近居室，厨房又使用煤炉，特别是一个单元式的住房，当门窗关闭时，排气受到妨碍。为减少二氧化物等污染，宜在厨房装置排风扇。

老年人居室环境要尽可能保持安静，噪音易引起老年病人烦躁不安。一般说，噪音越强，越易引起烦躁。噪音与音调也有关，强度与频率结构不断变化，可产生更强烈的不愉快情绪。老年病人对噪音适应力非常差，因而小许声响，有时也会干扰老年人情绪，使老年人感到厌倦或不安，如摩擦声、走路声、拖拉物件声等。如果老年人对声音敏感，可在居室内放置地毯或穿软底鞋。

3 老年病人的安全和自我保护

由于老年病人的生理功能逐渐降低，全身肌力减弱，关节活动欠灵活，动作缓慢，各种活动的协调功能较差，身体不易维持平衡，对危险环境及突然出现的情况，不容易迅速作出反应、判断和躲避。加上老年人视觉、听觉等功能有所减退，因而容易发生绊倒或外伤等意外。因此，对老年病人来说，强调安全问题是极为重要的。

1. 慎防跌倒　应特别注意防止老年病人在改变身体姿势及位置时跌倒。如生病后或卧床时间较久，开始下床活动时，甚至平时起床下地时，常因起身过猛、过急、过快，而造成头晕、眼花或心慌。这是因为老年人身体改取直立位置时，因重力关系使脑内血流量相对减少，造成一过性脑缺血，容易跌倒。因此，把起床、下床这一动作，分为几步来做比较好。由卧而坐，停一会儿，再由坐而立，起步动作宜慢。久坐后，也不能站起来立即就走，应该在原地站立一会再走。较长时间的站立，对年迈体弱的老年病人也是不适宜的，当他（她）们洗脸、漱口、更换衣服时，最好采取坐姿，更要避免单腿站立穿脱鞋袜。由下蹲起立时，更应缓慢，并站一会儿再走，尽量少做低头弯腰动作。

体弱的或高龄老年病人在活动时，自己也怕摔倒，心里不免紧张，所以要给他们以安全、可靠的帮助。老年人行走时，步伐缓慢，别人不宜在旁催促，必要时可由别人搀扶或是自己扶着室内的墙壁、桌椅往前走动。平时或上街时，可用拐杖，拐杖着地的一端最好带有橡皮头防滑。有驼背或四肢关节欠灵活的老年人，可手推助步小车辅助行走，或随身携带轻便小凳，需要时就能坐下休息。

晚上睡前或者照明不足时，老年病人要减少不必要的活动。床旁最好有一小桌或木椅，放置常用的物品，伸手就可拿到。如果电灯开关不在手边，可备一手电筒。大小便用具可用高脚痰盂或可移动便桶，睡前移至离床前较近的地方。上蹲式厕所时，因老年人下蹲困难，不能持久，可用木板自制大便坐凳，将其架在厕所蹲坑上，或在旁边墙上安装拉手，或带个小凳子便与扶助起身。

2. 居室布局　老年病人起居室或卧室内家具要简单，靠墙摆，方便行走。老年人行走的过道上，不应堆置杂物，注意楼梯、过道上的光线要明亮。所用家具要结实牢固，坐椅最好有靠背或扶手，可能时再加个椅垫。老年病人用的座椅以木制的为好，不要过低，以便起坐时都省力。床不要过高，以方便上下。床以硬板，铺厚褥为好。居室地面要平坦，不存污物，不存积水，不乱泼水，以防滑倒。老年病人卧室不宜装门槛，以防踮倒。

3. 居室安全　老年人在日常生活中遇到一些细节问题，也应重视安全。为防止意外发生，老年人应避免踏着座椅爬高处取东西。冬季不宜穿塑料硬底的鞋，以防滑倒。穿皮底鞋应带胶跟，最好穿布底鞋，舒适安全。抽烟的老年病人尽量戒烟，更不要在睡前或床上吸烟，要警惕失火。用热水袋或汤壶取暖时，要加布套，以防止烫伤。做家务劳动时，要防止热水、热气烫伤。切菜、削水果皮时，要预防刀外伤。老年病人所用的东西，不要经常随便调换位置，便于取用，避免失足或失手。

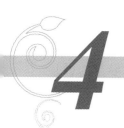

4 老年病人的穿着

老年病人与其他老年人一样，需要提高生活质量、精神愉快、穿着舒适。老年病人的服装要遵循原则是实用。服装的实用，主要是体现在增进老年人的健康上。

有些衣料如毛织品，化纤制品等，穿着起来轻松、柔软、挺括，一向受到老年人们的喜爱。然而，它们对有的老年人皮肤有一定的刺激性，如果用来制作贴身穿着的内衣，就有可能会引起瘙痒、红肿或起水泡，尤其是纯化纤织物。引起老年人皮肤过敏的原因，是因为化纤制品的原料是从煤、石油、天然气等高分子化合物或含氮化合物中提取出来的，其中有些成分很可能成为过敏原，一旦接触皮肤很容易引起过敏性皮炎。这类织物带有较多弱电离子，容易吸附空气中的灰尘、尘螨等，也可引起支气管哮喘。纯棉织品的透气和吸湿性优于化纤织品，因此在选择衣料时，要有所考虑。如内衣以纯棉织品为好，外套可选用毛料、化纤制品等，其色泽鲜艳、耐磨、挺括。

老年病人各种生理功能明显减退，大脑反应迟钝，肌肉收缩力下降，动作欠敏捷，机体热量减少。因此，老年人的服装应选择轻、软、保暖性好的衣料，像羽绒衣裤等。款式要宽大些，穿着起来舒适，且行动方便。血压偏高或偏低的老年人，尤其不宜穿着紧身衣服，另外，老年人衣服要考虑到穿、脱时方便。

5 睡眠问题

老年人的睡眠特点是入睡较慢，且睡眠不深、易醒。据资料统计，75岁的老年人每天平均睡 300 分钟，入睡时间为 18.8～37.4 分钟，夜间醒的次数可达 5.4～8.4 次。老年人睡眠浅时，仍有时间感觉，故常认为自己睡得很少。实际上，老年人应和青壮年一样，每天保证 6～8 小时的睡眠，老年病人每天能午睡半小时至 1 小时，对于消除疲劳，增进健康是有益的，就是睡不着，躺着休息也是好的。另一方面，老年病人常因睡眠浅，夜尿多或睡前精神兴奋、咳嗽、疼痛等症状，很容易导致失眠。

常见家庭的处理方法，有下列几种：

1．晚饭后，不要喝浓茶和咖啡。

2．晚间尽量不会客，不看容易激动的影剧、电视，不参与伤脑筋的家务事。

3．减少午睡时间。

4．不过早入睡，以免午夜醒后，不再入睡。

5．晚上用温水洗澡，水温宜在 42 ℃以下，或者用热水洗脚。

6．有条件的也可在临睡前喝一杯牛奶。

7．老年人不宜长期服用安眠镇静药，尤其是有积蓄作用的药物。

6 大小便问题

有的老年病人往往不能有效地控制便意，因此老年人的住室应邻近厕所，或者床旁备有便器为妥。大部分老年病人由于进食少（尤其因老年人牙齿不好，而膳食纤维素摄入过少），活动又少，肠蠕动功能减弱，以及腹肌无力常，常有便秘发生。便秘引起腹胀，可加重心脏负担。若老年人用力大便，对血压、心脏负荷的影响要比正常排便大 5 倍，用力排便动作过猛往往会发生意外。因此，老年人必须保持 1～2 天排大便 1 次，否则就应采取措施。如口服水溶性纤维素或者轻泻剂等。（可参阅第二十一章老年习惯性便秘的家庭康复一节内容）

便秘的老年人应注意下列几点：

1．如以往有晨起解大便习惯的，应坚持晨起坐便桶。在解大便前可先喝一杯盐开水，以促进肠蠕动。但此法对顽固性便秘，往往无效。

2. 利用老年人胃-结肠反射的生理特点，在进食较多的一餐，餐后20~30分钟，嘱老年人去坐便桶，有时能解出大便. 无效时，可以加用甘油栓或开塞露。

3. 多吃含纤维质的蔬菜水果，如韭菜、卷心菜等。可以把水果或蔬菜做成果泥、菜泥。

4. 上述方法无效时，可在睡前吃缓泻药，或家属带塑科手套用手指掏出粪便。

5. 平时，老年人自己可以用示、中、环3指在左侧平脐的腹部，向下作环形按摩。

男性老人常常由于肾功能减退、前列腺增生、膀胱颈部硬化等原因排尿障碍者相当多见，主要症状有尿少、尿闭、尿频、小便失禁、尿线变细等。

老年病人在日常生活中要注意：

1. 晚饭后应少喝浓茶、咖啡，也要少喝水，以减少夜尿。

2. 白天尽量去厕所小便，除因病情重，必须卧床用尿壶外，应先在床上稍坐片刻，再起立排尿，以免引起头晕、晕厥等。

3. 如有尿闭时，可先行脐下腹部按摩，尽量避免导尿，以减少尿路感染的机会。

4. 若有小便失禁，应勤换尿布，保持大腿和臀部清洁干燥，防止褥疮。

5. 有小便失禁的老年人可进行控制训练，方法为每隔2小时给老人饮用200毫升开水，然后给病人便壶小便，从早晨7点到晚上9点，共8次。训练6周后就可减少尿失禁次数。

另可参阅第十八章尿失禁的家庭康复及第十九章前列腺增生的家庭康复内容。

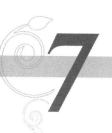

7

洗澡问题

老年病人在洗澡时应注意以下几点：

1. 避免洗太烫的盆浴，它可使罹患高血压、冠心病、脑动脉硬化的老年人，容易发生意外。原则上，水温应低于 42 ℃。

2. 洗澡时间应限制在半小时以内。

3. 洗澡后应卧床休息半小时。

4. 为减少心脏负担和避免发生意外，可减少洗澡水的深度，一般水深在老年人脐下的水平为宜。

5. 老年人不应在饱餐后洗澡，尤其洗热水澡。一般至少在餐后 1 小时方可洗澡。

6. 为了防滑，浴盆内应铺防滑垫或木板条，有条件的家属在浴室内应安装扶手，以防跌倒。最好在浴室内安装"报急铃"。

8 体力活动问题

一般的老年病人要有适当的体力活动，特别是有规则的运动锻炼，可以推迟老化。

老年病人在进行活动时，要注意以下几点：

1. 鼓励老年人多参加活动，如晨间散步、打太极拳、练气功、做广播操等，但长距离的慢跑，以及竞争性的体育活动应予避免。

2. 70 岁以上的老年人，即使身体健康，也应减少运动量。

3. 老年人在体育活动前，应先做准备运动。在锻炼中可运动数分钟后，再休息数分钟，间歇进行较为省力。活动后，应做放松活动，然后再休息。健康老年人在活动时，心率以不超过 110 次/分，有锻炼素质的老年人也不超过 120 次/分为好。

4. 老年人在活动时，如出现心悸、气短、心绞痛发作等，应立即终止活动。

5. 老年人在运动后半小时，才可洗温水澡，浴水不宜太热。

6. 至少在活动后 1 小时，才允许进餐（患糖尿病老年人视情况另论）。

7. 饭后百步走，对患心脏病或脑血管疾病的大多数老年人来说，是不恰当的。

8. 由于老年人感觉较迟钝、行动缓慢、骨质疏松，老年人活动场地应在庭院、公园或平整场地进行。避免在人多拥挤的地方，或在马路上锻炼，以防止跌倒或车祸。

9. 老年人应避免在早晨 7 点前、晚间或气候变化剧烈的时候进行锻炼

嗜好问题

一般对老年人的嗜好，除非影响健康，不宜多加限制，以免影响食欲和老年人生活情趣。

吸烟对老年人健康有百弊而无一利，应劝其戒烟。有些老年人吸烟几十年，一旦被迫戒烟精神情绪很大。可以通过逐渐减量，或者针灸、药物等方法戒烟，尤其是有高血压、冠心病、慢性支气管炎等病的老年人，要坚决戒烟。

对有饮酒史的老年病人，适量饮酒可以减少孤独心理，增加生活乐趣。饭前小量饮酒可增加食欲，晚餐饮酒可使老年人容易入睡。所谓适量，一般认为每天不超过啤酒一瓶或白酒 50 毫升，最好是饮葡萄酒。但患有溃疡病、肝、肾疾病的老年人不宜饮酒。糖尿病病人饮酒应从每日食谱中，扣除酒精热量。

茶和咖啡，一般不必加以限制。但晚饭后不宜饮浓茶，以免影响睡眠。贫血老人不宜饮茶。

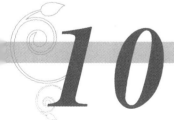

性生活问题

由于几千年的传统观念影响，节欲一直被认为是老年人延年益寿的"秘方"，影响颇深。我国古代医书中就记载"六十者闭精勿泄""节食去病，寡欲以延

年"。对患有慢性病的老年人来说，他们更是性生活如同损年折寿的"魔鬼"，谈性色变。他们虽有性功能，但往往在心理上存在恐惧感，怕对寿命不利，而强行节欲，因此引起性压抑，导致身心不适和苦恼、焦虑等心理反应。

其实，正常性生活是一种生理性活动，随着年龄的增长，性功能会逐渐减弱，但并不消失，它一直存在着，直至生命终止。1984 年国内有学者报道，调查 476 例 60 岁以上男性老年人，性欲良好者占 6.3%，有性欲者占 43.7%，明显减弱者占 29.6%，消失者占 20.4%。性生活每月 3～4 次者占 12.1%，5～6 次占 16.9%。

对老年慢性病人来说，对性生活的态度不应当重复年轻时的性经验，性生活的目的不应当是有无性高潮，而是为了增进感情和心理"进补"。性生活并不意味着单纯的性交，亲昵、接吻、爱抚等都是性生活的范畴。老年病人适当而满意的性生活，可以身心舒畅、情绪稳定，促进老年人的自信，感到健康在恢复，增强其积极乐观的情绪，增进晚年生活的幸福感。因此，老年病人正确对待性生活具有积极意义。

国外学者曾对健康者、冠心病病人和心肌梗死病人性活动时的血压、心率等情况做过调查，说明性活动只相当于一次中等量运动，其心脏付出的力量相当于以一定步速横穿两条马路时的活动量，这对大多数老年人来说是能够胜任的。因此，老年病人性活动的不良，除去某些解剖和生理方面的损害外，大多数病人的性活动障碍都是由于恐惧和忧郁的心理因素所引起的。

以下对几种主要的老年病病人的性生活问题，做一介绍：

1. 心肌梗死　发病后 3 个月内，应禁止性生活。但病人心肌梗死后，其性功能状况通常会发生改变，有的甚至完全停止。病人中最常见的错误观念是认为，"性生活肯定会引起心肌梗死的再次复发"。这主要原因是医生没有向病人讲清楚这方面的知识。就以男性老年人为例，其实，从亲昵到出现男性性高潮的整个性活动过程，所造成的体力消耗对病人来说并没有危险。如果病人能上 2 层楼的楼梯，那么这个病人就完全能够承受性生活所所需的活动量。不过为了能够安全地进行性生活，病人必须加强锻炼以提高心脏的耐受力。心脏病老年人在接受心脏耐力检查之前，适当的限制性活动还是必要的。病人应通过适当的身体锻炼来逐步恢复正常的性生活，医生也应给他们充分的鼓励和指导。万一在性生活过程中，病人出现胸闷、胸痛和不舒服感觉，应减慢或停止性生活。最好备有硝酸甘油片、麝香保心丸等药物，或在性生活前 30 分钟服用。

2. 心绞痛　有冠心病心绞痛的老年人在性生活前，宜服用长效硝酸甘油或麝香保心丸来预防心绞痛发作，宜采取坐位姿势性交，可减少体力消耗。

3. 高血压　患有高血压的老年人应避免性生活过度，应避免在抽烟、酒后、饭后性生活。对有精神紧张的老年人，可少量服用镇静药，要控制性生活的频度和性生活持续时间。因为性生活对神经系统和心肺都有一定负担，它可使血压升高，如舒张压可升高 20～40 毫米汞柱，收缩压可升高 40～60 毫米汞柱。血压很高的病人，应禁止过性生活，以避免因过高的血压致使脑血管出血，发生脑卒中。另外，性生活可使心跳加快，心肌缺血产生心肌梗死的危险。在性生治时若发生头痛、头昏、眼花等不适。应立即停止性生治，甚至就医。高血压病人在舒张压高于 120 毫米汞柱，或者血压不平稳，有上升趋势时，不应该进行性生活。要避免双方不情愿的勉强性生活。不要带着头痛、头昏、眼花症状进行性生活。高血压老人以清晨时进行性生活为宜。

4. 心力衰竭　未经纠正的充血性心力衰竭病人，应禁止过性生活。治疗后若能耐受中等程度的体力活动（如能上 2 层楼梯），并不感觉难受，则多可恢复性生活。但宜采取坐位性交和必要预防措施（如口服地高辛药片等）。

5. 二尖瓣疾病　二尖瓣疾患伴呼吸困难的老年人不能过性生活，因它可诱发心房纤颤，进一步影响心脏功能。

6. 老慢支　病人若在中度用力时，就会出现呼吸困难，则性生活时就常常会因缺氧而感到性生活困难。部分病人可有阳痿，性欲减退。但经过腹式呼吸、医疗步行等康复训练者，缺氧和焦虑情绪都会有所改善，性功能也可能有一定改善。但病情严重的病人要改善性功能，是比较困难的，只能用改变性生活方式，以爱抚、亲昵为主。

7. 糖尿病　性功能障碍本身就是男女糖尿病病人的常见症状。男性糖尿病的病人大约有半数病人会发生阳痿。发生率与年龄有关，年龄在 60～65 岁之间的病人，发生率高达 75%。阳痿可发生在患病之初，或数年之后，但一般是逐渐产生的。开始时主要表现为勃起不坚或勃起难以持久。除阳痿之外，有的老年人还可逆向射精、早泄等。虽然糖尿病的老年人仍有性欲，但有些老年人往往过分担心自己会丧失性功能，反而加速了阳痿的发展。糖尿病引起的阳痿是可以防治的，控制病情，增加营养，心理治疗都是好的防治方法。

8. 外阴白色病变　老年妇女患了此病，外阴皮肤发白、增厚、外阴奇痒，越到晚间越痒，使人心烦意乱，坐卧不安，从而影响性欲。阴道口萎缩狭窄和大小阴唇病变，给性交带来疼痛。尤其是此病对夫妻双方的心理影响更为严重。因此，性交时动作要轻柔，特别是阴蒂区有病变时，应变换体位，避开对阴蒂的直接刺激。或者可采取非性交方式进行性生活。

9. 老年性阴道炎　只有在急性期才停止性生活。一般对性的影响是轻微的，原有性兴趣的老年妇女，一般不会因老年性阴道炎而终止性交。如果性交时分泌物不足时，应采用一点阴道润滑剂。

10. 前列腺炎　急性前列腺炎病人常有性欲丧失和阴茎痛性勃起或痛性射精，明显影响性生活。慢性前列腺炎病人常可出现性欲减退、早泄、血性射精、疼痛性遗精。剧烈的疼痛与性高潮同步，这样则会导致性生活终止或继发阳痿。治疗前列腺炎是改善性欲的唯一恰当办法。

11. 前列腺手术　前列腺切除术的最常见原因是老年人的前列腺增生。术后很多老年人会出现阳痿、逆向射精等。逆向射精对老年人的性生活影响并不大，阳痿老年人可以通过非性交的方式满足双方的性需要。前列腺术后引起的阳痿，大多与老年人心理作用的影响有关，但还是可以对症治疗的。

另外，药物对于老年人的性功能确实具有较大影响，但又往往呈现可逆性，且一般并不会导致严重后果，因而不易引起人们重视。最易导致老年人性功能障碍的药物为：抗高血压药、抗精神病药及抗抑郁药、抗焦虑药、镇静安眠药等，如甲基多巴、胍乙啶、利舍平、苯巴比妥、司可巴比妥钠（速可眠）、地西泮、氯丙嗪、氟奋乃静。其他还有苯妥英钠、阿托品、溴丙胺太林、西米替丁、马来酸氯苯那敏片、苯海拉明、谷维素等药物。烟、酒对老年人的性功能，也有抑制的影响。

现代医学研究表明，有下列情况者，应禁止性生活：老年病人心脏已失去代偿能力；肺源性心脏病发生肺部感染或有心力衰竭症状者；风湿性心脏病伴二尖瓣病变者；已出现明显心悸、气急、呼吸困难、肝脾大、全身水肿、发绀症状的心力衰竭病人。

总之，老年病人的性生活不应当是一道不可逾越的障碍，家属、医生都必须帮助老年病人，使他们在有生之年能得到高质量的生活，包括性生活。老年病人有权利，也有潜力享受性生活。

第二十九章

老年病人的饮食营养

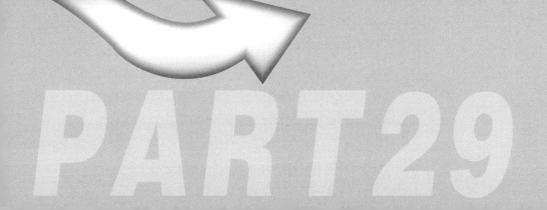

PART 29

饮食营养是老年病人家庭康复的重要内容。老年人身体功能会出现不同程度的衰退，如咀嚼和消化能力下降、消化酶活性和激素水平异常、心脑功能衰退、视嗅味觉等感官反应迟钝、肌肉萎缩等。这些变化可明显影响老年人食物摄取、消化吸收，使得老年人营养缺乏和慢性非传染性疾病发生风险增加，如营养不良、贫血、骨质疏松、体重异常和肌肉衰减等，更无况是老年病人，会增加并发症的发生。因此针对这些问题对老年病人膳食提出指导具有重要意义，能帮助老年病人更好适应身体功能改变，做到合理膳食、均衡营养、减少和延缓疾病的发生和发展，促进疾病康复。

老年病人合理膳食，无论是饮食的质、量、内容，还是调味、烹调、餐数，对老年病人的康复都有很大影响。一般家庭中，还应结合老年病人平时的饮食习惯，在较大程度上满足老年人要求，并应根据老年人的具体情况，随时调整饮食。

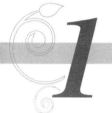

1 以《中国老年人膳食指南（2016）》为依据

中国营养学会提出《中国老年人膳食指南（2016）》，此指南所指老年人为 65 岁以上的人群，是在一般人群膳食指南基础上对老年人膳食进行指导。理所当然，中国老年人膳食指南也适用于家庭康复的老年病人。

膳食营养是保证老年人健康的基石，与老年人生活质量、家庭、社会经济、医疗康复都有密切关系，对老年人健康和提高生活质量有着重要的影响。

老年人膳食指南补充了适合老年人特点的膳食指导内容，旨在帮助老年人更好地适应身体功能的改变，努力做到合理膳食、均衡营养，减少和延缓疾病的发生和发展，延长健康生命时间，促进在中国实现健康老龄化。

提　　要

老年人膳食应食物多样化，保证食物摄入量充足。消化能力明显降低的老年人，应制作细软食物，少量多餐。老年人身体对缺水的耐受性下降，要主动饮水，首选温热的白开水。户外活动能够更好地接受紫外线照射，有利于体内维生素 D 合成和延缓骨质疏松的发展。老年人常受生理功能减退的影响，更容易出现矿物质和某些维生素的缺乏，因此应精心设计膳食、选择营养食品、精准管理健康。老年人应有意识地预防营养缺乏和肌肉衰减，主动运动。老年人不应过度苛求减重，应维持体重在一个稳定水平，预防慢性病发生和发展。老年人应主动参与家庭和社会活动，主动与家人和朋友一起进餐或活动，积极快乐享受生活，全社会都应该创造适合老年人生活的环境。

老年人膳食关键推荐

1．少量多餐细软；预防营养缺乏。
2．主动足量饮水；积极户外活动。
3．延缓肌肉衰减；维持适宜体重。
4．摄入充足食物；鼓励陪伴进餐。

考虑到不少老年人牙齿缺损，消化液分泌和胃肠蠕动减退，容易出现食欲下降和早饱现象，造成食物摄入量不足和营养缺乏，因此老年人膳食更应注意合理设计。食物制作要细软，并做到少量多餐。对于有吞咽障碍和高龄老人，可选择软食，进食中要细嚼慢咽，预防呛咳和误吸。对于贫血、钙和维生素 D、维生素 A 等营养缺乏的老年人，建议可选择适当的营养强化食品。

老年人身体对缺水的耐受性下降。饮水不足可对老年人的健康造成明显影响，因此要足量饮水。每天饮水量达到 1500～1700 毫升。应少量多次，主动饮水，首选温热的白开水。

骨骼肌是身体的重要组成部分，延缓肌肉衰减对维持老年人活动能力和健康状况极为重要。延缓肌肉衰减的有效方法是吃动结合，一方面要增加摄入富含优质蛋白质的瘦肉、海鱼、豆类等食物，另一方面要进行有氧运动和适当的抗阻运动。老年人体重应维持正常稳定水平，不应过度苛求减重，体重过高或过低都会影响健康。老年人的体重指数（BMI，体重千克数除以身高米的平方）应不低于 20 kg/m^2 为好。

户外活动能够更好地接受紫外线照射，有利于体内维生素 D 合成，延缓骨质疏松肌肉衰减的发展，因此老年人应积极进行户外活动、积极主动参与家庭和社会活动，鼓励与家人一起进餐，主动参与烹饪；独居老年人可去集体用餐点或多与亲朋一起用餐和活动，以便摄入更多丰富的食物和积极参加集体活动，增加接触社会的机会。

实践应用

1. 摄入充足的食物　老年人每天应至少摄入 12 种及其以上的食物。采用多种方法增加食欲和进食量，吃好三餐。早餐宜有 1～2 种以上主食、1 个鸡蛋、1 杯奶、另有蔬菜和水果。中餐和晚餐宜有 2 种以上主食，1～2 个荤菜、1～2 种蔬菜、1 个豆制品。饭菜应色香味美、温度适宜。

对于高龄老年人和身体虚弱以及体重出现明显下降的老年人，正餐摄入量可能有限，应该特别注意增加餐次，常换花样，保证充足的食物摄入。进餐次数可采用三餐两点制或三餐三点制。每次正餐占全天总能量 20%～25%，每次加餐的能量占 5%～10%，用餐时间应相对固定。睡前 1 小时内不建议用餐喝水，以免影响睡眠。一些食量小的老年人，应注意在餐前和餐时少喝汤水，少吃汤泡饭。

2. 细软食物的制作方法

（1）将食物切小切碎，或延长烹调。

（2）肉类食物可切成肉丝和肉片后烹饪，也可剁碎成肉糜制作成肉食用；鱼虾类可做成鱼片、鱼丸、鱼羹、虾仁等。

（3）坚果、杂粮等坚硬物可粉碎成粉末或细小颗粒食用，如芝麻粉、核桃粉、玉米粉等。

（4）质地较硬的水果或蔬菜可粉碎榨汁食用。

（5）多采用炖、煮、蒸、烩、焖、烧等烹调方法，少煎炸和熏烤等。

（6）高龄和咀嚼能力严重下降的老年人，饭菜应煮软烧烂，如软饭、稠粥、细软的面食等；对于有咀嚼吞咽障碍的老年人可选择软食、半流质或糊状食物，液体食物应增稠。

3. 细嚼慢咽　老年人吃饭时细嚼慢咽好处多，能使食物与唾液充分接触，减轻胃肠负担，促进消化吸收。充分细嚼可以促进唾液分泌，发挥唾液内溶菌酶杀菌作用。老年人味觉敏感性显著下降，细嚼慢咽可以帮助老年人味觉器官充分发挥作用，提高味觉感受，还能使老人咀嚼肌更多得到锻炼，刺激胃肠道消化液的分泌。

4. 保证老年人能获得足够优质蛋白质

（1）吃足量的肉：鱼、虾、禽肉、猪牛羊肉等动物性食物都含有消化吸收率高的优质蛋白及多种微量元素，对维持老年人肌肉合成，十分重要。

（2）天天喝奶：研究表明牛奶中的乳清蛋白对促进肌肉合成、预防肌肉衰减有重要作用，同时牛奶中钙的吸收利用率也很高。建议老年人多喝低脂奶及其制品。乳糖不耐受的老年人可以考虑饮用低乳糖奶或食用酸奶。

（3）每天吃大豆及豆制品：可增加蛋白质的摄入量，

5. 合理利用营养强化食品　老年人常受生理功能减退以及食物摄入不足等因素的影响，更容易出现矿物质和某些维生素的缺乏，常见的营养缺乏有钙、维生素 D、维生素 A 缺乏以及贫血、体重过低等问题。合理利用营养强化食品或营养素补充剂来弥补膳食摄入的不足是营养改善的重要措施。

6. 预防老年人贫血　老年人贫血比较常见，预防老年人贫血的措施有：

（1）帮助老年人积极进食，增加主食和各种副食品的摄入，保证能量、蛋白质、铁、维生素 B_{12}、叶酸和维生素 C 的供给，提供人体造血必需的原料。

（2）合理调整膳食结构，一般来说，动物性食品中铁的吸收和利用率较高，维生素 B_{12} 的含量也丰富，因此老年人应注意适量增加瘦肉、禽、鱼、动物肝脏、血等摄入。此外，水果和绿叶蔬菜可提供丰富维生素 C 和叶酸，可促进铁的吸收和红细胞合成。

（3）浓茶、咖啡，会干扰食物中铁的吸收，因此在饭前、饭后 1 个小时内，不宜饮用。

7. 合理选择高钙食物，预防骨质疏松　钙的摄入不足和骨质疏松的发生和发展，有密切关系。我国老年人膳食钙的摄入量不到推荐量的一半，因此更应特别注意摄入含钙高的食物。奶类不仅钙含量高，而且钙与磷的比例比较合适，还含有维生素 D、乳糖、氨基酸等促进钙吸收的因子，吸收利用率高，是膳食钙的主要来源。要保证老年人每天能摄入 300 克鲜牛奶或相当的奶制品。除了奶类外，还可选用豆制品（豆腐、豆干等）、海产品（海带、虾、螺、贝）、高钙低草酸的蔬菜（芹菜、油菜、紫皮洋葱、苜蓿）、黑木耳、芝麻等，天然含钙高的食物。

8. 积极参加户外活动　户外活动能更好地接受紫外线照射，有利于体内维生素 D 合成，延缓骨质疏松和肌肉衰减的发展。

9. 延缓老年肌肉衰减　肌肉衰减综合征是与年龄增加相关的骨骼肌量减少，并伴有肌肉力量和肌肉功能减退的综合征。吃动结合、保持健康体重是延缓老年肌肉衰减的重要方法，如适度常吃富含优质蛋白的动物性食物、海产品、积极户外活动等。

10. 保持适宜体重　老年人身高缩短，而体内脂肪组织增加，使得体重指数相应升高。国外研究资料表明，体重指数低的老年人死亡率和营养不良风险增加，生存质量下降。因此 65 岁以上老年人对体重的要求应给予个体化指导，原则上建议老年人体重指数最好不低于 20.0 kg/m²，最高不超过 26.9 kg/m²，无论如何，体重过低或过高都对健康不利。

体重明显过高的老年人，应适当增加身体活动量和适当控制热量摄入，循序渐进地使体重回归适宜范围内。老年人切忌在短时间内使体重出现大幅度变化。

11. 老年人主动足量饮水　正确的饮水方法是主动少量多次饮水，每次 50～100 毫升，清晨 1 杯温开水，睡前 1～2 小时 1 杯水，不应在感到口渴时才饮水，养成定时和主动饮水的习惯。老年人每天饮水量应不低于 1200 毫升，以 1500～1700 毫升为宜，首选温热的白开水，根据个人情况也可选择淡茶。

12. 改善老年人便秘措施

（1）增加富含膳食纤维的食物，多吃全谷物、蔬菜、菌藻类和水果摄入。

（2）增加饮水，尤其是每天清晨饮 1 杯温开水或蜂蜜水，可促进肠蠕动。

（3）多吃富含益生菌的发酵食物，如酸奶。

（4）适当增加花生油、芝麻油或含油脂高的芝麻、核桃、葵花籽的摄入。

（5）少食辛辣食物，尽可能做到定时排便。

（6）增加运动，如散步、打太极拳、练操、腹部按摩等。

13. 积极交往，愉悦生活　尽量多外出、多交际，积极主动多交流。

老年人的营养

由于老年人机体衰老，各种生理功能发生明显改变，营养不足和营养过剩都不利于老年人健康，因此营养平衡对老年人是十分重要的，尤其是老年病人。中国营养学会制定了中国老年人每天膳食中营养素供给量，为老年人的饮食营养提供了准则（表 29‐1）。

表 29‐1 每天膳食中营养供给量

年龄	能量（千卡或千焦耳）		蛋白质（克）		脂肪（能量占总能量%）	钙（毫克）	铁（毫克）	锌（毫克）
	男	女	男	女				
60 岁～	2000～2200 (8.4～9.2)	1700～1900 (7.1～8)	70～75	60～65	20～25	800	12	15
70 岁～	1800 (7.5)	1600 (6.7)	65	55	20～25	800	12	15
80 岁～	1600 (6.7)	1400 (5.9)	60	55	20～25	800	12	15

能 量

老年人由于体力活动减少，基础代谢率下降，每天所需能量低于中年人，患病老年人又低于一般老年人，老年人的能量供给是否恰当，应根据其体重来判断。体重正常老年人各种疾病患病率最低；超重、肥胖者 高血压、高脂血症、冠心病、脑卒中、糖尿病者各种疾病发病率增高；消瘦者、慢性支气管炎、肺结核、肺源性心脏病发病率也增高，这可能与营养不足，抗病能力低下有关。因此，根据自己的体重情况，适当调整能量的供给十分重要。老年人正常体重数据见表 29‐2。

表 29‐2 男性老年人正常体重估计值 （千克）

身高（cm）	消瘦	低重	正常估计值			超重	肥胖
			下限	平均	上限		
156	41.1	46.3	48.8	51.4	53.9	56.5	61.6
158	42.6	47.9	50.5	53.2	55.9	58.5	63.8
160	44	49.5	52.3	55.1	57.8	60.5	66.0
162	45.4	51.1	53.9	56.8	59.6	62.5	68.2
164	46.9	52.7	55.7	58.6	61.5	64.5	70.3
166	48.3	54.4	57.4	60.4	63.4	66.4	72.4
168	49.8	55.9	59.1	62.2	65.3	68.4	74.6
170	50.4	56.7	59.9	63.1	66.2	69.3	75.5
172	51.8	58.3	61.6	64.8	68.0	71.3	77.8
174	53.3	59.9	63.3	66.6	69.9	73.3	79.9
176	54.7	61.6	64.9	68.4	71.8	75.2	82.1
178	56.2	63.2	66.7	70.2	73.7	77.2	84.2
180	57.6	64.8	68.4	72.0	75.6	79.2	86.4
182	59.0	66.4	70.3	73.9	77.5	81.2	88.6

按表 29-3 正常体重值±5%属正常范围，±5%～10%者属偏低或偏高，+10%～+20%者为超重，超过20%则属于肥胖，-10%～-20%者为低重，低于-20%者为消瘦。

表 29-3　　　　　　　女性老年人正常体重估计值　（千克）

身高（cm）	消瘦	低重	正常估计值			超重	肥胖
			下限	平均	上限		
150	36.0	40.5	42.8	45.0	47.3	49.5	54.0
152	37.0	42.3	44.7	47.0	49.4	51.7	56.4
154	39.2	44.1	46.6	49.0	51.5	53.9	58.8
156	40.8	45.9	48.5	51.0	53.6	56.1	61.2
158	41.0	46.2	48.7	51.3	53.9	56.4	61.5
160	41.8	47.1	49.7	52.3	54.9	57.5	62.8
162	43.3	48.7	51.4	54.1	56.8	59.5	64.9
164	43.4	49.7	51.6	54.3	57.0	59.7	65.1
166	44.9	51.4	53.3	56.1	58.9	62.2	67.8
168	46.3	51.6	55.0	57.9	60.8	63.7	69.5
170	47.8	53.8	56.8	59.8	62.8	65.8	71.8
172	49.3	55.4	58.5	61.6	64.7	67.8	73.9

能量单位过去用"卡"。卡的一千倍即"千卡"。国际上近年来以计能单位焦耳为计量单位。焦耳的一千倍为千焦耳。两种能量单位可以互相换算，即 1 千卡等于 4.184 千焦耳，或简化为 4.2 千焦耳，1 千焦耳＝0.239 千卡。千卡、千焦耳换算见表 29-4。

表 29-4　　　　　　　　千卡、千焦耳换算表

卡	千焦耳	卡	千焦耳
100	0.42	1600	6.72
200	0.84	1700	7.14
300	1.26	1800	7.56
400	1.68	1900	7.98
500	2.10	2000	8.40
600	2.52	2100	8.82
700	2.94	2200	9.24
800	3.36	2300	9.66
900	3.78	2400	10.08
1000	4.20	2500	10.50
1100	4.62	2600	10.92
1200	5.04	2700	11.34
1300	5.46	2800	11.76
1400	5.88	2900	12.18
1500	6.30	3000	12.60

蛋 白 质

蛋白质是生命的基础，必须充分保证。老年病人中常见老年性贫血，这和老年人蛋白质合成量减少，蛋白质摄入量不足有关。老年人每天每千克体重需蛋白质 1～1.5 克，即每天 60～70 克。由蛋白质提供能量占总能量 12％～18％，其中一半应为优质蛋白质，如动物性蛋白（瘦肉、鱼、鸡、牛乳）、豆类蛋白（大豆或豆制品）。老年人咀嚼不便，最好是豆制品、豆腐、豆浆、豆皮等。鱼、鸡、蛋白质含量也高，并易于消化吸收，宜老年人食用。

脂 肪

脂肪摄入过多，易引起多种老年性疾病，有的老年人"谈脂色变"，怕吃脂肪类食物。其实脂肪也是维持人体正常生理功能所必需的营养素之一。一般老年人每天膳食中脂肪总量以占总能量的 20％～25％ 为宜，相当于每天 50 克为宜。当然超重或肥胖者应适当加以限制，家畜家禽脂肪内含饱和脂肪酸较多，鱼油和植物油含不饱和脂肪酸较多，按这比例以 1：1.25 较好，宜选用植物油。一般老年人胆固醇的摄入量每天少于 300 毫克，有高胆固醇血症者每天少于 200 毫克。动物内脏、蛋黄、鱼子、贝壳类含胆固醇较高，大多数鱼类含量较低。如瘦肉中每 100 克含 80 毫克胆固醇，鱼肉每 100 克平均含 90 毫克，牛乳每 100 毫升含 15 毫克，鸡蛋每只含 250 毫克。降胆固醇食物有洋葱、大蒜、香菇、木耳、大豆等。

碳水化合物

老年人碳水化合物以占总能量 60％～70％ 为宜，最好来自粗粮细做或淀粉，少吃蔗糖。

膳食纤维

膳食纤维能使排便通畅，有预防高血脂、动脉粥样硬化、糖尿病、结肠癌的作用。食物纤维来源主要是蔬菜、水果。老年人每天应食用 350～500克，宜切细煮软。对高龄老年人可做成菜、果泥，或者服用水溶性膳食纤维素。

维 生 素

许多老年病、多发病与维生素摄入量不足有关。很多老年人缺乏维生素A、维生素 B_2 和维生素C。已知维生素A、维生素E、维生素C与微量元素硒有综合抗氧化的效应，能有很好的防癌、抗癌作用。老年人每天所需各种维生素量见表29-5。

表 29-5　　　　　　老年人每天需要各种维生素供给量

维生素	供给量
维生素 A（μgRE）	800
维生素 D（μg）	10
维生素 E（mg）	15
维生素 C（mg）	60
维生素 B_1（mg）	1.2
维生素 B_2（mg）	1.2
维生素 B_6（mg）	3
维生素 B_{12}（mg）	2
叶酸（μg）	400
烟酸（mg）	12

含维生素A较丰富的食物有：乳制品、动物肝、菠菜、苜蓿、豌豆苗、韭菜、胡萝卜、南瓜等。含维生素D较多的食物有海鱼、动物肝、蛋黄。含维生素E较丰富的食物有植物油、坚果类食品等。含维生素 B_1（硫胺素）较丰富的食物有动物内脏、肉类、豆类、花生等。含维生素 B_2（核黄素）较丰富的食物有动物肾、肝、心及乳类、蛋类、大豆、绿叶蔬菜等。含维生素 B_6 较丰富的食物有豆类、畜禽肉、肝脏、鱼类等。含维生素 B_{12} 较丰富的食物有肉类、贝类、鱼类、蛋类。含叶酸较丰富的食物有动物肝、肾、蛋类、鱼类、梨、蚕豆、菠菜、花椰菜、芹菜、橘、香蕉、坚果类、大豆等。含维生素C较丰富的食物是新鲜水果、蔬菜，如青菜、韭菜、菠菜、柑、山楂、柚子、枣等。含烟酸（尼克酸）较丰富的食品有动物肝、肾和瘦肉、鱼、坚果类（如花生）等。

水、矿物质和微量元素

1. 水　老年人摄入足量的水分，有利排便，也有利保持血液的流动性，也可避免结石形成。一般每天饮水量在1500~1700毫升左右。

2. 盐　每天盐的摄入量应小于6克，但很多盐不一定是我们看到的白色食盐，它们隐藏在加工食品和调味品中，我们一不注意就超量了。调味品如味精、鸡精、酱油、酱豆腐、辣椒酱、黄酱、甜面酱、苏打、调料包、汤料包等，都是高钠高盐。普通食品如腊肉、奶酪、挂面、火腿、榨菜、虾皮、话梅、薯片、炒花生等都含有盐。我们在考虑每天盐的摄入量时，千万不要忽略了这些"看不见"的盐。

3．钙　老年人平均每 10 年男性丢失骨质 4％，女性丢失 3％～10％，骨质疏松症常是老年人的多发病，对高龄老年人威胁尤大，易造成骨折。因此，老年人每天供给量为 800 毫克（钙与磷比例 1∶15）。但目前我国膳食中钙含量常为 300～400 毫克，应积极调配膳食，选用含钙高且易吸收食品，如大豆、豆制品、牛乳、芝麻酱、海带、虾皮等，必要时可口服钙制剂。

4．钠、钾　少量的钠和充足的钾为老年人所必需的，可预防高血压，减轻心脏负担。老年人食盐摄入每天应限制在 6 克以下，3 克最理想。每天钾需要量为 3～5 克。豆类、蔬菜富含钾，老年人宜多选用。

5．铁　老年人不仅在饮食中铁摄入量不足，对铁吸收能力也不断下降。一般每天供给量为 12 毫克。猪肝中含铁较丰富。有贫血老年人宜忌茶，因茶可抑制铁的吸收。

6．锌　老年人每天需要 2.2 毫克，但锌吸收率低，在饮食中供给量为 15 毫克。牛肉、肝、禽类、鱼类、海产品、豆腐衣中含锌量较高。

7．硒　缺硒可引起心肌损害，硒可防治克山病、抑制某些癌症。老年人每天硒供给量为 50 微克。一般瘦肉、干黄豆内含硒量较高。

3 老年人的饮食

饮食调理是老年病人养生之道中的一个重要组成部分。西方医学之父——希波克拉底说："让食物成为你的'药物'，而不要让药物成为你的'食物'。"膳食是否平衡，饮食质量的好坏，以及用餐次数是否科学，对老年人的健康都有很大影响。一般老年人家庭中，应能结合老年人平时的饮食习惯与要求，较大程度地予以满足，还应根据老年人的具体情况，随时调整。

1. 饮食组成 老年人 1 天的合理饮食组成一般应包括：谷类 250 克左右（最好包括粗粮细做）；瘦肉、禽类、鱼类 50～100 克；蛋类 40 克；豆及豆制品适量（如素食者，还要增加）；新鲜绿色蔬菜、水果 350～700 克；烹调油 20～30 克；盐小于 6 克。有条件者可选用鲜乳，多食用花生、核桃、芝麻、海鱼、紫菜、贝类等。

老年人每天应至少摄入 12 种及其以上的食物，采用多种方法增加食欲和进食量，吃好三餐。早餐宜有 1～2 种以上主食、1 个鸡蛋、1 杯奶、另有蔬菜或水果。中餐和晚餐宜有 2 种以上主食，1～2 个荤菜、1～2 种蔬菜、1 个豆制品。饭菜应色香味美、温度适宜。

2. 饮食调配 调配平衡膳食原则是根据每位老年病人具体情况而定，先确定热能和各种营养素要求量，再根据个人的经济条件、爱好计算出每天主副食物需要量。参照"食物成分表"（摘自中国医学科学院卫生研究所《食物成分表》）计算出这些食品能提供的营养素，再与供给量标准相比较，一般误差不超过 10%，就合乎要求。1 天平衡膳食确定之后，就不必每天计算，可根据各类食物的基本消费数量，酌情调换，使每天膳食多样化。（表 29-6～表 29-12）

表 29-6 主要粮谷的营养成分（食物 100 克）

食物＼营养成分	蛋白质 克	脂肪 克	碳水化合物 克	热量 千卡	粗纤维 克	钙 毫克	磷 毫克	铁 毫克	胡萝卜素 毫克	硫胺素 毫克	核黄素 毫克	烟酸 毫克
稻米（特上）	7.8	1.2	76.9	300	0.3	8	172	1.5	0	0.15	0.05	1.4
糯米（江米）	6.7	1.4	76.3	345	0.2	19	155	6.7	0	0.19	0.03	2.0
米饭（蒸）	2.8	0.5	27.2	124	0.1	5	91	1	0	40	0.02	0.5
小麦粉												
精白粉	7.2	1.3	77.8	352	0.3	20	101	2.7	0	0.06	0.07	1.1
标准粉	9.9	1.8	74.6	354	0.6	38	268	4.2	0	0.46	0.06	2.5
面条												
切面	7.4	1.4	56.4	268	0.4	60	203	4.0	0	1.75	0.20	9.5
挂面	9.6	1.7	70.0	334	0.5	88	260	4.1	0	0.3	0.02	2.0
馒头												
富强粉	6.1	0.2	48.8	221	0.2	19	88	1.5	0	0.1	0.04	1.0
标准粉	9.9	1.8	42.5	226	0.6	—	268	4.2	0	0.31	0.05	2.3
火烧（烧饼）	7.2	2.6	54.5	270	0.4	43	171	2.6	0	0.22	0.03	1.4
油条	7.8	10.4	47.7	316	0.5	25	153	2.6	0	0.14	0.04	2.2
荞麦面	10.6	2.5	72.2	354	0.3	15	180	1.2	0	0.38	0.22	4.1
小米	9.7	3.5	72.2	362	1.6	29	240	4.7	0.19	0.57	0.12	1.6
黄米	9.6	0.9	76.3	351	0.2	23	270	3.8	0.16	0.31	0.10	3.6
黄米面	11.3	1.1	68.4	329	1.0	—	0	—	—	0.20	0.10	4.3
玉米（鲜）	3.8	2.3	40.2	196	1.2	1	187	1.5	0.34	0.21	0.06	1.6
玉米面	12.4	4.6	66.7	358	1.5	120	1595	17.0	0.55	1.85	0.40	7.5
芝麻	21.9	61.7	4.3	660	6.2	564	368	50	—	1.90	0.80	8.5

注：1 千卡＝4.184 千焦（下同）。

表 29-7　　　　　　　　　豆类与豆制品类营养成分（食物 100 克）

营养成分食物	蛋白质克	脂肪克	碳水化合物克	热量千卡	粗纤维克	钙毫克	磷毫克	铁毫克	胡萝卜素毫克	硫胺素毫克	核黄素毫克	烟酸毫克
黄豆	36.3	18.4	25.3	412	4.8	367	571	11.0	0.40	0.79	0.25	2.1
黄豆粉	40.0	19.2	28.3	446	3.0	437	680	13.0	0.48	0.94	0.30	2.5
小豆	21.7	0.8	60.7	337	4.6	76	386	4.5	1.25	0.43	0.16	2.1
蚕豆	28.2	0.8	48.6	314	6.7	71	340	7.0	0	0.39	0.27	2.6
豌豆	24.6	1.0	57	335	4.5	84	400	5.7	0.04	1.02	0.12	2.7
豆浆	4.4	1.8	1.5	40	0	25	45	2.5	0.05	0.03	0.01	0.1
豆浆（粉）	5.2	2.5	3.7	58	0	57	88	1.7	0.05	0.12	0.04	0.3
豆腐脑	5.3	1.9	0.5	40	0	20	56	0.6	0.13	0.04	0.03	0.2
豆腐	7.4	3.5	2.7	72	0.1	277	57	2.1	0.13	0.03	0.03	0.2
绿豆	23.8	0.5	58.8	335	4.2	80	360	6.8	0.22	0.53	0.12	1.8
豆腐干	19.2	6	6.7	164	0.2	117	204	4.6	0.13	0.05	0.05	0.1
千张（百页）	35.8	15.8	5.3	307	0.4	169	333	7.0	0.13	0.04	0.04	0.1
黄豆芽	11.5	2.0	7.1	92	1.0	68	102	1.8	0.03	0.17	0.11	0.8
绿豆芽	3.2	0.1	3.7	29	0.7	23	51	0.9	0.04	0.07	0.06	0.7
毛豆	13.6	5.7	7.1	134	2.1	100	219	6.4	0.28	0.33	0.16	1.7
腐竹	50.5	23.7	15.3	477	0.3	280	598	15.1	0.13	0.21	0.12	0.7

表 29-8　　　　　　　　　根茎和瓜果营养成分（食物 100 克）

营养成分食物	蛋白质克	脂肪克	碳水化合物克	热量千卡	粗纤维克	钙毫克	磷毫克	铁毫克	胡萝卜素毫克	硫胺素毫克	核黄素毫克	烟酸毫克
地瓜（白薯）	1.8	0.2	29.5	127	0.5	18	20	0.4	1.31	0.12	0.04	0.5
土豆（马铃薯）	2.3	0.1	16.6	77	0.3	11	64	1.2	0.01	0.10	0.03	0.4
芋头	2.2	0.1	17.5	80	0.6	19	51	0.6	0.02	0.06	0.03	0.07
西瓜	1.2	0	4.2	22	0.3	6	10	0.2	0.17	0.02	0.02	0.2
甜瓜	0.4	0.1	6.2	27	0.4	29	10	0.2	0.03	0.02	0.02	0.3
哈密瓜	0.5	0.3	9.5	43	0.2	9	13	0.4	微量	0.09	0.01	0.3
葡萄	0.4	0.6	8.2	40	2.6	4	7	0.8	0.04	0.05	0.01	0.2
广柑	0.6	0.1	12.2	52	0.6	58	15	0.2	0.11	0.04	0.03	0.2
橘子	0.7	0.1	10.0	44	0.4	41	14	0.8	2.01	0.29	0.11	1.1
苹果	0.4	0.5	13.0	58	1.2	11	9	0.3	0.08	0.01	0.01	0.1
鸭梨	0.1	0.1	9.0	37	1.3	5	6	0.2	0.01	0.01	0.01	0.1
桃	0.8	0.1	10.7	47	0.4	8	20	1.2	0.06	0.01	0.02	0.7
香蕉	1.2	0.6	19.5	88	0.9	9	31	0.6	0.25	0.02	0.05	0.7
菠萝	0.4	0.3	9.3	42	0.3	18	28	0.5	0.08	0.08	0.02	0.2
蒜苗	1.0	0.6	5.7	32	1.4	32	41	1.1	0.01	0.02	0.02	0.3
花生	24.6	48.7	15.3	598	2.1	36	383	2	0.2	0.12	0.12	1.2
柿子（盖杯）	0.7	0.1	10.8	47	3.1	10	19	0.2	0.15	0.01	0.02	0.3

表 29 - 9 **蔬菜类营养成分（食物 100 克）**

营养成分 / 食物	蛋白质 克	脂肪 克	碳水化合物 克	热量 千卡	粗纤维 克	钙 毫克	磷 毫克	铁 毫克	胡萝卜素 毫克	硫胺素 毫克	核黄素 毫克	烟酸 毫克
芸豆（豆角）	2.4	0.2	4.7	30	1.4	53	63	1.0	0.89	0.09	0.08	1.0
柿子椒	0.9	0.2	3.8	21	0.8	11	27	0.7	0.36	0.04	0.04	0.7
荚瓜（白南瓜）	0.8	0	3.3	16	0.6	27	22	0.2	0.05	0.02	0.02	0.2
青萝卜	1.1	0.1	6.6	32	0.6	58	27	0.4	0.32	0.02	0.03	0.3
胡萝卜	0.6	0.3	8.3	38	0.8	19	29	0.7	1.34	0.04	0.04	0.4
大白菜	0.9	0.1	1.7	11	0.6	45	29	0.6	0.14	0.01	0.04	0.5
小白菜	2.1	0.4	2.3	21	0.7	163	48	1.8	2.95	0.03	0.08	0.6
油菜	2.6	0.4	2.0	22	0.5	140	30	1.4	3.15	0.04	0.11	0.9
甘蓝（洋白菜）	1.1	0.2	3.4	20	0.5	32	24	0.3	0.02	0.04	0.04	0.3
菠菜	2.4	0.5	3.1	27	0.7	72	53	1.8	3.87	0.04	0.13	0.6
芹菜	2.2	0.3	1.9	19	0.6	160	61	8.5	0.11	0.03	0.04	0.3
韭菜	2.1	0.6	3.2	27	1.1	48	46	1.7	3.21	0.03	0.09	0.9
洋葱	1.8	0	8	39	1.1	40	50	1.8	微量	0.03	0.02	0.2
菜花	2.4	0.4	3	25	0.8	18	53	0.7	0.08	0.06	0.08	0.8
黄瓜	0.6	0.2	1.6	11	0.3	19	29	0.3	0.13	0.04	0.04	0.3
茄子	2.3	0.1	3.1	23	0.8	22	31	0.4	0.04	0.03	0.04	0.5
番茄（西红柿）	0.9	0.3	2.5	16	0.4	8	29	0.9	0.35	0.03	0.02	0.5

表 29 - 10 **菌藻与贝、虾蟹营养成分（食物 100 克）**

营养成分 / 食物	蛋白质 克	脂肪 克	碳水化合物 克	热量 千卡	粗纤维 克	钙 毫克	磷 毫克	铁 毫克	胡萝卜素 毫克	硫胺素 毫克	核黄素 毫克	烟酸 毫克
蘑菇	38	1.5	24.5	264	7.4	39	320	6.3	0.13	0.53	0.78	16.0
木耳（黑）	10.0	0.2	65.5	306	7.0	357	201	185.0	0.03	0.15	0.55	2.7
海带	8.2	0.1	56.2	258	9.8	1177	216	150.0	0.57	0.09	0.36	1.6
紫菜	28.2	0.2	48.5	309	4.8	343	457	33.2	1.23	0.44	2.07	5.1
牡蛎	11.3	2.3	4.3	83	0	118	178	3.5	133	0.11	0.19	1.6
蚶	8.1	0.4	2.0	44	0	56	123	21.3	508	1.07	0.30	3.9
扇贝	14.8	0.1	3.4	74	0	2455	270	84.0	7500	0.55	2.30	15.5
蛤	11.8	0.6	6.2	77	0	124	50	16.7	500	0.3	0.90	1.7
蚬子	5.3	2	7	67	0	133	92	2.5	1900	微量	0.40	20.0
墨鱼	13	0.7	1.4	64	0	14	150	0.6	1127	0.01	0.06	1.0
鱿鱼	15.1	0.8	2.4	77	0	88	186	5.6	230	0.08	0.09	2.4
海参	14.9	0.9	0.4	69	0	357	12	2.4	420	0.01	0.02	0.1
对虾	16.4	1.8	0.4	83	0	2375	2275	2.5	420	0.05	1.85	12.5
青虾	16.4	1.3	0.1	78	0	99	205	1.3	260	0.01	0.07	1.9
海蟹	14	2.6	0.7	82	0	141	191	0.8	230	0.01	0.51	2.1
甲鱼	15.3	1.1	26.6	178	0	124	430	3.0	91	0.07	0.04	3.8
虾米	47.6	0.5	0	195	0	882	695	6.7	520	0.03	0.06	4.1

表 29-11　　　　　鱼、肉类营养成分（食物 100 克）

食物 / 营养成分	蛋白质克	脂肪克	碳水化合物克	热量千卡	粗纤维克	钙毫克	磷毫克	铁毫克	胡萝卜素毫克	硫胺素毫克	核黄素毫克	烟酸毫克
猪肉												
肥瘦	9.5	59.8	0.9	580	0	6	101	1.4	…	0.53	0.12	4.2
瘦	16.7	28.8	1.0	330	0	11	177	2.4	…	2.65	0.65	21.0
牛肉												
肥瘦	20.1	10.2	0	172	0	7	170	0.9	0	0.07	0.15	6.0
瘦	20.3	6.2	1.7	144	0	6	233	3.2	…	…	…	…
羊肉												
肥瘦	11.1	28.8	0.8	307	0	25	2260	67.5	0	0.07	0.13	4.9
瘦	17.3	13.6	0.5	194	0	15	168	3.0	…	0.35	0.65	24.5
驴肉	18.6	0.7	…	81	0	10	144	13.6		0.14	0.99	8.5
马肉	19.6	0.8	…	86	0	8	202	7.6	…	…	…	…
兔肉	21.2	0.4	0.2	89	0	16	175	2.0	…			
大黄花鱼	17.6	0.8	0.6	78	0	33	135	1.0	212	0.01	0.10	0.8
小黄花鱼	16.7	3.6	…	99	0	43	127	1.2	…	0.01	0.14	0.7
带鱼	18.1	7.4	2	139	0	24	160	1.1	55	0.01	0.09	1.9
鲳鱼	15.6	6.6	0.2	123	0	19	240	0.3	…	0.02	0.07	3.0
青鱼	19.5	5.2	0	125	0	25	171	0.8	104	0.13	0.12	1.7
明太鱼	18.0	1.6	0.2	87	0	151	167	1.8	234	0.18	0.36	7.2
偏口鱼	19.1	1.7	0.1	92	0	23	165	0.9	1705	微量	0.09	2.8

表 29-12　　　禽、蛋、乳及乳制品类营养成分（食物 100 克）

食物 / 营养成分	蛋白质克	脂肪克	碳水化合物克	热量千卡	粗纤维克	钙毫克	磷毫克	铁毫克	维生素A国际单位	硫胺素毫克	核黄素毫克	烟酸毫克
鸡	21.5	2.5	0.7	111	0	11	190	1.5	微量	0.03	0.09	8.0
鸭	16.5	7.5	0.5	136	0	21	395	0.6	254500	0.07	0.15	4.7
鹅	10.8	11.2	0	144	0	13	23	3.7	44500	2.20	6.40	45.5
鸡蛋	14.7	11.6	1.6	170	0	55	210	2.7	1440	0.16	0.31	0.1
鸡蛋白	10.0	0.1	1.3	46	0	19	16	0.3	0	0	0.26	0.1
鸡蛋黄	13.6	30.0	1.3	330	0	134	532	7.0	3500	0.27	0.35	微量
鸭蛋	8.7	9.8	10.3	164	0	71	210	3.2	1380	0.15	0.37	0.1
鸭蛋（咸）	11.3	13.3	3.4	179	0	324	1084	14.8	1480	0.18	0.38	0.1
松花蛋	13.1	10.7	2.2	158	0	58	200	0.9	940	0.02	0.21	0.1
鹌鹑蛋	12.3	12.3	1.5	166	0	72	238	2.9	1000	0.11	0.86	0.3
牛乳	3.3	4.0	5.0	69	0	120	93	0.2	140	0.04	0.13	0.2
羊乳	3.8	4.1	4.3	69	0	140	106	0.1	80	0.05	0.13	0.3
炼乳	8.2	9.2	52.7	326	0	290	228	0.2	400	0.10	0.36	0.2
乳粉（全）	26.2	30.6	35.5	522	0	1030	883	0.8	1400	0.15	0.69	0.7
奶油	2.9	20.0	3.5	206	0	97	77	0.1	830	0.03	0.14	0.1
黄油	0.5	82.5	0	745	0	15	15	0.2	2700	00	0.01	0.1

3. **餐次**　一般老年人可每天三餐，食品量可按 3∶4∶3 分配。肥胖老

年人，可按 4：4：2 分配。对于高龄老年人和身体虚弱以及体重出现明显下降的老年人，正餐的摄入量可能有限，要特别注意增加餐次，每天 5～6 餐。常变换花样，保证充足食物摄入。

4. 调味品　老年人因舌乳头减少，味觉减退，往往喜食辛辣之味，调味品应用较多，进盐量也较多。除辣椒、胡椒在患肛门疾病时，应不吃或少吃外，一般调味品可以不必加以限制（注意盐除外）。

5. 烹调　烹调食物要适合老年人需要，食块要切小切碎，或延长烹调时间。肉类食物要以丁、片、丝、糜为主；鱼虾类可做成鱼片、鱼丸、鱼羹、虾仁、虾球等，无刺；坚果、杂粮等坚硬食物可碾碎成粉末或细小颗粒食用，如芝麻粉、核桃粉、玉米粉等；质地较硬的水果或蔬菜可粉碎榨汁食用。

食品多采用煮、炖、蒸、烩、焖、烧等烹调方法，少煎炸和熏烤等。口味要清淡爽口，避免油腻味重，并做到软、烂、热。老年人进餐时，宜细嚼慢咽，避免一口进食过多和快吃的习惯。高龄和咀嚼能力严重下降的老年人，饭菜应煮软烧烂，如软饭、稠粥、细软的面食等。对于有咀嚼吞咽障碍的老年人可选择软食、半流质或糊状食物，液体食物应增稠。

老年人通过饮食能享受到生活的乐趣。因此，对高龄老年人的饮食无需做严格的限制，尤其是蛋、肉、鱼等食品，以清淡些为好，且不宜过饱，以控制体重增长。家属可以通过饮食，了解老年病人的食欲、情绪和进餐情况，有无腹泻和便秘。老年病人进食少，如果不是饭菜不当，就很可能是病情发生了变化，必须多加关心。

4　康复粥疗

老年病人喝粥是养生长寿、家庭康复的一种好方法。粥经过煮烂、容易消化，再针对性地掺以药物或其他一些食品共熬，从食疗意义上来说，对体弱多病的老年人用药粥调理，具有"祛邪安正、扶正祛邪"的双重作用，要比单纯应用中西药物治疗更为稳妥。适宜老年病人家庭康复的药粥很多，常用的有：

1. 绿豆粥　主要用于夏天消暑热，利小便，止烦渴。

2. 糯米粥　中医学认为能补肺固表，对秋天咳嗽、咽干舌燥、一咳就出一身大汗的老人比较适宜。脾胃虚弱的老年人不宜食用。

3. 小米粥　小米善补脾胃，它含有较多蛋白质、脂肪、钙、铁和维生素 B_1 等营养成分，被人们称为"健脑主食"，可以防治神经衰弱。

4. 赤小豆粥　赤小豆又称红豆，红豆有利水消肿，解毒排脓功效，适合于各种水肿病或大便稀泻。

5. 红薯粥：有补气健脾，养血益肝功效，用于夜盲症、便血、便秘等。

6. 小麦粥　有宁神敛汗、止咳除烦作用。适宜于脾肾虚弱、自汗疲倦、心神不宁、睡卧不安的老年病人。

7. 玉米粉粥　营养丰富，有调中健脑作用。

8. 山药粥　有健脾补肺、滋肾固精作用。适宜于慢性肠炎、慢性痢疾、饮食欠佳，或喘或咳的老人，均可服用。

9. 薏苡仁粥　有利水祛湿、健脾补肺的作用，对老年性水肿、关节炎、慢性肾炎的老年病人甚为适用。

10. 莲子粥　适宜于脾虚泄泻、气力不足、睡觉梦多、精神委靡的老年病人。

11. 藕粥　适宜于胃出血、肺结核咯血、腹泻、胃口欠佳、口干渴等老年病人。

12. 百合粉粥　有润肺止咳作用，多用于补肺虚、久咳、消瘦的老年病人。

13. 芡实粉粥　适宜于头昏倦怠、肢冷畏寒、小便清长、尿时无力、大便溏薄的老年病人。

14. 菱粉粥　适宜于老年人体虚、营养不良、慢性腹泻的老年病人。

15. 栗子粥　有补肾强腰、健脾养胃功效。

16. 葛粉粥　具有降低血糖、增加脑和冠状血管的血流量作用，适宜于高血压、冠心病、糖尿病等老年病人。

17. 白扁豆粥　有清暑化湿、健脾和胃功效，适宜于久泻久痢的老年病人。

18. 黑芝麻粥　对体虚眩晕、大便干结、消瘦老年病人有效。大便稀泻者不宜服用。

19．核桃仁粥　有补肾固精、温肺定喘、润肠通便作用。适宜于久咳痰清、形寒怕冷、腰痛、两脚无力、神经衰弱的老年病人。

20．苏子粥　适宜于急、性慢性支气管炎，咳嗽痰多、胸闷气喘，大便干结的老年人。大便稀薄的老年人不宜食用。

21．荠菜粥　适宜于尿路结石、小便淋痛、吐血、便血、目干涩暗的老年病人。

22．芹菜粥　适宜于高血压、血管硬化的老年病人。

23．羊肉粥　适宜于腰膝酸软、眼目昏花、气血不足的老年病人。

24．狗肉粥　适宜于脾虚便泻、肾虚腰膝酸软、形寒怕冷的老年病人。

25．人参粥　适宜于身体虚弱，少气懒言、食欲不振、心慌气短、长期腹泻、失眠心烦等症状的老年病人。

26．黄芪粥　适宜于体质虚弱，容易感冒的老年人，还可以用于老年人得肺源性心脏病，风湿性心脏病、慢性肝炎、慢性肾炎等病的调治。

27．枸杞子粥　对老年阴血虚损大有补益作用。

5 康复保健饮料

饮料制作简便，容易消化吸收，老年人 1 天三餐、春夏秋冬都少不了它，尤其对老年病人更具有特殊的康复保健功用。例如，凉茶是老年人消暑的佳品，又是治疗咽喉肿痛、大便干结的良药；而牛奶及各类果汁，不仅提供老年人丰富维生素、矿物质，并美味可口；有的"药茶"，药、茶兼备，提神健胃、消食化滞、康复养身，独具一格。日常生活中，除茶、咖啡、汽水、矿泉水、牛奶、豆浆、可口可乐、乐口福、麦乳精等常见饮料之外，下面我们介绍一些常用的康复保健饮料：

1．蜂蜜茶　将蜂蜜一匙加开水冲稀即成，蜂蜜中含有多种营养成分，体虚便秘的老年人可常饮。

2．海带茶　洗净的海带 30 克，放进一杯开水中泡 1 夜，就制成了可供饮用的海带茶。有补血、降压、降血脂作用。

3. 决明子茶　到中药店购得决明子 500 克，炒香、研末。每天 1 汤勺泡茶，甚有利于高血压病人，常服可清利头目，保持大便通畅。

4. 菊花茶　中药店购得菊花 50 克，每天数朵，泡茶喝，有明目平肝功效。对肝火旺、血虚、目赤涩痛，或头晕目眩者常服有益。高血压病人还可以配合决明子、钩藤同泡饮用。

5. 柿叶茶　柿树叶擦净泡茶喝，入口清香，生津健脾，是高血压、冠心病、肝炎等老年病人的良好饮料。

6. 罗汉果茶　干罗汉果打碎，取少量放进杯中泡服。气清香、味甘，老年口干咽燥者可常饮用。

7. 酸梅汤　先煮乌梅，滤去渣，再加入白糖。置冷，即可备饮。老年人夏令汗出过多、口渴、乏味、神倦，均可饮用。

8. 山楂汁　山楂片放入非金属的茶壶中，加开水浸泡，适量加糖。可醒脾开胃，增进食欲。尤适用于高血压、高脂血症、冠心病、脂肪肝老年人，胃酸过多的老年人不宜用。

9. 红枣茶　取红枣 15 枚，水煎代茶。对脾胃虚弱、气血不足、倦怠乏力、失眠健忘以及高脂血症的老年人，有较好的效果。

10. 首乌茶　何首乌 15 克，水煎代茶，有降血脂、血糖功效。

11. 广东凉茶　每次泡水煎饮用，有清热解暑、除湿生津效能。

12. 胡萝卜汁　将 1000 克胡萝卜，用开水洗净后绞汁，有降压、明目功效。

13. 芹菜汁　取鲜芹菜半斤，以开水烫 2 分钟后，切碎、捣烂、绞汁每次服 1 小杯，1 天 2 次。具有镇静、降压、保护血管的作用。

14. 芝麻茶　将芝麻 500 克炒香、磨细，吃时用 1 匙芝麻粉，加淡盐水适量，调成稀糊，开水冲服，1 天 2 次。适用于体虚、乏力、贫血、皮肤燥涩、头晕耳鸣、大便干燥的老年人。

15. 虾米茶　取干虾米 10 克，加入适量白糖，用开水闷泡 5 分钟后服用。1 天 2 次。有补肾壮阳、生津止渴、消除疲劳的作用。

16. 银杏叶茶　将银杏叶 5 克洗净、切碎，置于保温杯内，用开水闷泡半小时。每天 1 次，代茶饮用。适用于冠心病、心绞痛、高胆固醇血症、肠炎等老年人。

17. 咸金橘糖茶　将金橘 500 克放瓷器内，加少许盐，埋渍半年。饮时将咸金橘用清水冲淡去食盐每次取 4 个，捣碎，加糖适量，开水冲泡，去渣饮用。适用于脾胃气滞、食欲不振、咳嗽痰多等症。

18. 核桃茶　将核桃肉研成粉状，放在容器中加入适量水，调成浆状。铝锅洗净，放入水一大碗，加入白糖，置火上烧至糖溶于水中，冲入核桃仁浆拌匀，烧至微沸即成。每天 1 次，代茶饮。对尿道结石老年人有排石作用，并有健脑功效。

第三十章

老年病人的失能和半失能

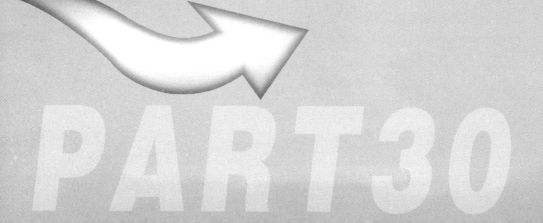

PART30

我国目前 2 亿多老年人口中有失能和半失能老年病人近 3750 万人，这是老年人和社会的重大损失。因此，在家庭康复中怎样预防老年病人失能和半失能的发生和延缓其进程，具有重要意义，主要是老年人和家属要有正确的认识，充分发挥老年病人的主观能动性。

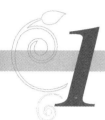

什么是失能和半失能

按照国际通用标准，在吃饭、穿衣、上下床、如厕、室内走动、洗澡 6 项日常生活活动中，有 1～2 项不能为轻度失能；3～4 项不能为中度失能；5～6 项不能为重度失能。轻度和中度失能又称半失能；重度失能又称失能。

2010 年我国有失能和半失能老年病人 3300 万，占老年人口 18.0%；2014 年我国已有失能和半失能老年病人 3750 多万，占老年人口 18.5%。失能和半失能老年人的增多是社会的重大问题，也是老年人和社会的重大损失。由于老年人的失能或半失能使他们的生活质量大幅度下降，老年人家属精神和经济负担增多，家属和护理人员照料的强度和难度增大，医疗和护理费用也会大幅度增加，给国家财政也会带来巨大压力。

引起老年人失能和半失能的原因

引起老年人失能和半失能的主要原因是机体老化和老年病互为恶性循环的结果。这些老年病有脑卒中、痴呆、跌倒引起骨折、骨关节疾病、帕金森病等，其中最常见的为脑卒中。

日本的老年学学者报道，在日本失能和半失能男性老年人中，脑卒中占40%，帕金森病占 7%，痴呆占 7%，跌倒引起骨折占 6%，骨关节疾病占

6％；失能和半失能女性老年人中，脑卒中占 20％，跌倒引起骨折占 15％，痴呆占 13％，骨关节疾病占 13％，帕金森病占 6％。

日本的学者还认为，老年人不同年龄阶段失能和半失能的主要原因也有不同特点。在 65～74 岁老年人中引起失能或半失能的原因中，脑卒中占 47％，骨关节疾病占 11％，帕金森病占 10％，跌倒引起骨折占 7％，痴呆占 4％。在 75 岁以上老年人中引起失能和半失能的原因中，脑卒中占 20％，跌倒引起骨折占 14％，痴呆占 13％，骨关节疾病占 11％，帕金森病占 5％。

因此，我们如果能够延缓机体的老化，同时对患脑卒中、骨折、痴呆、帕金森病等老年病的老年人进行有效的康复医疗训练，那么就可以大大地减少或者延缓老年人失能和半失能的发生。

长期卧床、废用综合征和失能、半失能

由于老年病人的人口逐年增多，老年病人长期卧床问题日益受到人们重视。所谓"长期卧床"，一般是指历时数月以上，日本规定超过半年卧床为"长期卧床"。老年病人久病长期卧床，导致失用综合征，进而发展到失能或半失能状态。

老年病人失能和半失能的评估

日本医学家制定的常用老年人日常生活能力评定量表，这对老年病人失能和半失能的评估具有一定的意义，可以作出数字量化的评估。

内容详见"老年病人家庭康复的功能评估中日常生活能力评估"一节内容。

照料失能和半失能老年病人的注意点

照料失能和半失能老年病人，家属和护理人员必须注意以下几点：

1. 照料老年病人养老服务不是纯粹的家政服务　前面已例举的，如为一位左侧偏瘫的老年人穿衣服，家政服务是给老年人穿好衣服，纽好纽扣；照料养老服务是协助老年人或让老年人自己用右侧健康肢体穿好衣服，纽好纽扣。家政服务是提供老年人生活能力替代服务，使得老年人根本无法锻炼还没丧失的功能，加速老年人各项功能的衰退；而照料养老服务则是提供老年人生活自理能力的维持和改善的服务，通过看护、护理、康复和心理干涉，延缓失智、失能、半失能的来临。两者区别在于维持老年人生活质量和尊严。

2. 充分发挥老年人"剩余功能"　尽可能支持和帮助老年人在日常生活活动中，变"被动为主动"，只有在老年人无法做到情况时候，才帮他完成。把"伺候"降低到最低限度，尽可能使老年人从失能进步到半失能，或者从半失能到摘去"失能"的帽子。康复医学上，把这种护理称"剩余功能的有效发挥"，目的是为了使失能和半失能的老年人尚存的一部分功能不至于全部丧失。如果老年人的一切生活活动都由别人"代理"的话，只会使老年人身心状况进一步加速恶化。至于家属和护理人员什么时候该帮助"出手"，这在实际照料护理中进行观察和判断。

3. 白天尽量少"卧床"　失能或半失能的老年人长期卧床，必然会使老年人的身心功能、生活能力变得越来越差。所以应该在白天尽可能让老年人离开床，增加老年人坐椅子或者坐轮椅的时间。医学研究发现，白天老年人坐的时间越长，他（她）的意识请晰度就越高于躺在床上的时候，老年人主动想行动的欲望也会提高，并且老年人褥疮和关节挛缩的可能性也大大降低了。

4. 力争为老年人"摘帽"　坚持为失能或半失能的老年人做家庭康复，特别是刚进入半失能状态的老年人，也许可能让他们摘去失能的"帽子"。实际上，若每天都能扶助老年人自立地去完成一些日常活动，也相当于在做家庭康复训练，如坐轮椅上和家人一起在餐桌上吃饭，或者帮助下自已吃饭等。

5. 创造安全条件　创造居家的安全康复环境，如室内墙壁、厕所、浴室安装扶手，购置辅助器材及用品。

6. 多沟通、多鼓励　家属或护理人员多和老年人沟通，尽量多鼓励老年人。

第三十一章

如何照料和护理
老年病人

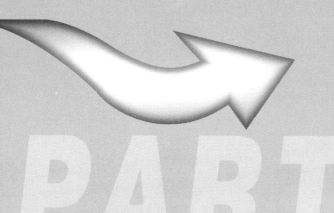

PART31

高龄老年病人或者失能、半失能老年病人的家庭康复，离不开家属或护理员的精心照料和护理，照料护理老年病人可不是一个简单的"体力活"，必须学习、掌握必要的家庭护理常识，才能做好。无论是老年人家属还是护理人员，照料护理老年人是人与人之间接触过程。在这个过程中，首先要理解老年人，掌握好与老年人沟通的技巧，尤其要注意尊重老年人、耐心对待、微笑表情和倾听。

照料老年人的新概念——"自立"

　　对家庭康复的高龄老年病人或者失能、半失能老年病人进行照料护理，并非只是管老人1天3餐，管大小便就行了。现代老年医学认为，照料护理老年病人主要有2个目的：一是维持老年病人的生命与提高养老生活质量，这也是照料护理最基本的目的。二是支持和帮助老年病人在家庭养老和康复生活中保持或恢复"自立"，这也是照料护理老年病人的新概念。

　　这里讲的"自立"是指日常生活活动中，老年人不依赖他人，能够独立生活；在心理上也不依赖他人，有自我判断和决策能力；在社会上不脱离社会，与其他老年人同样生活。

　　老年病人家庭康复，不能"饭来张口，衣来伸手"，什么事都由家属和护理人员来代替做，这样老年病人自己做事的意愿就会逐渐消失，日常生活活动能力也逐渐降低，生活质量也逐渐下降，结果只会加速老化，越养越衰老。例如，照料卧床老年病人的大小便，一种是给老年人换纸尿片，让老年人毫无知觉地大小便；一种是不单纯地重复换纸尿片的行为，而是设法帮助老年人摆脱纸尿片，尽可能自立地大小便。对卧床不久的老年病人，用后一种理念去照料，老年人恢复自立大小便见效很快。

　　新概念的核心是对老年病人的照料看护，并不是日常生活活动的"包办代替"，而是尽可能发挥老年人残留的功能，鼓励老年病人发挥主观能动性，提高生活质量。

　　这样做无疑对老年病人的身心健康都是十分有益的。

2 扶助和看护老年病人

家庭养老对老年人照料护理的形式，可分为扶助和看护 2 种，应视老年人个体具体情况来定。

1. 扶助　扶助又可细分为口头语言扶助和行动扶助。很多高龄或失能、半失能的老年病人日常生活中往往会出现差错或者混乱的行为，这种情况下需要家属和护理员通过口头语言提示，告诉老年人应该怎么做，这是口头语言扶助。失能、半失能老年病人和很多高龄老年病人，自己往往无法完成日常生活中的基本行为，如吃饭、如厕等，家属和护理人员就应该对老年人提供支持和帮助，例如喂饭、帮助大小便、帮助穿衣脱衣等，这就是行动扶助。

2. 看护　家属和护理人员在老年人身旁注视老年病人的日常生活行为是否正确，是否安全，这称为"看护"。看护实际上就是用眼睛进行照料护理的行为，如看护好痴呆老年人不自行外出走失。

绝大多数情况下，对家庭康复老年人的照料护理是扶助和看护并用的。

3 照料护理的内容

老年病人的照料护理基本内容有：

起床、就寝照料护理

进行起床照料护理时，要确认老年病人意识是否清醒，然后大声告诉老年人起床护理行动内容，扶起老年人穿衣，并稳坐在床头，然后搀扶老年人双手起身离开床位。不能下床的老年人，则要把被褥垫在老年人背部，尽量使老年人在床上坐起或半卧。老年人就寝时，首先要整理床铺和床上用品，抚平床单，然后大声告诉老年人就寝护理内容，搀扶老年人双手朝床边移动，让老年人坐稳床头，脱衣，然后扶助老年人躺下，要确保老年人的仰卧或侧卧睡姿。

清洁照料护理

老年病人清洁照料护理有：洗脸、刷牙、刮须、洗手、洗脚、擦身、理发、修剪指甲、换衣等。

在照料护理时要注意：

1. 各项行动前，都要大声告诉老年人行动内容。

2. 如老年人能下床去卫生间，先要做好准备工作，如观察卫生间地面是否干燥、在

水池前为老年人准备椅子、准备好洗漱用品、热水等。

3. 在为老年人洗脚、擦身时，同时要观察老年人皮肤状况。

饮食的照料护理

饮食的照料护理包括为老年人准备营养均衡的饭菜，为吞咽困难的老年人准备流质食物，并帮助老年人完成进食。

在照料护理时要注意：

1. 进食前，要大声告诉老年人进餐，并告知饭菜内容。

2. 就餐时，必须帮助老年人保持舒适就餐姿势。

3. 进餐前，家属或护理人员要洗手，同样帮助给自行进餐的老年人洗手。

4 就餐结束后要做好餐桌、餐具和老年人口腔和脸部的清洁工作。老年人饮食照料也包括饮水的照料。

服药的照料护理

服用药物几乎成了老年病人日常生活的基本内容之一。

在服药的照料护理时要注意：

1. 服药前必须大声告知老年人服药过程。

2. 根据医嘱按时服药，如饭前、饭后、临睡前等。

3. 根据医嘱按量服药，不可多服或者少服。

4. 一定要看到老年人把药物吞咽下去后，才算完成照料服药的全过程。

5. 保管好药物，安放在老年人不易自行取到的地方。

大小便的照料护理

大小便的照料护理包括帮助老年病人去厕所大小便，或者在卧室内使用便携式坐便器，或者使用尿壶和便盆帮助老年人在床上排便，以及使用纸尿片帮助失禁老年人排便等。排便后还必须清洁便器，清洁老年人的阴部及臀部。

沐浴的照料护理

照料老年病人沐浴必须做到：

1. 大声告诉老年人准备沐浴，并告知沐浴行动次序。

2. 做好沐浴准备工作，如浴室安全状况，清洗好浴缸或淋浴设备，调试好水温，备好毛巾、洗浴用品和换用衣服。

3. 确认老年人大小便排泄情况。

4. 不宜在进餐前后1个小时沐浴。

5. 调节好浴室温度，尤其在冬季。

6. 帮助老年人脱衣，并观察老年人身体变化。

7. 照料老年人沐浴特别要强调安全第一，慎防老年人滑倒。

变换卧床老年人体位

照料护理卧床不起的老年病人要定时变换老年人体位，如侧卧位、仰卧位。同时要按时给老年人做关节被动运动，预防褥疮的发生。

室内移动和户外活动的照料护理

这项照料护理的内容包括：老年病人起床后在卧室内扶助行走；从卧室到客厅、餐厅或者厕所等场所的移动；有的需要搀扶行走、有的需要借助拐杖或助行器来行走、有的需要利用轮椅来移动。为了确保行走和移动安全，家属和护理人员事先要确认室内空间、走道等的安全状况，宁慢、先近距离活动，逐步增加活动距离和空间。

常见老年病家庭康复操作指南

照料护理要有计划、做记录

在家庭康复中，高龄老年病人的照料护理工作是一场"持久战"，制订照料护理计划，是为了有效地、有计划地利用时间，持之以恒地保证老年病人的生活质量，家属和护理人员的护理工作也有合理安排。

在作计划前，先定期对照料护理的老年病人，作一次日常生活能力的评估。

吃饭：独立；半助；全助；有哽、呛、噎危险。

穿衣、脱衣：独立；半助；全助。

上厕所：独立；半助；全助。

移动：独立；半助；全助。

行走：独立；拐杖；轮椅；全卧床。

并对老年病人智力、感觉（听觉、视觉、嗅觉、触觉、味觉）能力、语言交流能力，也要作一了解。然后，在计划中确定照料护理内容，例如：

安全护理：防跌倒、防哽噎、防褥疮等。

生活护理：助浴、个人卫生、助厕、移动、翻身、行走、喂饭等。

慢性病护理：助服药、吸氧、助咳痰、擦药、简单按摩、康复被动运动、测血压、测血糖、测体温等。

饮食起居：购物、买菜、做饭菜、打扫房间等。

照料护理计划可以按每天或者每周来做。例如，每天的照料护理计划是从早上起床到晚上就寝（有的老年人还需包括半夜吃药、排尿等）这一天的时间段里，对老年人进行照料护理计划。自制计划表的纵轴为早晨、上午、中午、下午、夜晚时间，横轴为照料护理内容。

对老年病人的照料护理，有家属、护理人员，有时还有可能借助社区服务的力量，如社区志愿者、社区护理员等。如果能把老年病人每天的照料护理情况记录下来，就十分有利于掌握老年人的日常生活情况、身体状况、精神状况，并且可了解老年人需要哪些照料护理服务，已经接受了那些照料护理服务，由谁来做这些照料护理服务的，对负责老年人医疗康复的家庭医生来说也是了解老年病人健康的重要信息。在发达国家照料护理记录还有法律上的重要意义。

照料护理记录内容应包括：

1. 老年病人的基本信息，如姓名、性别、出生年月、家庭地址、家庭联系人、联系电话、老年人身体基本状况（神志、视力、听力、智力等）、失能半失能状况、疾病、目前服用药物、医保机构、社区负责的家庭医生等。

2. 护理人员基本信息，如姓名、性别、出生年月、身份证号码等。

3. 照料护理服务过程的记录，简明扼要记录服务时间、内容、结果、服务中发现新问题和处理建议等。

5 常用照料护理项目的基本操作

家属或护理人员在照料护理老年人时，先要向老年人讲清护理内容，最好备有专用的工作服、口罩、塑料手套等用品，照料前后都应洗手。

洗　脸

对有能力到卫生间去的老年人，尽量鼓励他去卫生间洗脸、刷牙。如果老年人无法去卫生间，要尽量帮助老年人坐起身来自己洗脸、刷牙。如果老年人无法起身只能躺着的话，那末帮助老年人洗脸的具体操作如下：

1. 在干净脸盆中加入温水，将毛巾在盆中打湿，拧出水分（半干半湿），将毛巾折叠成手套状。

2. 先洗眼睛，从内侧向外侧洗，再用毛巾不同部位洗另一只眼睛。

再洗脸部其他部位，前额→鼻部→颊部→嘴部→耳朵→颈部。

刷　牙

帮助无法起身只能躺着的老年人刷牙，操作如下：

1. 准备刷牙用品，干毛巾、软牙刷、牙膏、漱口水杯、温水、小面盆等。

2. 在老年人胸前放一块干毛巾，如果老年人有义齿先将义齿取出。

3. 在漱口水杯中倒入温水，将牙刷浸在杯中打湿，挤上少量牙膏，先刷上部牙齿，再刷下部牙齿，前面背面都要刷到。

4. 给老年人端水杯漱口（或用吸管吸水），将小面盆放在老年人嘴边，让老年人把漱口水吐掉。

5. 用干毛巾将老年人嘴边水渍抹干。把清洗过的义齿放回。

6. 对已经没有牙齿或者容易窒息、误吸的老年人，可以使用浸湿的海绵刷或纱布（包在筷子或压舌板上）擦拭口腔，先擦上侧，再擦下侧，然后上腭、舌部、两面内颊侧，用干毛巾抹去嘴边水渍。

洗　　头

帮助老年病人洗头步骤如下：

1. 准备洗头用品，现在网上有专供床上洗头的塑料盆和充气式床上洗头糟买，使用十分方便。准备洗发剂、护发素、干浴巾 2 块、毛巾 1 条、温水、水壶、梳子、药棉（塞耳孔）、女性老年人洗头最好备有电吹风机（洗后吹干头发）等。

2. 先向老年人说明洗头过程，洗头盆内放入温水（38 ℃～39 ℃），在老年人颈项部围上干浴巾，两耳孔口塞入干药棉（预防进水）。

3. 将老年人卧势调整到舒适位，二腿曲膝为好。将老年人的头放在洗头盆上，用毛巾把头发弄湿，分别涂上洗发剂、护发素。用手指指腹对老年人头部进行按摩，先从发际部向头顶部，再从后面脖梗部向头顶部顺序进行。

4. 用装有温水的水壶冲洗老年人头发，然后用干浴巾充分擦干。女性老年人可用电吹风机把头发吹干。

擦　　身

帮助老年病人在床上擦身的具体操作如下：

1. 准备工作，包括老年人房间室温要保持在 28 ℃～30 ℃、盛水用大面盆或塑料水桶、小面盆、38 ℃～40 ℃热水、大毛巾、毛巾二条、香皂、更换干净衣服、塑料单等。

2. 给老年人脱衣时，尽量注意为老年人保暖，要用大毛巾把老年人遮住，然后先把衣服从一侧脱下来，再脱另一侧，要保证老年人隐私。在擦身的时候要用大毛巾遮住大部分的身体，只有擦洗的那部分可以露在外面。

3. 在擦洗的时候，使用的毛巾折叠起来，一折三，再对折。一条毛巾是上香皂的，一条毛巾是清水洗的。

4. 用擦洗的毛巾先脸部开始擦，从内向外，从上向下擦，眼睛部→额部→脸颊→嘴唇周围→颈项部→上臂→胸部→另一侧上臂→腿部→另一侧腿部。擦眼睛时，先擦上边再擦下面，从里向外擦。

5. 将老年人翻身，脸朝另一侧转过去，擦后背部也是从上往下擦，再擦臀部。

6. 将老年人恢复仰卧位。

7. 然后擦手，用小盆装温水，老年人的手抹香皂，用小毛巾擦，清水冲淋，擦干，再洗另一只手。

8. 在老年人足部的床单上，铺上塑料单，放上小面盆，盛上温水，将脚放在盆内，从上往下洗，抹干。

9. 最后是擦洗会阴部位。擦洗女性生殖器时，注意要从内向外，由上往下擦洗，肛门部位也是一样。

穿衣和脱衣

1. 脱上衣

（1）让老年人仰卧。掀开盖在老年人上身的被子，解开衣扣。

（2）一手托着老年人颈部，一手脱衣，顺序为领口→肩→上臂→肘下→手，然后脱另一侧上衣，拉出衣服。

2. 穿上衣

（1）让老年人双手交叉在胸前，向一侧翻身，家属或护理人员手穿入衣袖口拉老年人的手。

（2）领子和衣摆合在一起，呈一字形放在老年人腰际处。

（3）将老年人翻身呈仰卧位。先穿袖口，双手穿好后向上拉，拉及衣领。

大 小 便

1. 对有知觉的卧床男性老年人比较容易，知道要小便了告知护理人员，把尿壶递给老年人，让老年人在床上如厕。如老年人要大便可使用便盆。帮老年人脱下裤子，翻身到一侧，将便盆放到身下（大的一头在上面），让老年人恢复仰卧位，检查便盆是否在身体股下正中。便后给老年人即时擦洗，拿走便盆，穿上裤子，调整到老年人舒适体位。

2. 对于卧床不起有知觉的女性老年人，大小便都可用便盆在床上如厕。便后给老年人清洗时，注意由前往后擦。

3. 对没有知觉的大小便失禁老年人，可用纸尿片，护理人员要定时观察查看，及时更换纸尿片，勤用温水擦洗，使得老年人的皮肤保持干燥、清洁。在床上也要放防潮湿的垫子。

4. 有的老年人不习惯在床上如厕，他们希望能坐起来。即使是脑卒中的偏瘫老年病人，他们还是希望去厕所大小便。针对这些老年人，可以购置一种放在床边移动便具，就不用上卫生间了。

5. 近年，日本老年医学专家竹内孝仁教授研究指出：无论人体老化到什么程度人的味觉和皮肤感觉都会存在。尿意和便意来自身体内部感觉，也不会随老化而消失。老年人大小便失禁，并不是感觉障碍造成的，而是尿道括约肌和肛门括约肌松弛所致。因此，尽可能不要让失禁老年人使用纸尿片，要尽力训练老年人不"失禁"。

换 床 单

1. 准备工作　注意卧室室温，尤在冬天要开好空调。备换洗的干净床单、枕套等。

2. 告诉老年人要做的操作，得到同意。

3. 帮助老年人侧卧，背对护理人员。将老年人身下的床单从床垫下拉出来，逐一地卷起到床中间，老年人的背后。将干净的床单放到拉掉的半个床上，下端折到床垫下，人头尾两角处折叠呈45°，将床垫包紧，床单拉紧，无皱褶。多余部分放到老年人身后。

4. 帮助老年人翻身到面对护理人员，将脏的床单拉出来，从床头卷到床尾，放到洗衣蓝里。

5. 将干净床单从老年人身上拉出来，按上法铺好床单。帮助老年人平躺，将被子盖好。

6. 把老年人头扶起，抽出枕头，换上干净枕套，放回老年人头下。

移动老年人

移动是指帮助老年人从一个位置或状况，换成另一个位置或状况，如帮助老年人从床上移动到椅子上、轮椅上，或者从椅子上、轮椅上移到床上；或者帮助老年人在室内走动。这些老年人大多是患有脑卒中、帕金森病等的病人。

1. 移动老年人前，首先要告诉老年人做什么，其次可准备一些辅助工具，如轮椅、助行器、拐杖、移动带等。移动带可用帆布带、皮带等材料做成，拴在老年人腰部衣服外面，使护理人员能紧握住，帮助老年人移动，并可帮助老年人在步行移动时保持平衡。移动后及时去除移动带。

2. 在帮助老年人从床上移动到椅子或轮椅时，护理员要分开双脚，增大支撑面积，并降低重心。在移动过程中，也可以和老年人一起数"1、2、3"，和老年人一起用力，使动作同步。

3. 在帮助脑卒中老年人移动时，护理人员应站在老年人偏瘫一侧。

4. 卧床老年人有时会滑下床，脚顶着床尾不舒服。护理人员要帮助卧床老年人向上移动时，一只手放在老年人的肩膀下面，另一只手放在大腿的下面，自己将两脚分开，呈半蹲状，用力把老年人往床头移动。如果老年人知觉好的话，也可让老年人曲膝用双脚用力顶蹬床面，护理人员顺势将老年人往上搬。

帮助老年人坐起

1. 帮助老年人从床上坐起

（1）告诉老年人坐起步骤，取得老年人配合。

（2）护理人员面对老年人站在床一侧，两腿分开，半蹲状。将一手放在老年人腋下，用手抓住老年人肩膀，让老年人也抓住护理人员肩膀（如是脑卒中偏瘫老年人，应站在老年人健侧手一边）。将另一只手臂伸到老年人另一侧肩膀下面，抓住肩膀，两手用力，将老年人上半身抬起来。

（3）如老年人一腿或双腿尚有力的话，可请老年人曲膝，用脚顶住床面，然后数"1、2、3"，一起用力把老年人坐起。

（4）坐起速度不能太快、太猛，以防老年人出现头昏。

（5）把枕头或被子放在老年人背后，让他坐稳。

2. 帮助老年人坐到床边

（1）先让老年人把身体转向床的外侧，然合让老年人借助装在床尾的助力带（用宽布条或布绳一头扎在床尾架上，一头可让老年人用手拉住借力移动身体）把上身抬起来，或老年人用手肘撑在床的一边把自己的上身抬起来。

（2）尽量让老年人自己，或帮助老年人把两条腿也转到床一侧，把腿伸到床下。通过老年人自己上身的支撑，或者助力带让自己从床上撑起来，双腿垂下坐起来。如果老年人坐起有困难，护理人员可以把一只手放在老年人膝后面抓住膝部，另一只手放在老年人肩膀之间，或者扶住另一侧肩膀，数"1、2、3"和老年人一起配合着坐起来。

3. 帮助老年人从床上坐到椅子或轮椅上

（1）把椅子或轮椅放在老年人床边，如是脑卒中偏瘫老年人应放在老年人健侧。轮椅

要按下刹车阀。

（2）把移动带扣在老年人腰部衣服外。

（3）护理人员分开两脚，双腿微曲，用一手扶抓住老年人肩膀，一手抓住移动带，扶老年人站起来。

（4）扶住老年人慢移脚步，到椅子或轮椅上方，慢慢坐下。在老年人未坐稳前，千万别松手，以防老年人跌倒。

帮助老年人进餐

1. 给老年人准备食物时，要注意松软，容易咬碎和吞咽。例如，馄饨、饺子、包子、炖蛋等，都宜在馅和蛋中放入菜泥。

2. 要尽量鼓励老年人坐起自己进餐，宁可吃得慢些。偏瘫老年人用健侧手慢慢练习。照料吞咽困难的老年人进餐时，要慎防吸入性肺炎。进食时尽量让老年人直坐，背后可垫上被子。尽量避免躺着喂饭。为了防止误吞，可使用枕头等帮助老年人头部抬高30°左右，或者让老年人抬高侧卧，背后用枕头垫靠。

3. 护理人员要先告诉老年人饭菜内容。喂饭要小口要有忍心，先让老年人喝一口汤或水，然后再喂饭菜脑卒中偏瘫老年人，喂食要放在健侧（脑卒中偏瘫手脚瘫痪和面部瘫痪的左右侧方向正好相反交叉）。等老年人吃完口中的饭菜后，再喂下一口。

4. 进餐后，给老年人清洁口腔和嘴。尽量让老年人直坐15～20分钟后再躺下。

参考文献

［1］卓大宏. 中国康复医学. 第 2 版. 北京：华夏出版社，2003

［2］王茂斌. 康复医学. 北京：人民卫生出版社，2008

［3］严忠浩. 常见老年病的家庭康复. 北京：中国劳动社会保障出版社，1999

［4］桑德春. 居家养老之康复技术. 北京：北京科学技术出版社，2016

［5］蔡林海. 老化预防、老年康复与居家养老. 上海：上海科技教育出版社，2012

［6］复旦大学上海医学院家庭医学全书编委会主编. 家庭医学全书. 第 4 版. 上海：上海科学技术出版社，2012

［7］陈平. 快乐老人不生病. 升级版. 长沙：湖南科学技术出版社，2013

［8］中国营养学会. 中国居民膳食指南 2016. 北京：人民卫生出版社，2016

［9］崔丽娟. 老年心理学. 北京：开明出版社，2012

图书在版编目（CIP）数据

常见老年病家庭康复操作指南 / 严忠浩，王志龙主编 ；杨巧，张界红，郭士元编. -- 长沙 ：湖南科学技术出版社，2017.10（2021.4 重印）

ISBN 978-7-5357-9419-2

Ⅰ. ①常… Ⅱ. ①严… ②王… ③杨… ④张… ⑤郭… Ⅲ. ①老年病－康复－指南 Ⅳ. ①R592.09-62

中国版本图书馆 CIP 数据核字(2017)第 185756 号

CHANGJIAN LAONIANBING JIATING KANGFU CAOZUO ZHINAN

常见老年病家庭康复操作指南

主　　编：严忠浩　王志龙
责任编辑：李　忠　王　李
出版发行：湖南科学技术出版社
社　　址：长沙市湘雅路 276 号
　　　　　http://www.hnstp.com
湖南科学技术出版社天猫旗舰店网址：
　　　　　http://hnkjcbs.tmall.com
邮购联系：本社直销科 0731-84375808
印　　刷：长沙市宏发印刷有限公司
　　　　　（印装质量问题请直接与本厂联系）
厂　　址：长沙市开福区捞刀河街道大星村 343 号
邮　　编：410013
版　　次：2017 年 10 月第 1 版
印　　次：2021 年 4 月第 7 次印刷
开　　本：710mm×1000mm　1/16
印　　张：24.25
字　　数：380 千字
书　　号：ISBN 978-7-5357-9419-2
定　　价：38.00 元